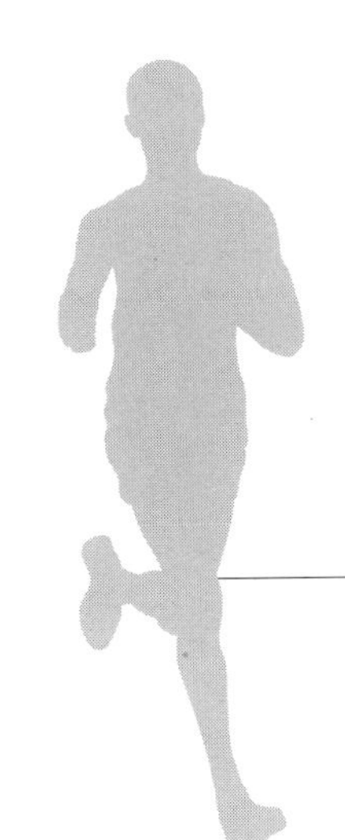

运动医学（第二版）

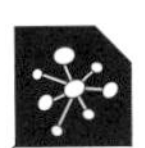

《运动医学》编写组　编

北京体育大学出版社

策划编辑：佟 晖
责任编辑：李光源
责任校对：郝 彤
版式设计：李 鹤

图书在版编目（CIP）数据

运动医学 /《运动医学》编写组编. -- 2版. -- 北京：北京体育大学出版社，2024.1
ISBN 978-7-5644-3957-6

Ⅰ. ①运… Ⅱ. ①运… Ⅲ. ①运动医学 Ⅳ. ①R87

中国国家版本馆CIP数据核字(2023)第235621号

运动医学（第二版）
YUNDONG YIXUE（DI-ER BAN）　　　　《运动医学》编写组 编

出版发行：北京体育大学出版社
地　　址：北京市海淀区农大南路1号院2号楼2层办公B-212
邮　　编：100084
网　　址：http：//cbs.bsu.edu.cn
发 行 部：010-62989320
邮 购 部：北京体育大学出版社读者服务部 010-62989432
印　　刷：三河市龙大印装有限公司
开　　本：787mm × 1092mm　1/16
成品尺寸：185mm × 260mm
印　　张：15.5
字　　数：337千字
版　　次：2016年1月第1版　2024年1月第2版
印　　次：2024年1月第1次印刷
定　　价：48.00元

北京体育大学高等教育体育学精品教材编委会

《运动医学》编写组

组　长：王　琳

副组长：陆一帆

成　员：（以姓氏笔画为序）

王　艳　毛杉杉　李雪梅　张培珍

序

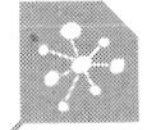

人才培养是高等学校的根本任务，对处于学校工作中心地位的教学工作来说，其质量建设是高等学校的永恒主题。作为传授知识、掌握技能、提高素质的载体，教材在人才培养过程中起着非常重要的作用，是高等学校提高教学质量、促进内涵发展的有力抓手。

一本好的教材，不仅要充分体现教材应有的基础性、示范性和权威性，还要正确把握教学内容和课程体系的改革和创新方向，充分反映学科的教育思想观念、人才培养模式以及教学科研的最新成果，集中展现教材体系的创新，教材内容的更新和教学方法、手段的革新，善于处理好理论与实践、继承与创新、广度与深度、知识与技能、利学与利教的关系，成为开阔学生视野、引导学生探索、鼓励学生奋进的学业与人生兼备的“工具书”。

从中央体育学院到北京体育学院再到北京体育大学，这60年的办学历程，是继承发展的60年，是改革创新的60年，也是教材建设硕果累累的60年。学校不断探索教材建设的内在规律，引领高等体育教育教材建设的创新之路，发展了具有自身特色的教材体系，形成了特色鲜明的三个发展阶段。第一阶段是20世纪50年代至60年代，我校教师在苏联专家的指导下，制订和编写了各专业的教育计划、大纲和主要教材。这批教师在主持和参与1961年国家体委组织的体育院校18门课程教材编写工作中发挥了重要作用；而这批教材也成为我国独立编写的、对苏联教材模式有所突破的第一批体育院校教材。第二阶段是20世纪70年代末至90年代，我校教师在大量承担第二次重编体育院校教材牵头组织工作的同时，针对学校“三结合”的办学目标和人才培养模式，开始了多学科、多专业的自编教材建设。第三阶段是进入21世纪以后，特别是国家体育总局于2002年下拨教材建设专款480万元之后，我校教材建设在数量和质量上都取得了重大突破。至2010年共立项建设了涵盖我校各专业课程的187项教材，其中有4项教材获得“国家级优秀（精品）教材”称号，14项教材获得“北京市精品教材”称号。可以说上述三个阶段的发展，使我校教材建设水平达到了一个空前的高度，为高等体育人才的培养发挥了重要的作用。

为全面提高高等体育教育质量，深化高等体育教育教学改革，继续加强体育学精品教材建设，2012年初，在北京体育大学教学指导与教材建设委员会的具体指导下，我们启动了高等教育体育学精品教材建设工程。学校遴选教育部新颁布的体育学类所属的体育教育、运动训练、社会体育指导与管理、武术与民族传统体育、休闲体育、运动康复、运动人体科学 7 个本科专业的部分基础课程和主干课程开展精品教材建设。我们整合了全校的优质资源，组织专家、教授全程参与教材的规划、编写、初审、终审等环节。按照一本好教材的要求，以优秀的教学团队编写优质的教材，出精品、出人才为建设思路，编委会优选学术水平与教学水平兼备、具有创新精神的专家教授担任教材主编，组织优秀教学团队成员参与教材编写；精确定位教材适用对象，准确把握专业知识结构、能力结构和综合素质要求，深刻领会课程内涵，简洁洗练地表达知识点、能力点和素质点；融入最新的教改成果和科研成果，吸收国外优秀教材的先进理念和成果，创新利于学生自学和教师讲授的教材体例；学校还投入专项资金，对教材进行一体规划、一体设计、一体编审，并采用多色印刷技术增加教材的可读性；为全力保证教材编写质量，北京体育大学出版社资深编辑深度介入教材编写的所有环节。当这批教材展现在读者面前时，我们充满了期待。

岁月如流，薪火相传。60 年的教材建设成绩斐然，推动着体育学教材建设步入新的起点、站在新的高度。展望未来，一批批体育学精品教材将随世界一流体育大学的建设进程应运而生，不仅在学校内涵式发展的改革进程中发挥重要作用，而且在全国高等体育院校人才培养中做出积极贡献，在高等教育教材建设中留下浓墨重彩的一笔。

北京体育大学校长

校教学指导与教材建设委员会主任 杨桦

2013 年 9 月

前言

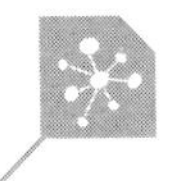

“运动医学”是体育院校的重要实用性课程，随着竞技体育水平的提高，运动员训练中身体负荷强度和负荷量的不断增大，其对运动员身体健康的影响也越来越显现，预防这类问题发生对提高训练成绩、保障运动员身体健康具有重要意义。本教材根据教学大纲，针对竞技学院学生编写，突出教学内容的针对性和实用性，以竞技学院学生适用为目标，淡化过去教材中的许多治疗内容。

教材在保持系统性的基础上，在运动训练的医务监督、运动性病症和运动损伤部分都尽可能补充了最新的研究进展和理念，让学生能够获得最新的知识。在运动损伤部分增加了局部解剖学、病理简介的内容，提高教材的可读性，帮助学生更好地理解损伤愈合过程，让学生在掌握应用知识的同时理解原理，以期提高今后对知识的应用能力。

本教材由北京体育大学运动医学教研室集体编写，全书共九章，第一章、第三章由王琳教授编写，第二章由王艳教授编写，第四章、第五章由陆一帆、王琳教授编写，第六章由张培珍教授编写，第七章由王琳教授和李雪梅讲师编写，第八章由毛杉杉教授和张培珍教授编写，第九章由王琳教授编写。

由于我们的编写水平有限，书中难免有疏漏和不完善之处，敬请同行专家、广大师生和读者不吝赐教和指正。

《运动医学》编写组

2023 年 10 月

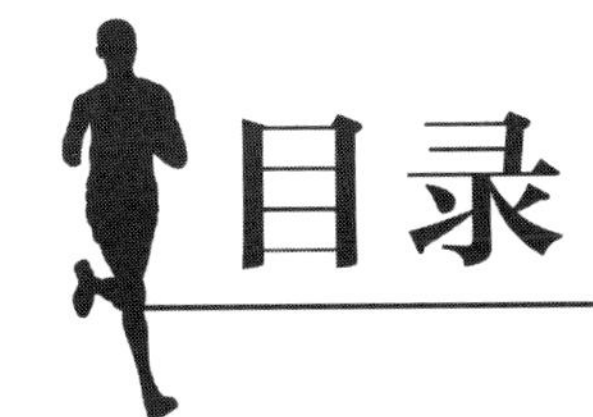

目录

第四章　运动训练的医务监督

第五章　运动训练中的特殊问题

第六章　运动损伤及防治总论

第七章　运动损伤各论

第一章　运动医学简介

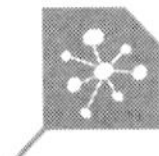

本章教学提示

本章是对运动医学学科的一个简单介绍，将讲述：

1. 运动医学的学科特点和内容。
2. 运动医学发展简介。
3. 运动医学研究相关的进展和新观点。

第一节　运动医学基本内容

一、运动医学基本概念

运动医学是临床医学的一个分支，涉及运动参与者健康、身体素质和训练监控、运动员膳食营养、运动伤病预防及康复等内容，是体育科学与临床医学相结合的应用性学科。

运动医学有广义和狭义之分，广义运动医学包括了人体运动科学的相关内容，美国运动医学学会（ACSM）的学科中就包括了运动创伤（临床）、运动员健康监督、运动员营养、运动训练理论、生物力学等诸多学科；狭义运动医学则是我们这门课所涵盖的内容。

在体育学中我们经常把运动医学与体育保健学相混淆。现在认为，运动医学是以服务竞技体育为主要目标，目的是让学生掌握在运动训练中经常会遇到的问题的解决方法，从训练监控、运动伤病预防的角度讲授学生在今后教学、训练中常见问题的处理方法。临床医学中的运动医学则以临床治疗为主。体育保健学更多是以一般体育锻炼者为对象，探讨大众体育锻炼中容易发生的问题和如何进行有效锻炼、促进身体健康的问题。

二、运动医学所包含的内容

（1）体格检查：病史（健康史与运动史）、姿势检查、健康检查、机能评定。

（2）不同年龄性别人群体育卫生：儿童、少年、老年人和女子体育卫生。

（3）运动性病症：与运动相关病症的发病原因、机理、征象和预防等。

（4）运动训练的医务监督：对运动员训练后的身体状况进行监控，对训练效果进行评价。

（5）运动员膳食营养：基本营养知识，讲述运动训练中运动员在膳食方面需要注意的问题。

（6）运动按摩：介绍经络，讲授放松按摩、治疗按摩手法，常见损伤按摩手法。

（7）运动损伤：讲授常见运动损伤与项目的特点，损伤原因和机理，主要征象，现场处理方法、预防和一些损伤的伤后训练。

（8）运动康复：介绍常见伤病后恢复训练前应进行的一些康复练习理念和方法，目的在于保证在进行正常训练时机体的伤病器官或者部位具有基本正常的功能、活动度和力量等。

本教材根据教学大纲的要求没有包括运动员膳食营养、运动按摩和运动康复的内容。

第二节　运动医学发展简介

一、运动医学的起源

运动医学是一门以生理学、解剖学为基础的应用性学科，以实用性为特征。最早源自军队中士兵的战斗力保持和作战能力的提高。随着体育运动的发展，运动竞技水平的提高，运动员伤病的发生率随之提高，同时运动员和教练员对有效提高训练效率的需求日益提高，促使形成了这门以解决运动员训练中的伤病问题为主要目的的学科。随着竞技体育的迅猛发展和科技的进步，运动训练中出现了兴奋剂、运动疲劳消除、合理营养、损伤后如何康复等问题，这导致了运动员膳食营养、运动康复分支学科的出现。

二、我国运动医学的发展

我国的运动医学是在苏联援助下建立的研究体系，多年来在沿用苏联的体系基础上，不断根据自身特点发展完善。在不断吸收国外先进科学理念的基础上，融合我国特点，形成了在营养膳食、伤病防治上的中西结合特色。

西方运动医学往往将运动损伤的治疗归为运动医学，而将与运动相关的营养、运动员健康监督、运动康复另立学科。我们认为运动训练是一个整体，运动员的伤病、训练中身体反应、训练后营养补充和疲劳消除甚至心理问题之间都存在密切的相互关联，这就构成了我们现在的运动医学体系。

第三节　运动医学主要研究方向

一、综合评定运动员健康和机能状况

（一）科学选材

①通过对运动员进行体格检查和机能评定，发现不同项目优秀运动员所具有的遗传形态特点。②通过训练监控并发现不同项目运动的代谢特点、动作特征，寻找具有相关天赋的运动员。③通过一些客观的神经系统功能特点的测试，发现运动员的神经系统能力特点，为各项目科学选材提供依据。

（二）科学训练

从不同训练周期的角度来监控训练目标与训练效果之间的关系，通过对运动训练中的主观、客观指标的监测，结合训练安排来客观评价运动员的身体反应是否是训练目的所希望的结果，同时监控训练后运动员的身体恢复情况，为后面的训练安排调整提供客观依据。

二、研究运动实践中出现的病理和生理问题

运动训练是一个通过不同手段，让机体不断超越自我能力的过程。在此过程中，科学、合理的训练是在提高人体运动能力的同时不带来伤病问题，但是在训练过程中机体的适应到底处在什么位置有时很难判断，这就是训练中的生理与病理的问题。运动医学需要区分一些在普通人身上是不正常现象，在运动员身上是否是属于正常过程或者结果的问题。如心脏肥大、心律不齐在运动员身上出现，这是疾病的表现还是正常生理适应的结果？是否可以继续训练？这些是在训练中经常需要面对和做出处理决定的问题。

三、研究不同项目、水平运动员营养特点

由于运动训练会导致机体各种营养物质的消耗明显加大，运动员训练过程中的营养补充对运动员身体疲劳消除、体能恢复有重要意义。掌握平时膳食的合理组合与训练消耗之间的关系将有助于保持身体健康和体能恢复，在一些特殊情况下，还可以通过特殊营养补充手段来延缓疲劳出现或者加速身体疲劳消除过程。

四、研究运动损伤发生规律和防治方法

运动损伤发生有其规律性，与项目特点、训练水平、比赛级别之间存在密切联系，如何掌握这些规律或者特点是运动医学研究的重要方面，因为在目前条件下，运动损伤预防的意义远远大于治疗。事实上我们现在对许多的运动损伤特别是过度使用性损伤，如髌骨劳损、疲劳性骨折、跟腱末端病等，没有有效治疗手段。而这类损伤的发生显然与训练负荷、技术动作、柔韧性、力量、爆发力等因素有密切关系。

五、研究不同训练对机体的影响

运动训练根据其水平或者性质不同，对人体的影响也会不同。竞技体育所要求的专业化训练，在提高机体运动能力的同时会对机体的其他系统产生明显影响，如何安排训练不会影响运动员的健康是一个重要问题。如儿童青少年适合进行什么样的项目？什么强度和量的训练？女性在进行运动训练中应该注意什么问题，在训练安排上与男性的区别是什么？这些都是需要去探讨的问题，一方面可以提高训练的效率，另一方面可以保证运动员的健康。

第二章 体格检查

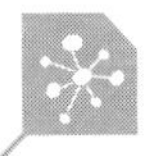

本章教学提示

身体姿势、形态与身体健康和运动能力之间存在密切关系，本章介绍了常用的体格检查、形态测量和机能评定方法，通过本章学习应该掌握：

1. 进行体格检查的意义、人体姿势的检查方法。

2. 掌握健康史和运动史的采集方法。

3. 掌握身体机能检查操作方法及评价标准，了解（运动、心血管、呼吸、神经系统等）机能检查常用指标的意义。

4. 掌握心血管系统机能检查时不同类型的运动负荷试验测试程序、监测指标、注意事项及评价方法。

第一节　体格检查概述

体格检查是指对身体进行一系列医学检查，了解身体的健康状况、发育程度及机能水平等基本情况。

对运动员和体育锻炼者进行体格检查是体育保健工作中的一项重要内容。体格检查不仅是医生的一项重要工作，也是体育工作者的一项重要工作。

一、体格检查的意义

（一）掌握身体情况

掌握运动员或者锻炼者的身体情况，确认可进行的锻炼方式；通过入队体检、运动前筛查等，了解运动员的身体状况及体能、机能水平。

（二）指导锻炼

根据体格检查的结果，按照运动者的健康水平、发育程度和功能状况，决定能否参加体育锻炼，可以进行哪些运动项目及注意事项；对于已经有一定训练水平的运动员，通过体格检查能够评定其训练水平，确认其是否存在运动性疾病，为今后训练方案的制订、医疗预防措施提出建议。

（三）辅助选材

体格检查的结果对运动员选材也有非常重要的指导意义。如篮球、排球项目运动员的身高趋势，身体环节长度不同在不同项目中的优势，短跑或者耐力运动员的摄氧量、反应时等。

二、体格检查的内容

体格检查的内容很多，应根据体检的对象、目的进行选择。对运动者进行体格检查的重点应该是心血管、呼吸和运动系统。内容主要包括一般健康史与运动史、临床健康检查、姿势检查、形态测量、机能检查以及特殊检查（如血液常规检查、心电图、X 线检查）等。

（一）健康史与运动史

1. 健康史

健康史主要包括运动员的既往史、家族史和生活史，女性还应该包括月经史和生育史。通过询问对运动员目前健康情况及体质强弱作初步了解，为下一步检查，如临床健康检查、

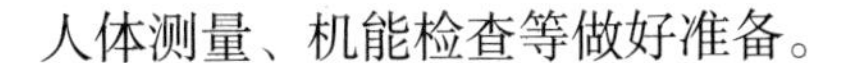

人体测量、机能检查等做好准备。

（1）既往史

既往史主要包括曾发生的重大疾病，特别要注意会影响内脏器官机能和运动能力的疾病，如心脏病、高血压病、结核病、哮喘、肝炎、肾炎、癫痫和骨关节病等。在记录时，应了解相关疾病的痊愈程度、对运动能力的影响等。

（2）家族史

主要了解父母、兄弟姐妹的健康情况。家族有无传染病、与遗传因素有关的疾病，例如血友病和精神病等。如果家族中有人患有高血压、心脏病这类具有较大遗传概率的疾病，应特别注明，提醒在今后在训练中加以注意。

（3）生活史

生活史主要包括工种、工作环境、生活起居、饮食规律性与质量等生活方式，有无烟酒嗜好及偏食习惯等。

（4）过敏史

主要询问对某些药物、食物、花草等有无过敏反应。因为运动员在足球场、田径场、射击场等地方可能遇到蜂蜇和接触各种花草，应努力避免发生运动性哮喘等不良后果。

（5）月经、生育史

对于女性，应该询问月经史，包括月经初潮的年龄、月经周期和经期天数、经血量的多少和颜色、经期症状、有无痛经以及对运动能力的影响，是否有月经期参加训练和比赛。对已婚者要询问妊娠和生育史，是否服用避孕药物。

2. 运动史

包括对非运动员要记录爱好的项目锻炼的频率、每次锻炼的持续时间。对运动员要询问系统训练的项目、年限、运动等级和成绩，详细记录运动性伤病，如过度训练、髌骨劳损等的发生情况，并记录发生运动性伤病的原因、部位、是否痊愈等。询问中要关注训练有无间断及间断的原因，运动时的身体反应。

（二）临床健康检查

临床健康检查常采用视诊、触诊、叩诊、听诊等手段来诊断身体有无疾病。在特殊情况下，需要借助医疗辅助仪器检查和生化检验等方法进行，如X线检查、超声检查、心电图检查、血液生化检验等。作为体育教师和教练员可以选择需要的检查项目来满足自身的要求。

第二节　人体姿势检查

人体姿势是指人的头、颈、躯干、四肢在空间的相对位置，以及彼此之间的关系。人体作为一个整体，必须使各部分协调，才能保持稳定的姿势。如果说体型主要受遗传因素的影响，那么姿势则主要受后天因素的影响。

人体姿势分为静态姿势和动态姿势。静态姿势是指坐、立、卧等相对静止的姿态，测量方法有观察分析法、图谱对照法、照片分析法等。动态姿势是指人体活动时所持的姿态或运动的样式，测量方法一般采用影像分析法。本节重点介绍直立姿势检查和脊柱、胸廓、腿和足的形态检查。

一、直立姿势检查

标准直立姿势是人体测量的基本姿势。从背面观，头、颈、脊柱和两足跟间应在同一垂直线上，同时两肩峰的高度、两髂嵴的高度应一致；从侧面观，头顶、耳屏前、肩峰、股骨大转子、腓骨小头和外踝尖各点应在同一垂直线上，脊柱呈正常生理弯曲。

二、脊柱形态检查

脊柱是支撑体重、保持正常立位及坐位姿势的重要支柱。正常人身体直立时，从背面观，脊柱应该与水平面垂直；从侧面观，脊柱有四个前后方向的弯曲，即颈椎段稍向前凸、胸椎段稍向后凸、腰椎段明显向前凸、骶尾椎段则明显向后凸，类似“S”形，称为脊柱的生理性弯曲。

脊椎形态异常包括侧弯和病理弯曲。引起脊柱弯曲异常的原因按照性质可分为以下两种情况：

（一）功能性（姿势性）脊柱弯曲异常

功能性脊柱弯曲异常常见于在学龄期儿童，是由于长期不正确地坐、站、走、运动的影响，脊柱周围的肌肉用力不均衡，如长期伏案作业、单肩背书包、进行射击训练易引起脊柱的侧弯；经常弯腰工作者，乒乓球、自行车运动员，易发生胸段过度后弯，导致驼背。这类脊柱弯曲畸形并不严重，具有良好的可矫正性。

（二）病理性脊柱弯曲异常

病理性脊柱弯曲异常是指由各种疾病引起的脊柱弯曲形态超出了正常生理弯曲范围，如椎间盘突出症、腰部损伤等导致的脊柱弯曲改变或者肌肉张力不平衡。

严重的脊柱弯曲会使身体各系统功能受到不同程度的影响，导致驼背、骨盆倾斜，肩不等高等，明显影响机体功能。

（三）脊柱侧弯的检查

1. 定义

脊柱侧弯是指脊柱各棘突连线偏离人体中轴线超过 1 厘米。

2. 检查方法

（1）观察法

令受试者身着短裤（或游泳衣），取标准直立姿势站立。测试者立于其正后方，观察受试者两肩是否等高，两肩胛骨下角是否在同一水平面，与脊柱的间距是否相等；脊柱各棘突连线是否在同一直线并垂直于水平面，根据以上几点判定脊柱有无侧弯。

（2）重锤法

测量仪器：重锤线、测量尺。

测量方法：令受试者自然站立，足跟靠拢。测量者立于其后，用一长线，下系重锤，线上端按于被测者枕骨粗隆中心点，线的下段自然下坠，让此垂线正好对准臀裂，观察各棘突是否偏离垂线。如棘突偏离此线，说明存在侧弯（图 2–1）。

测量侧弯的程度，偏离距离≤ 1.0 厘米者为正常，偏离 > 1.0 ~ 2.0 厘米者为轻度侧弯，偏离 > 2.0 ~ 5.0 厘米者为中度侧弯，偏离 > 5.0 厘米以上者为重度侧弯。

（3）捋压法

捋压法是临床上最简单、常用的检查脊柱胸腰段有无侧弯的方法。操作方法是：检查者用食指、中指并拢沿脊椎的棘突尖以适当的压力从上往下划压，划压后皮肤出现红色充血线，以此线为标准，来观察脊柱有无侧弯（图 2–2）。

对判断为脊柱侧弯的受试者，令其活动身体以确定侧弯性质。如在活动时侧弯消失，则判定为习惯性侧弯；如在活动时侧弯不消失，则判定为固定性侧弯。然后按照侧弯的方向、部位、性质予以记录。

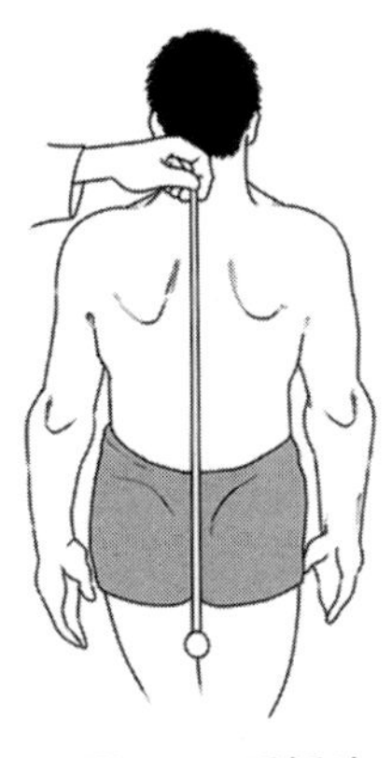

图2–1 重锤法

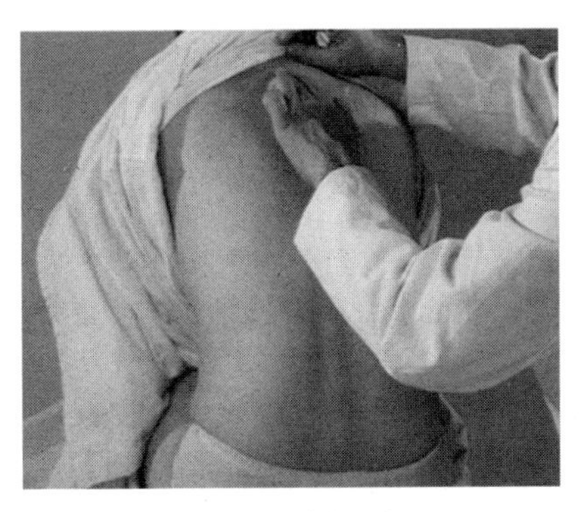

图2–2 捋压法

3. 脊柱侧弯的分类

按照上述各种检查方法的结果，若有单纯向左或向右偏移，称为“C”形弯曲；若脊柱上段向左、下段向右偏，或上段向右、下段向左偏，称为“S”形弯曲（图 2–3）。

（四）脊柱生理弯曲检查

1. 检查方法

被检查者站立位采用观察法从侧面仔细检查脊柱是否畸形，胸腰段有无明显后凸或前凸。

2. 脊柱生理弯曲类型

根据以上两种方法可以将背的形状分为四种类型（图 2–4）：

（1）正常背：头颈正落于肩上方，脊柱呈正常生理弯曲，胸弯呈均匀弧形。

（2）驼背：头颈落于肩前方，胸段后弯程度加大似驼峰，腰弯前凸减小。

（3）平背：胸、腰弯均减小，又称直背（多见于脊柱长期负担过重或硬化性脊柱炎）。

（4）鞍背：胸弯后凸加大，腰弯前凸加大（大于 5 厘米）。

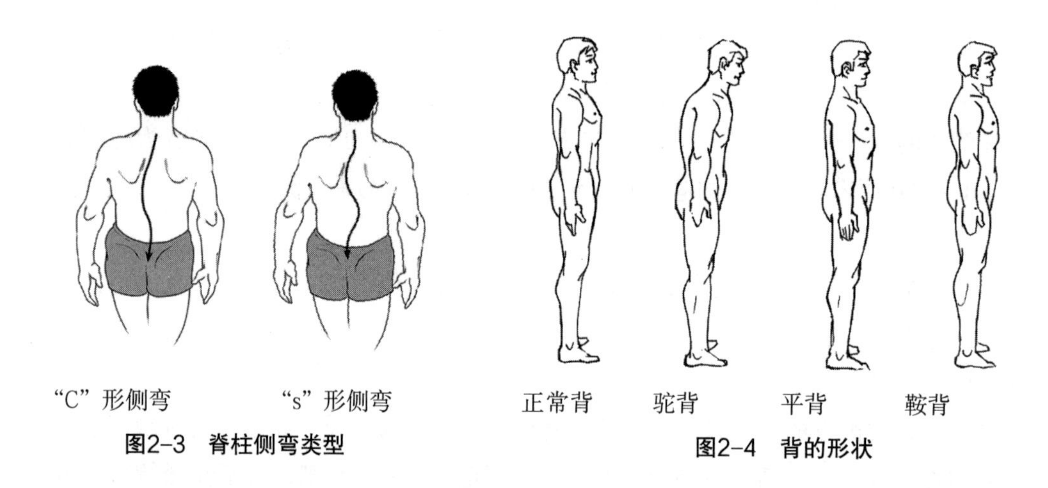

图2–3　脊柱侧弯类型　　**图2–4　背的形状**

三、胸廓形态检查

（一）检查方法

胸廓的形状由其前后径和横径（左右径）的比例来决定。儿童、少年时期，两者的绝对值相同。

随着年龄的增长，横径逐渐加大。正常成年人胸廓前后径与横径（左右径）的比例为 3 ∶ 4（图 2–5）。

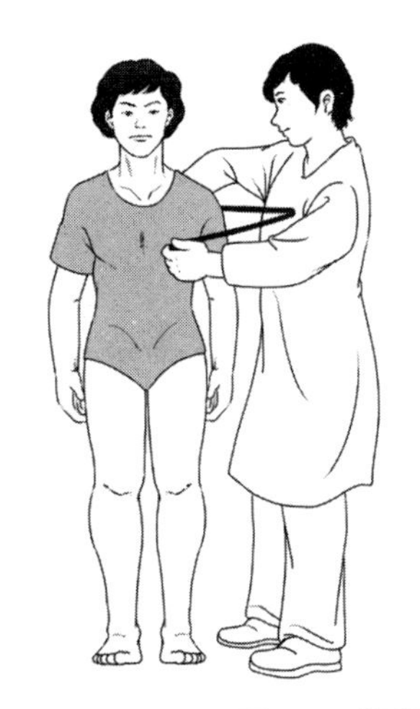
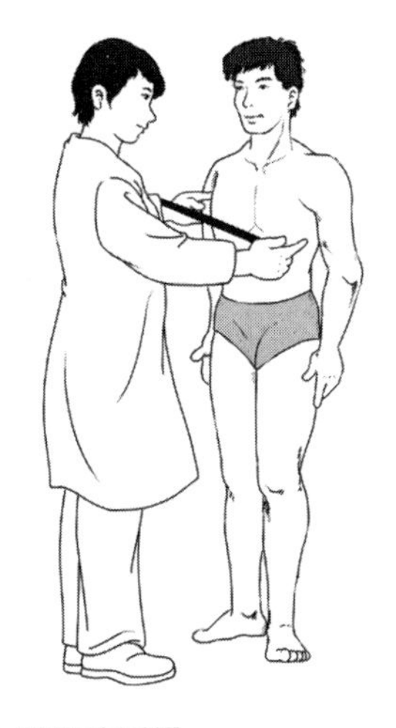

图2–5　胸廓前后径和横径的测量

（二）胸廓类型

（1）正常胸：胸廓前后径与横径（左右径）的比例约为 3 ∶ 4。

（2）扁平胸：胸廓呈扁平状，前后径与横径的比例小于 1 ∶ 2。

（3）桶状胸：胸廓呈圆柱状，前后径与横径的比例约等于 1。

（4）鸡胸、漏斗胸：胸廓的前后径略长于左右径，胸骨下端常前突，胸廓前侧壁肋骨凹陷，称为鸡胸；若胸骨剑突处显著内陷，形似漏斗，谓之漏斗胸。两者均为佝偻病所致的胸廓改变，多见于儿童。

（5）不对称胸：胸廓两侧不对称，一侧膨隆，常见于胸腔积液、气胸、代偿性肺气肿；一侧平坦或下陷，常见于肺不张、广泛性胸膜增厚、粘连、先天畸形等。异常的胸廓会对机体呼吸和循环机能产生一定的影响，这样的人不适合参加对心肺机能要求较高的运动项目，如长跑等。

四、腿的形态检查

（一）测量方法

令受试者裸露双腿取立正姿势站立。测试者立于受试者正前方，观察并测量受试者正常站立时两膝、两踝之间间隙的大小，以判断下肢的形状（图 2–6）。

（二）类型

1. 正常腿

正常站立时两膝部内侧、足跟均可并拢或间隙不超过 1.5 厘米，此种腿形为正常类型。

2. “O”形腿

正常站立时两膝部不能并拢，两踝之间可并拢，两膝间隙大于 1.5 厘米。

3. “X”形腿

正常站立时两膝部可并拢，但两踝之间不能并拢，且间隙大于 1.5 厘米。

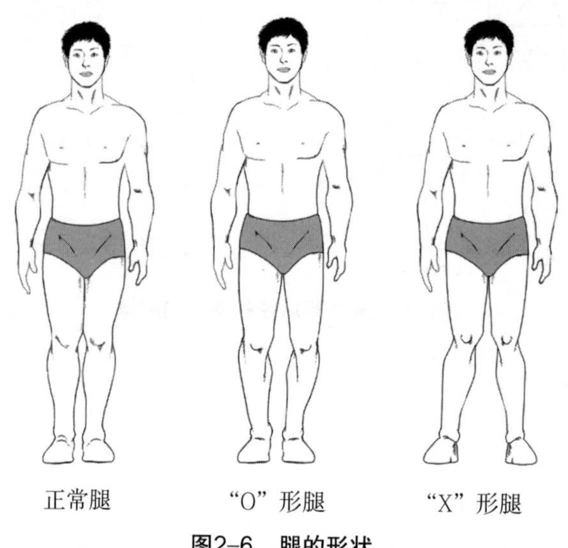

图2-6　腿的形状

五、足的形态检查

足的形态检查又称为足弓测量，是判断扁平足及其程度的一种检查方法。足的形态可分为正常足和轻、中、重度扁平足。

常用的测量方法有足印法、纸印法，测量后再用比例法或画线法判定（图 2-7）。

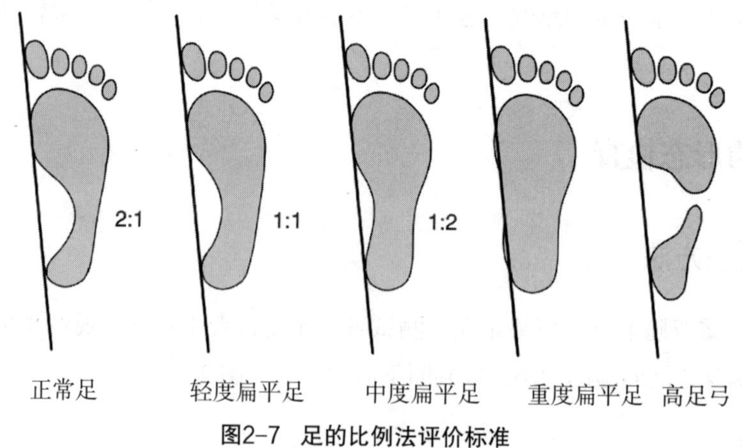

图2-7　足的比例法评价标准

第三节　人体机能检查

人体机能检查是客观了解和掌握体育运动参加者身体机能状况和不同器官系统功能水平的重要手段和方法。根据身体机能检查和评定的结果，可以进一步指导运动参加者选择适合于自己身体机能状况和不同器官系统功能水平的运动形式、运动强度、运动时间等，还可以判定运动对身体的影响效果。

在对人体进行机能检查时，应测定在安静状态、定量负荷状态及最大负荷状态下的机能反应（即三态反应）。机能水平不同的人，在安静状态下反映机能状况的指标可能无显著性差异，但是当完成强度较大的负荷后，可能表现出明显的差异。因此，需要根据被测试者的年龄、性别、身体健康状况来决定采用何种运动负荷试验、制定具体要求，才能做出科学、合理的评价。

一、心血管系统机能检查

人体的心血管系统是由心脏和血管（动脉、静脉、毛细血管）组成的密闭管道，它的功能反映一个人的发育程度、体质状况和运动训练的水平。心血管机能试验在室内或室外都可以进行，评价的是人体摄取、运输和利用氧的能力。

（一）心血管系统机能检查中的常用指标

心血管系统机能检查中的常用指标有心率、血压、超声心动图（每搏输出量、心搏量、射血分数等）。

1. 心率

心率是心脏每分钟跳动的次数。在正常生理状态下，成年人安静时心率为 60 ～ 100 次 / 分，节律整齐，正常情况下的心率与脉搏一致。测量心率的方法主要有指触法、心音听诊法、心率遥测法、心电图记录法四种。

（1）测量方法

①指触法。

用手指触摸身体浅表部位动脉的搏动速率，它可以间接代表心率，此为心率的间接测量法。

测量部位：桡动脉、颈动脉、颞动脉、股动脉。

测量仪器：秒表。

②心音听诊法。

心脏在活动过程中产生的心音可通过周围组织传递到胸壁，用听诊器在胸壁特定部位听诊能测量出心率，此为心率直接测量法。

测量部位：心尖搏动处。

需要注意的是正常每次心跳有两个声音，即第一心音和第二心音，计数时需要注意两种心音只能算作一次。

③心率遥测法。

测量仪器：心率遥测仪（Polar 表）。

测量步骤：用胸带将传感发射器固定在胸前位置，手腕佩戴能够接收信号的手表，可以实时观察对心率的连续记录并通过相关软件进行心率变异性等指标的分析。现在还有不少可以测量心率的手表、手环，但其精确度有较大差异。

④心电图记录法。

测量心电图上某一导联（一般采用Ⅱ导）3 ~ 5 个 P － P 或 R － R 间期，算出平均 P － P 或 R － R 间期（单位毫秒），代表一个心动周期的时程。然后用 60 除以这个数据就能计算出每分钟心跳的次数（心率）。

（2）评价标准

成年人心率一般为 60 ~ 100 次 / 分。

若心率 < 60 次 / 分，称为心动过缓。常见于经常参加训练、比赛的运动员，是对长期系统训练的适应，是身体机能状况良好的表现之一。优秀运动员心率一般为 40 ~ 50 次 / 分。

若心率 > 100 次 / 分，称为心动过速，常见于运动后、吸烟时、饮酒后、紧张时。

2. 血压

血压是指血液在血管内流动时对血管壁产生的侧压力。检查时一般测量的是肱动脉血压。

（1）测量方法

①测量仪器：水银血压计、听诊器或电子血压计。

②测量步骤：令受试者坐于测试者的右侧，右臂自然前伸平放桌面上，手掌向上。使血压计与受试者心脏处于同一水平面，然后将袖带松紧适宜地缠绕在被测量者的大臂上，离肘窝 2 ~ 3 厘米。取听诊器的体件（感音胶质薄膜）平放在肘窝内侧肱动脉搏动处，轻轻地压住动脉，使测试者可听到脉搏声音。顺时针拧紧螺栓开关，打气入袋使水银柱上升，直到听不到肱动脉搏动声时，再打气升高 20 ~ 30 毫米汞柱。逆时针扭开螺栓开关，缓慢放气，下降速率以 2 ~ 6 毫米汞柱 / 秒为宜，放至听到第一次“嗵、嗵”的动脉音时，水银柱上的数值（高度）即为收缩压。继续放气，使压力继续下降，可以听到原来的动脉音逐渐增强，并变得清晰，随后又逐渐减弱至消失，动脉音消失的一瞬间，血压计水银柱上的数值即为舒张压。但是测量运动后血压时，舒张压以变调时的数值为准。

③注意事项：测量前令受试者安静休息 10 ~ 15 分钟；袖带缠绕松紧要合适，血压计的摆放高度要与心脏处于同一水平面；如需重复测定，须将压脉带内的空气放尽，使压力降至零（水银柱到零），而后再加压测量。

（2）评价标准

成年人正常收缩压为 90 ~ 140 毫米汞柱，舒张压为 60 ~ 90 毫米汞柱（表 2-1）。

表2-1　正常成年人血压评价标准

单位：毫米汞柱

类别	收缩压	条件	舒张压（毫米汞柱）
正常血压	<120	和	<80
正常高值	120~139	和/或	80<89
高血压	≥140	和/或	≥90
1级高血压	140~159	和/或	90~99
2级高血压	160~179	和/或	100~109
3级高血压	≥180	和/或	≥110
单纯收缩期高血压	≥140	和/或	<90

注：当测量的收缩压和舒张压分属不同的级别时，以较高的分级为准。

3. 超声心动图

超声心动图通过检测心腔内径和心壁厚度的动态变化了解运动员在安静、运动中和运动后恢复期心脏结构和功能的动态变化，对运动员心脏的判断具有重要意义，可评价左心室早期的收缩、舒张功能。其具有实时、无创、可多次重复等优点。

（1）测试仪器：彩色超声心动图仪。

（2）测试指标：左室每搏输出量（SV）、心输出量（CO）、射血分数（EF）等。

（二）心血管机能检查的运动方案

目前，可以进行心血管机能检查的运动方案很多，下面介绍如下几种：

1. 联合机能试验

联合机能试验，是指将两种或两种以上的一次运动负荷试验按照一定的顺序和时间连续进行，根据恢复期的脉搏和血压评价心血管系统机能的试验方法。由于试验的负荷强度较大、持续时间较长，适合于具有一定训练水平的运动员、健康者。

（1）测试器材：血压计、听诊器、秒表。

（2）测试步骤：

① 30 秒内 20 次蹲起：要求深蹲起，足跟不离地；

②原地疾跑 15 秒：要求如运动场上的百米速度；

③原地高抬腿跑 3 分钟（男）或 2 分钟（女）：要求高抬腿，上臂自然摆动，速度为 180 步 / 分。

（3）测试内容：在上述每种运动负荷后不同恢复时间测定心率和血压（20 次蹲起后连测 3 分钟，15 秒疾跑后连测 4 分钟，原地高抬腿跑后连测 5 分钟；在每分钟的前 10 秒测脉搏，后 50 秒测血压）。

（4）终止运动试验的指征：

①出现下述症状和（或）体征：乏力和（或）呼吸困难、胸痛、头晕眼花、恶心呕吐、随运动逐渐出现下肢的不适感或疼痛；面色苍白、皮肤出冷汗等症状。

②受试者要求停止。

（5）评价

根据每一种运动负荷后所测定的脉搏、血压变化情况，反应类型一般有五种。

①正常性反应。负荷后的脉搏与收缩压基本上同运动负荷成正比地适度平行上升；舒张压不变或有所下降，而且在 3 ~ 5 分钟后基本恢复至安静时的水平。常见于训练水平较高的健康运动员。

②紧张性增高反应。负荷后即刻收缩压显著增高，可达 180 毫米汞柱以上，舒张压可升高 10 ~ 20 毫米汞柱，脉搏也显著增加，恢复时间明显延长。这是神经血管调节功能不完善或暂时性功能失调的表现。此种类型常见于运动员运动量过大、比赛过多或过于紧张时，也见于有高血压的运动员，应引起关注。

③紧张性不全反应。负荷后即刻收缩压与脉搏均显著增加，舒张压却极度下降，甚至到 0 毫米汞柱仍能清楚地听到有节律的声音，即出现无休止音。若这种现象仅在负荷后的第 1 分钟出现，且恢复较快，就应视为正常反应。这种反应在青少年和训练良好的运动员中多见。若上述现象持续 2 分钟以上，收缩压上升不明显，恢复期延长，是心血管调节功能失调的反应，也是过度训练的早期征象之一。

④梯形反应。负荷后即刻收缩压上升不明显，而在第 2 或第 3 分钟出现最高值，呈现梯形上升，脉搏显著增加，舒张压变化无规律，恢复时间延长。梯形反应是心血管功能状态不良的征象，常见于过度训练或病后尚未恢复的运动员。

⑤无力反应。负荷后即刻收缩压上升不明显，一般不超过 15 毫米汞柱，而脉搏明显增快，脉压减小，恢复时间延长。这是由于负荷后心肌收缩力减弱，每搏输出量相对减少，收缩压上升不多，但为了满足机体在运动中所需的血量，只能靠加快心率来增加心输出量，因而心率显著增加。常见于运动员过度疲劳或患病时。

在实际工作中，可将上述五种类型中的脉搏、血压指标的变化情况绘制成示意图（图 2–8）。

（6）注意事项

① 3 种定量负荷应按规定时间紧密衔接，不得延误。

②受试者应按动作规格要求认真完成规定的运动负荷。

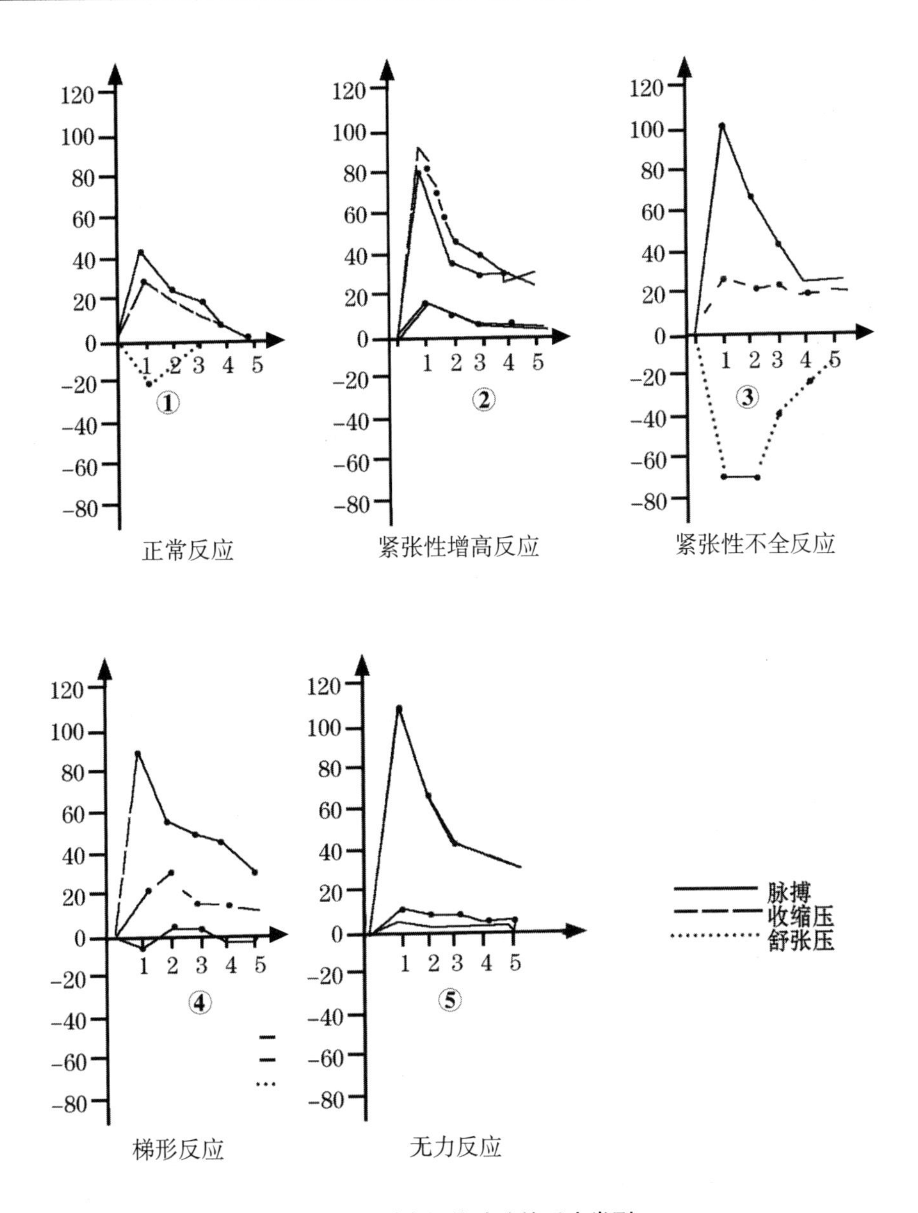

图2-8　联合机能试验的反应类型

2. PWC_{170} 试验

PWC_{170}（physical work capacity，PWC）是指受试者在定量负荷运动中，心率达到 170 次 / 分时，机体单位时间内所做的功（千克 · 米 / 分），属于次极限负荷运动试验。根据功率的大小，来评价心血管机能水平。PWC_{170} 的值越大心血管机能水平就越高。

PWC_{170} 机能试验的直接测定法要求条件复杂，需时较长，一般采用间接计算法。

（1）基本原理

卡尔普曼（Karphman）等学者通过大量的调查研究发现，当受试者的心率在 120 ~ 180 次 / 分的稳定状态中，其心率与机体的输出功率呈直线相关。让受试者在这个心率范围内先后完成两次稳态的定量负荷试验，利用两次运动负荷中所测出的心率（F1 和 F2）和负荷量（W1 和 W2）值，分别代入公式计算出 PWC_{170} 值。

$$PWC_{170} = W1 + (W2-W1) \times \frac{170-F1}{F2-F11}$$

W1、W2：第一、二次负荷的功率（千克·米/分）

F1、F2：第一、二次负荷后的心率（次/分）

（2）基本原则

①运动方式：凡是可以用力或功进行定量的运动，都可以用来进行 PWC_{170} 机能测试。

②运动强度：第一级负荷的运动强度应使稳定心率超过 110 次/分，第二级负荷的运动强度应使稳定心率接近 170 次/分，且第二级负荷的强度一定要大于第一级。

③运动时间：在每级负荷运动中，持续时间一定要使受试者的心率达到稳定状态，一般为 3 ～ 5 分钟；两级负荷之间必须有足够的休息时间，通常为 3 分钟。

（3）测试的意义

PWC_{170} 是一项反映人体心血管机能（有氧工作能力）的指标，教练员可将不同时期队员 PWC_{170} 数值的变化作为评定训练效果、进行成绩预测、及时了解身体机能状况的客观指标。

①评定机体机能状况及训练效果

在运动员开始参加训练前建立健康档案时就应记录原始的 PWC_{170} 值，然后在训练过程中定期测定。如果经过一段时间的训练，某运动员的 PWC_{170} 值一直没有提高或有所下降，提示可能存在着训练方法不当或身体疲劳、患病的可能，需要进一步寻找原因。

②作为监督训练的手段

当运动员在训练中出现“练不动”现象时，可进行 PWC_{170} 试验，如果试验结果低于平时正常水平，说明该运动员身体机能状况不良，需要调整训练计划或进行必要的治疗；如果试验结果正常，则应从思想或其他方面考虑“练不动”的原因。

③作为赛前调整及成绩预测的指标

赛前调整，可使运动员的机能状况在比赛时达到最佳状态。在这个过程中可选择 PWC_{170} 作为常用的一项监测指标，使教练员了解运动员的赛前身体机能水平，为确定参赛人选提供客观依据。同时，分析赛前 PWC_{170} 值与比赛成绩的关系，可为预测以后的运动成绩提供相关条件。

（4）常用的测试方法

①功率自行车法

根据受试者身体情况确定采用一定的负荷。可根据不同性别和运动能力安排测试负荷功率，普通男、女性第一次负荷可分别采用 300 千克·米/分和 150 千克·米/分，第二次负荷采用 600 千克·米/分、300 千克·米/分；男、女性运动员的负荷选择参照表 2-2 进行。

令受试者先后进行两次 3 ～ 5 分钟的蹬踏功率自行车运动，两次负荷之间休息 3 分钟。

每级负荷即刻记录10秒的心率，根据试验过程中记录的两级负荷的稳定心率和所完成的功率，按照公式进行计算。

表2-2　功率自行车负荷选择表

受试者 PWC_{170} 估计值	第一次负荷功率值/（千克·米/分）	第一次负荷后即刻心率/（次/分）				
		80～89	90～99	100～109	110～119	>120
		第二次负荷功率参考值/（千克·米/分）				
＜1000	400	1100	1100	900	800	700
1000～1500	500	1300	1200	1100	900	800
＞1500	600	1500	1400	1300	1200	1100

②台阶测定法

如果没有功率自行车，可选用台阶试验来测定 PWC_{170}，但其准确性会有所下降。台阶的高度、上下台阶的频率，要根据受试者的身体状况进行选择。上下台阶的每级运动负荷功率，可按下列公式计算：

$$W=(4/3)\times\frac{PHN}{T}$$

P：体重（千克）

H：台阶高度（米）

N：上下台阶的总次数

T：持续运动的时间（分钟）

（5）评价

通常情况下 PWC_{170} 值越大，表示受试者身体工作能力包括心脏的做功能力越强。不同运动项目、不同性别之间 PWC_{170} 值会有明显的差异，一般耐力项目运动员的 PWC_{170} 值较高，男性 PWC_{170} 值高于女性。采用体重相对值可以增加结果的可比性。

3. 递增运动负荷试验

递增运动负荷试验（GXT）是在试验过程中，逐渐增加负荷强度，同时测定某些生理指标，直到受试者达到能够坚持的最大强度。可用于评价运动员心脏功能，为运动训练方案的制订提供依据。

（1）测试仪器

功率自行车或固定跑台。

（2）测试方法

①功率自行车测试

根据受试者的身体情况决定起始负荷（如耐力较好的青年男性可从50瓦开始；老年人、没有运动习惯者可从15 ～ 25瓦开始），每3分钟增加一定的负荷（如耐力较好的青年男性每3分钟增加50瓦；老年人、没有运动习惯者每3分钟增加15～25瓦），以此方案持续进行，直到受试者达到其最大运动强度。一般而言，总的运动负荷增加一般不超过7级。

②跑台测试

目前应用固定跑台进行GXT试验，常选用改良的Bruce测试方案，具体方案见表2-3。

表2-3　改良的Bruce跑台测试方案

级别	速度		坡度/%	持续时间/分
	/（英里/时）	/（千米/时）		
0	1.7	2.7	0	3
1/2	1.7	2.7	5	3
1	1.7	2.7	10	3
2	2.5	4.0	12	3
3	3.4	5.5	14	3
4	4.2	6.8	16	3
5	5.0	8.0	18	3
6	5.5	8.8	20	3
7	6.0	9.7	22	3

引自：杨静宜，徐俊华. 运动处方[M]. 北京：高等教育出版社，2005.

③测试指标

在每级运动负荷的最后30秒内分别测量心率、血压、心电图、主观感觉疲劳等级（RPE）、主观客观表现等，决定是否终止试验。

运动中心率可采用遥测心率计测定、手工测试或通过“动态心电监测系统”进行测试；运动中血压可采用立式血压计或动态血压计进行测试；运动中测试的心电图，当出现心律失常、ST段压低等异常心电图表现时，应立刻终止运动负荷试验。GXT测试中的主观感觉方面应该注意有无头晕、耳鸣、恶心、胸闷、胸痛、极度疲劳等表现；客观表现应注意呼吸、排汗量、面色、表情等。

二、呼吸系统机能检查

呼吸是机体与外界环境进行气体交换的过程，包括外呼吸、气体运输、内呼吸三个相互联系的环节。正常的呼吸功能是维持生命及机体内外环境稳定的重要生理活动之一。呼吸功能障碍将不同程度地影响人体机能状况。

呼吸功能测试主要包括通气功能和换气功能两方面。其目的是测试机体最大摄氧量，以评价机体的运动能力；评价机体的换气功能；测试呼吸肌力。在实际应用中，常采用在一定运动负荷下同时进行心肺功能测试。

（一）肺活量

肺活量（vital capacity）是指在不限时间的情况下，一次尽力深吸气后再尽力呼出的气体总量。

1. 测试的意义

了解人体呼吸系统发育状况、评价体育锻炼的效果等，肺活量的大小，主要取决于呼吸肌的力量、肺容量和胸廓的弹性等因素。

2. 测试方法及评价

（1）安静状态下的肺活量

测试仪器：电子肺活量计（图 2-9）。

测试步骤：令被测者面对仪器站立，手持吹气口；进行一两次深呼吸动作后，深吸一口气，向吹气口处慢慢呼出至不能再呼为止；吹气完毕后，液晶屏上最终显示的数字即为肺活量值（毫升）。连测 3 次，每次间隔 15 秒，取其平均值。

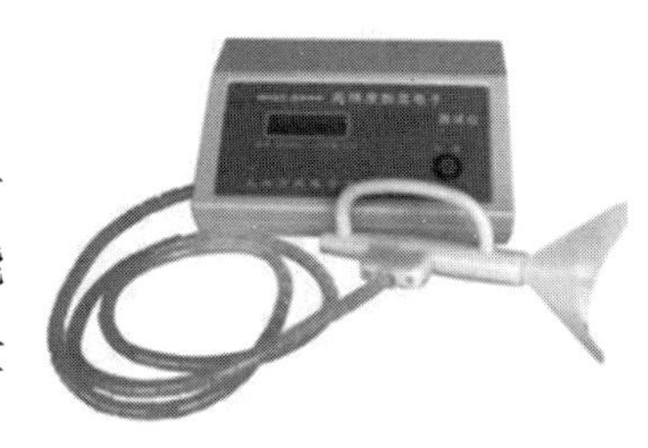

图2-9 电子肺活量计

评价标准：成年男性：3500 ～ 4000 毫升；成年女性：2500 ～ 3500 毫升。

（2）5 次肺活量试验

5 次肺活量试验主要用以测定呼吸肌的耐力。

测试仪器：电子肺活量计。

测试步骤：被测试者在安静状态下取立位，每 15 秒测量 1 次肺活量，共测 5 次。15 秒时间中包括了吹气时间和休息时间，因此在 75 秒之内可连续测量 5 次肺活量。

评价标准：5 次测量结果基本接近或逐次增加为机能良好；反之，逐次下降，尤其最后 2 次显著下降为机能不良。

（3）定量负荷后 5 次肺活量试验

测试仪器：电子肺活量计。

测试步骤：先测量安静时的肺活量，然后做定量负荷运动（其负荷量应根据不同对象而定），运动后恢复期每分钟测量 1 次肺活量，共测 5 次。

评价标准：运动后的每次肺活量逐次增加或保持安静时的水平，为呼吸机能良好或正常。反之，运动后的肺活量逐次下降，经 5 分钟仍不能恢复至安静时的水平，为呼吸机能不良。

（二）最大通气量

最大通气量又称最大自主通气量（简称 MVV），是单位时间内以最快速度和最大幅度呼吸的气量，为重要的通气功能指标，可在安静时和不同运动负荷后进行。安静时每分钟进、出于肺部的气体总量称为每分通气量，等于呼吸频率乘潮气量。

测定时要求被测试者以最快的速度与最大幅度呼吸 15 秒，呼出的总气量乘以 4，即为每分钟最大通气量。我国成年人正常男性约 100 升，女性约 80 升。

最大通气量往往采用具有连续描记功能的肺活量计和气体代谢测试系统来测定。

（三）屏息试验

屏息试验（breath holding test）又称闭气试验，是通过对被测试者进行深吸气或深呼气后屏气时间的测定来反映机体耐受低氧能力的一种简易方法。

1. 测试方法

受试者先安静休息，自然呼吸。当听到“开始”口令时，受试者做一次深吸气或深呼气后屏气，测试者开表计时，直到不能再屏气为止即停表，记录屏息时间。

2. 评价标准

评价标准见表 2–4。

表2–4　屏息试验评价标准

单位：秒

人群分类		屏气时间	
		深吸气后	深呼气后
一般健康人	男性	35 ~ 45	20 ~ 30
	女性	25 ~ 35	15 ~ 25
长期锻炼者		> 60	> 40

3. 注意事项

（1）由于屏气时间的敏感度较差，15 秒以内的差值一般无多大实际意义。

（2）受试者主观意志力会影响屏息时间的长短。

（3）以最大深呼吸的 75% 的呼吸深度进行屏息试验，屏息时间最长。

（四）运动心肺功能测试仪

运动心肺功能测试仪采用混合气体测试法或每次呼吸测试法，对运动过程中气体代谢指标如耗氧量（VO_2）、二氧化碳排出量 (VCO_2）、呼吸频率、心率、呼吸交换率、通气量及环境的温度、气压等参数进行数据实时采集，通过软件分析人体的最大摄氧量、无氧阈和氧亏氧债等多项指标，是评价机体有氧运动能力、制定科学合理的运动强度和运动处方、指导康复训练和药物疗效分析、营养评估的重要依据。运动心肺功能测试仪包括便携式和专业型两大类。便携式可以随时在运动场使用（图 2–10）；专业型由跑台、气体采集系统、气体分析系统、专业分析软件等组成，可以更加全面记录、分析相关数据（图 2–11）。

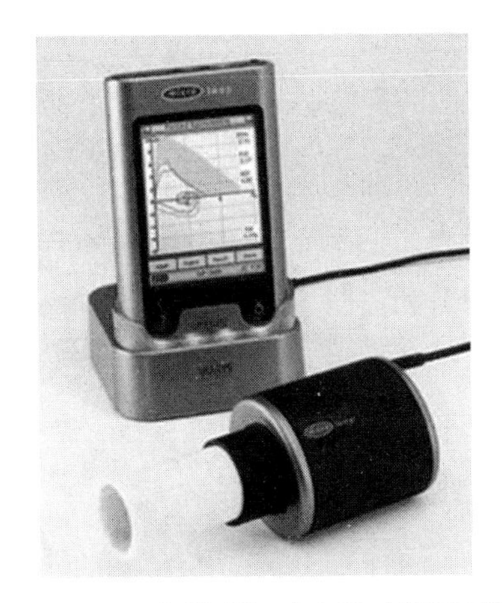

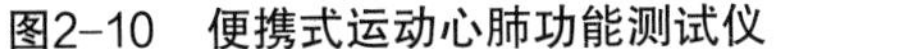

图2-10　便携式运动心肺功能测试仪

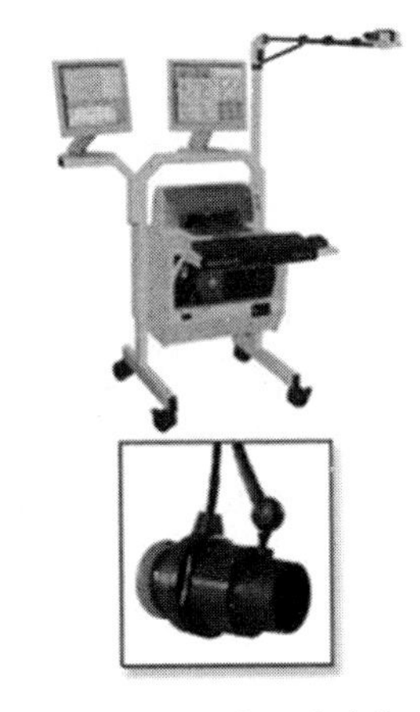

图2-11　专业型运动心肺功能测试仪

1. 测试方法

（1）选择、佩戴面罩：将面罩轻轻按在受试者面部，用手掌将开口封住，让受试者呼吸，如果面罩周围漏气，选择其他合适的型号。

（2）连接流量传感器到面罩：将流量传感器插入面罩出气口，用拇指和食指持流量传感器上部从面罩下方插入。

2. 测试指标

（1）静态肺功能

用力肺活量（FVC）、第一秒用力呼气容积（FEV1）、第一秒用力呼气量与用力肺活量比值（FEV1 /FVC），75% 肺活量时的最大呼气流速（MEF 75%）等；最大通气量（MVV）、最大肺活量（VCmax）、每分钟静息通气量（MV）等。

（2）运动肺功能

最大摄氧量（VO_2max）、最大运动通气量（VEmax）、无氧阈（AT）、代谢当量（MET）、呼吸交换率（RER）、呼吸商（RQ）、呼吸储备（BR）、呼吸频率（RR）、每分钟通气量（VE）、二氧化碳呼出量（VCO_2）。

3. 注意事项

（1）测试前至少 24 小时禁止吸烟。

（2）运动前 12 小时不进行大强度的体力活动。

（3）测试前 2 小时内不能饮酒和含酒精饮料。

（4）应在餐后 1.5 小时进行。

（五）呼吸肌功能测试

呼吸肌功能测试主要用于评价呼吸肌疲劳或呼吸功能衰竭，是协助诊断及指导治疗的一种肺功能检查项目。可作为评价呼吸肌锻炼以及药物治疗对呼吸肌功能影响的客观指标。

1. 测试仪器

呼吸肌力测试仪（图 2–12）。

2. 测试指标

（1）呼吸肌力量（RMS）：呼吸肌最大收缩能力。测试指标有最大吸气压（MIP）、最大呼气压（MEP）和用力鼻吸气压力。

（2）呼吸肌耐力（RME）：呼吸肌维持一定水平通气的能力。测试指标有最大自主通气（MVV）和最大维持通气量（MSVC）。

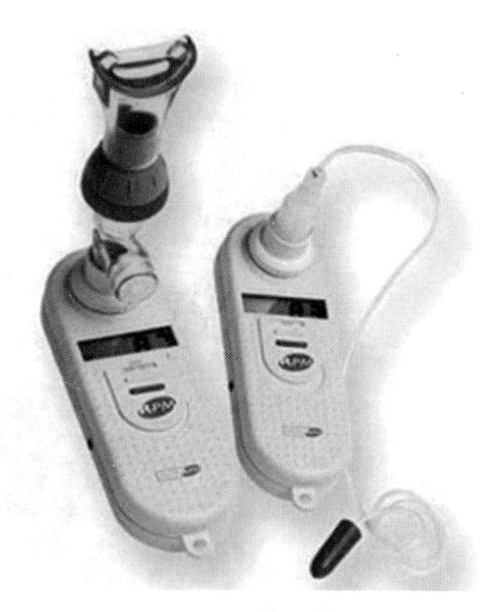

图2–12　呼吸肌力测试仪

三、神经系统机能检查

神经系统通过机体的各种感受器官和神经末梢调节和控制全身各系统的活动，使人体成为一个完整的统一体。神经系统的机能十分复杂，检查内容和方法也是多种多样。在体育运动领域，主要从以下三个方面进行检查和评价。

（一）中枢神经系统的检查

中枢神经系统是神经系统的重要组成部分，包括脊髓和大脑。神经系统的状态对人体的运动能力会产生明显影响，可以影响完成运动的效率和成绩，甚至影响人体的健康。正确认识和判断中枢神经系统的状态是进行科学训练、促进疲劳消除和提高运动成绩的重要组成部分。

目前多采用测试两点辨别阈、闪光融合频率、反应时、专注度、放松度、生物电（肌电图、脑电图）等方法来评价中枢神经系统的功能。本节主要介绍专注度、放松度和反应时的应用。

1. 专注度和放松度

已有学者对运动员的脑电图进行了大量研究，但都是在实验室等非运动过程中进行。随着技术的不断发展，目前已经可以在一些相对静止的项目（如射击、射箭、太极拳、冰壶）中测试运动中的专注度和放松度。

专注度是指运动员注意力的集中程度，表现为 α 波明显抑制的状态。放松度主要反映运动员的冥想状态水平，是一种达到内心深层宁静并充满警戒的状态。专注度和放松度并非两个对立的精神状态，它们是大脑工作的两个不同状态，目前被认为是一种能够客观判断运动员神经系统状态的有效指标。

（1）测试方法：采用单导脑电系统，从额部正中和耳垂两点读取脑电波，采用蓝牙进行数据传输，应用相关软件采集和计算专注度和放松度水平的数据。

（2）评价标准：专注度和放松度水平被划分为 0 ～ 100，普通人群正常情况下介于 40 和

60 之间。在数据分析中可划分为 < 40、41 ~ 59、60 ~ 79 和 > 80 四个等级，分别代表相关指标低、中、较高和高的水平。根据实际需要测定专注度、放松度以及两者之间的关系。一般来说人集中注意力相对容易，进入放松状态较难，最困难的是进入专注又放松的状态。

2. 反应时

反应时是指刺激呈现到开始反应所需要的时间。反应时的长短与中枢神经系统的兴奋水平有密切关系，当大脑皮层处于良好状态时，神经传导速度快，反应时短。许多运动项目，如射击、散打、乒乓球等都需要运动员具有灵敏、快速的反应速度，只有这样才能在比赛中取得优异成绩。可根据运动员反应时的变化来评定运动员的功能状况。判断神经系统的疲劳程度，疲劳时，反应时延长。

测试反应时方法有多种。如根据动作要求，可分为简单反应时、选择性反应时和复杂反应时；根据刺激方式分为视觉刺激反应时、声觉刺激反应时、触觉刺激反应时、味觉刺激反应时、本体感觉刺激反应时。用于测试反应时的仪器也有不同的种类。一般情况下，多采用选择性反应时进行测试（图 2–13）。

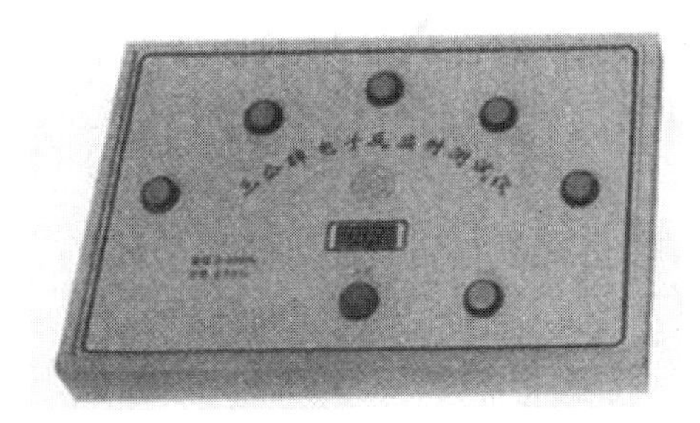

图2–13　反应时仪

20—39 岁成年人选择反应时评分表

测试时，受试者中指按住“起动键”，等待信号发出；当任意信号键发出信号时（声、光同时发出），以最快速度去按该键；信号消失后，中指再次按住“起动键”，等待下一个信号发出。共有 5 次信号。受试者完成第五次信号应答后，所有信号键都会同时发出光和声，表示测试结束。测试 2 次，取最好成绩。不同年龄的反应时标准有所不同。

（二）自主神经系统的检查

自主神经系统曾称植物神经系统，具有特殊的生理功能。在维持人体的随意和不随意活动中起着重要作用。运动员在训练、比赛前过度疲劳、赛前紧张，会导致机体自主神经系统功能紊乱，出现心跳加快、呼吸短促、四肢颤抖、身体恢复过程减慢等表现，从而影响训练、比赛的成绩。常用的检查方法有：

1. 直立试验

方法是受试者卧床休息 2 ~ 3 分钟后，先测 1 分钟的脉搏数，然后站立起来，再测 1 分钟的脉搏数。正常时，脉搏增加 12 ~ 18 次 / 分。当超过上述范围，表示交感神经兴奋性增强；

而增加小于 6 次 / 分，说明交感神经兴奋性减弱。

2. 卧倒试验

方法是先测定受试者直立时 1 分钟的脉搏，然后缓慢躺下，隔 15 秒后再测 1 分钟的脉搏。正常时两次脉搏数减少 6 ～ 10 次 / 分。当超过上述范围，表示副交感神经兴奋性增强。

3. 皮肤划痕试验

用钝头针在前臂内侧或胸部皮肤上用力划 3 ～ 5 下，观察出现的皮肤反应。当划后皮肤出现明显的白色痕纹，持续 30 秒以上，表示交感神经兴奋性增高；当划后皮肤出现红色痕纹，持续 20 秒以上，表示副交感神经兴奋性增高；当划后皮肤出现显著红色痕纹，且略浮肿突出，并持续 30 秒以上，表示副交感神经兴奋性显著增高。

4. 心率变异性

心率变异性（Heart rate variability，HRV）是指窦性心律在一定时间内周期性改变的现象，是反映机体交感—副交感神经张力及其协调性的定量指标。

HRV 的概念不同于通常以每分钟为单位的平均心率，其侧重点在于分析逐个心动周期差异的细微时间变化及其规律。传统的医学观点认为，正常的心率为规则的窦性节律，后来发现在健康状态下，人的心率正常情况下也是呈不规则性变化的，而心率变异就是指窦性心律的这种波动变化的程度。

HRV 分析被认为是目前无创性评价自主神经系统功能及其动态活动变化的最好方法。近年来已逐渐应用到体育科学领域，通过研究不同项目运动员不同运动训练情况下的 HRV 变化，为运动员身体状况评价、制订训练计划提供理论依据。

常用于 HRV 分析的仪器有 24 小时动态心电图、某些型号的心率遥测仪（Polar 表）和生物反馈系统等。在运动训练中主要采用 Polar 表记录心率，然后通过软件进行分析的方法。

目前 HRV 测定的指标主要分为时域分析、频域分析和非线性分析三大类指标。HRV 分析分为长时程分析和短时程分析，短时程分析多采用 5 分钟，长时程为 24 小时，运动训练中多采用短时程分析。

（1）HRV 时域分析

时域分析是对采集到的逐次窦性心律 RR 间期的数值，按时间顺序或心搏顺序排列直接进行统计学分析。常用指标有：

总体标准差（SDNN）：所有正常窦性 RR 间期的标准差。是衡量整体 HRV 大小的最直观指标。SDNN 低于 100 毫秒为中度降低，低于 50 毫秒为重度降低。

差值均方根（RMSSD）：所有相邻窦性 RR 间期之差的均方根值，反映迷走神经张力，单位为毫秒。RMSSD 降低提示心率变异性小，同时提示心血管疾病发病风险增大。RMSSD 的正常范围随着年龄变化而变化。

pNN50：相邻 RR 间期差值超过 50 毫秒的心搏数所占百分比，反映迷走神经张力。pNN50 的数值越大说明迷走神经兴奋性越高。

三角指数：NN间期的总个数除以NN间期直方图的高度。三角指数低于20为中度降低，低于15为明显降低。数值减小说明心率变异性降低。

（2）HRV频域分析法

频域分析法又称频谱分析，是把心率变化信号分解为不同的频率成分并将其相对强度定量为功率，提供了各种频率成分的功率谱测定。频域分析可观察交感神经与副交感神经兴奋程度的变化，描述交感神经和副交感神经各自的活动和平衡状态，弥补了时域分析的不足。

常用指标有：

高频功率（HF，0.15 ~ 0.40赫兹）：由副交感神经介导，主要反映副交感神经系统的兴奋性。

低频功率（LF，0.04 ~ 0.15赫兹）：受交感神经和副交感神经共同影响。极低频功率（VLF，0.01 ~ 0.04赫兹）：交感神经系统兴奋性的指标。

超低频功率（ULF，1.15 ×10-5-0.0033赫兹）：生理意义不明。

总频谱（TF）：信号总的变异性，代表HF、VLF、ULF的总和。

LF/HF：代表交感—副交感神经张力的平衡状态。

在上述众多指标中，LF、SDNN是反映交感神经张力的主要指标；HF、RMSSD和pNN50是反映副交感神经张力的主要指标；LF/HF是反映交感神经张力与副交感神经张力平衡的指标。

由于HRV测定的操作方法、仪器、指标不尽相同，缺乏可比性，目前国内尚缺乏统一的正常值。表2-5、表2-6为欧美HRV专家委员会于1996年所提供的正常参考值。

表2-5 长时程（24小时）时域分析正常参考值

参数	单位	正常范围（x ±s）
SDNN	毫秒	141 ±39（<100毫秒为中度降低，<50毫秒为明显降低）
RMSSD	毫秒	27 ±12
三角指数	—	37 ±15（采样间隔1/128秒）（<20为中度降低，<15为明显降低）

引自：中华心血管病杂志编委会心率变异性对策专题组.心率变异性检测临床应用的建议[J].中华心血管病杂志，1998，26（4）：252-255.

表2-6 短时程（5分钟安静平卧时）频域分析正常参考值

参数	单位	正常范围（x ±s）
总功率	毫秒^2	3466 ±1018
LF	毫秒^2	1170 ±416
HF	毫秒^2	975 ±203
LF/HF	—	1.5 ~ 2.0

引自：同上表。

四、运动系统机能检查

运动系统的机能检查，主要从肌肉力量、肌肉耐力、关节运动幅度三个方面进行检查和评价。人体通过体育锻炼所获得的效果，在运动系统机能上主要表现在肌肉力量、耐力的提高和关节运动幅度的增加三个方面。

（一）肌肉力量

肌肉力量是指在神经系统支配下，肌肉收缩产生最大收缩力的能力，又称最大肌肉力量或绝对肌肉力量。肌肉力量是人体活动的动力。无论是在日常生活和工作中，还是在体育竞技运动项目中，肌肉力量对运动成绩都有直接影响。

1. 等长肌力测试

等长肌力测试是肌肉力量测试的主要手段。在检查过程中，被检查的肌肉或肌群进行等长收缩，基本不产生关节运动。等长肌力测试的优点是方便、省时、不需要昂贵的设备，缺点是测试结果易受关节角度大小的影响。此外，老年人、患有心血管疾病的人不宜采用此类测试。

20—39 岁成年人
握力评分表

等长肌力测试一般包括握力、背力、臂力（屈臂悬垂）、腿部力量的测试。常用的测量方法有握力计、背力计等，测试过程一般进行 2 ~ 3 次，取最好成绩。

2. 等张肌力测试

等张肌力测试又称动态力量测试。此类检查是测试身体在某一特定姿势下最多能重复一次的负荷重量。

最大等张肌力的评价通常用能够成功完成一次的最大重量，即用 1 次重复重量（one repetition maximum，1-RM）表示。

等张肌力测试的优点是方便、省时、不需昂贵设备且测定过程和结果与动态肌肉活动有较好的一致性。但其不足之处是测量过程中较易造成肌肉损伤。

3. 等动肌力测试

等动肌力测试是在 1969 年由珀赖因（Perrine）等提出并建立的一种新型力量测定与训练的方法。由于在运动中阻力可随关节运动角度的变化而自动调节，因此这类方法可以准确地测定某一肌肉或肌肉群在整个运动过程中的最大肌肉力量。

20 世纪 80 年代，我国开始引进等动肌力测试系统，有 Cybex、Biodex（图 2-14）、Merac、Isomed 等不同型号，目前常用的是 Cybex、Biodex 两种。此测试系统是国际公认的测力仪器，通过选择不同的运动收缩速度，可以分别对慢速肌肉力量、快速肌肉力量和肌肉耐力进行评定，结果准确、客观。目前等速肌力测试系统已成为体育科学、运动医学和临床医学等学科肌肉力量检测与评价的重要方法，被广泛应用于肌肉功能评价和运动员选材等方面的研究。

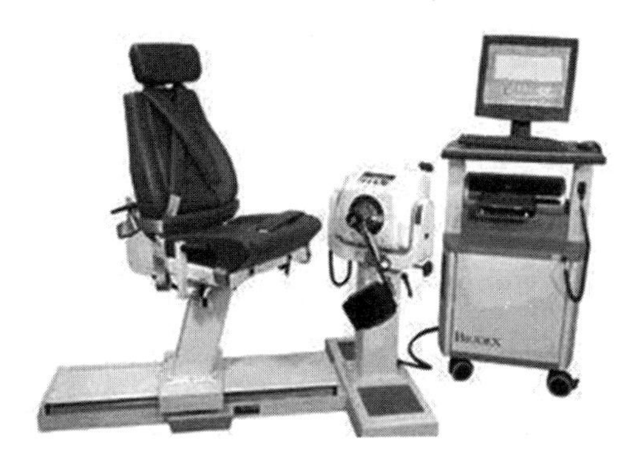

图2-14　Biodex 多关节等动训练测试系统

（二）肌肉耐力

肌肉耐力是指肌肉在对抗一定负荷时能持续完成动作的能力或抗疲劳的能力。

根据测试肌肉的不同分为上肢、躯干和下肢的肌肉耐力测试。如引体向上测试上肢肌肉耐力，仰卧起坐测量腹肌的耐力，俯卧撑（或跪卧撑）测量的是肩部、臂部和胸部的肌肉耐力，蹲起主要测试下肢的肌肉耐力等。

在评价肌肉耐力测试的结果中，通常以有效完成练习的数量或机体维持某一身体姿势的时间长短来评价肌肉耐力。此外，也可以通过计算肌肉耐力指数，对不同部位的肌肉耐力加以评价。

肌肉耐力指数 = 负荷强度 × 练习重复次数 / 体重

20—39岁1分钟仰卧起坐评分表

男性20—39岁1分钟俯卧撑评分表

女性20—39岁1分钟跪卧撑评分表

（三）关节活动幅度

关节活动幅度是指对关节围绕某运动轴进行主动或被动运动的最大活动度，用于评价机体柔韧性。关节活动幅度的大小不仅与关节本身的解剖结构有关，而且还受到关节周围的肌肉、肌腱和韧带等软组织的伸展性和弹性的影响。因此，关节活动幅度的检查与评价，具有判定机体正常身体机能和体育锻炼效果的双重意义。

1. 检查前的基本姿势和准备活动

根据身体部位和关节运动轴的不同，在检查时分别采用立位、坐位、仰卧位、俯卧位等姿势。以被检查的关节处于能进行自然活动的状态为基本原则。如脊柱运动幅度的检查，可取立位或坐位，不能取卧位；下肢关节运动幅度的检查，可取坐位或卧位，不能取立位。

进行关节活动幅度测试前的准备活动可能影响测量结果，因此，在制订测试方案时，应对准备活动进行详细的说明和限定，包括活动的类型、持续时间等，使之标准化。

2. 关节活动幅度检查起点的确定

在进行关节活动幅度检查时，一般将各个关节所处的标准解剖位置定义成关节活动幅度检查的起点位置，也称为 0° 位置（又称为中立位）。只有在检查某些关节旋转度时，为方便测量而确定一些特殊起点位置。

3. 常用检查方法

根据关节活动幅度检查目的、对象的不同，检查方法可分为直接测量法和间接测量法。通常要求进行 3 次测量，取其测得的最大值作为特定关节的关节活动幅度。

（1）直接测量法

直接测量关节活动范围的仪器主要有关节角度测量仪、重力量角器和电子量角器 3 种。

关节角度测量仪由金属或有机玻璃等材料制成。其基本结构包括固定臂、活动臂、角度刻度盘三部分，是测量关节运动幅度的专用仪器（图 2–15）。

测量时，角度刻度盘的中心对准关节轴心，固定臂对准近端环节的纵轴或其延长线，活动臂对准远端环节的纵轴。以中立位为 0°，活动臂由中立位开始随肢体移动，测出关节屈、伸、内收、外展、内旋、外旋等的关节活动幅度。

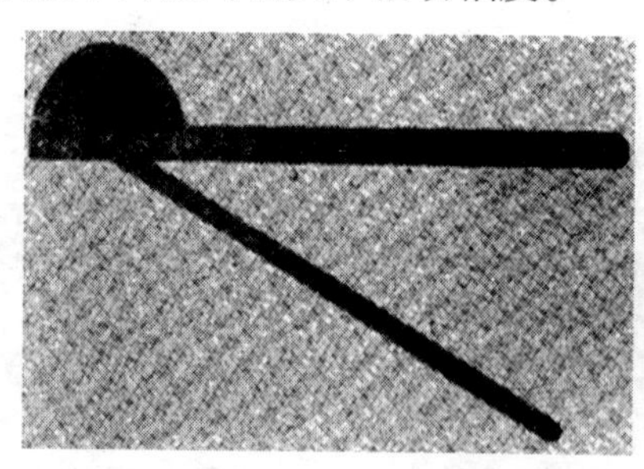

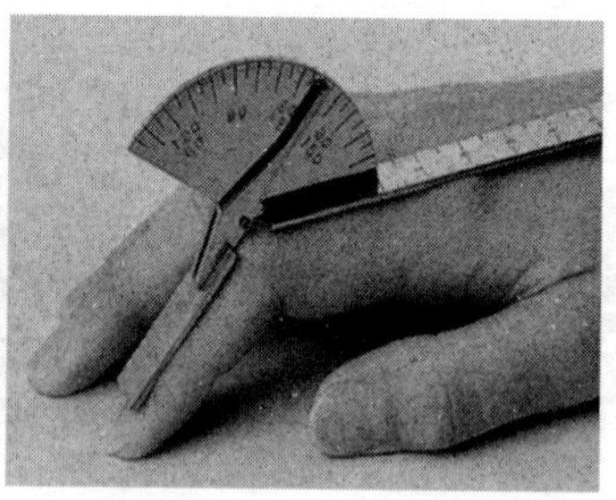

图2–15　关节角度测量仪

（2）间接测量法

间接测量法多用于测定各关节或者身体环节复合运动幅度。

①坐位体前屈

坐位体前屈主要反映受试者躯干和下肢各关节的活动幅度，以及下肢肌群、韧带的伸展性和弹性。

测试器材：坐位体前屈测量计、薄垫子。

评价标准：坐位体前屈测量值越大，则受试者躯干和下肢各关节以及下肢肌群和韧带的伸展性和弹性就越好（图 2-16）。

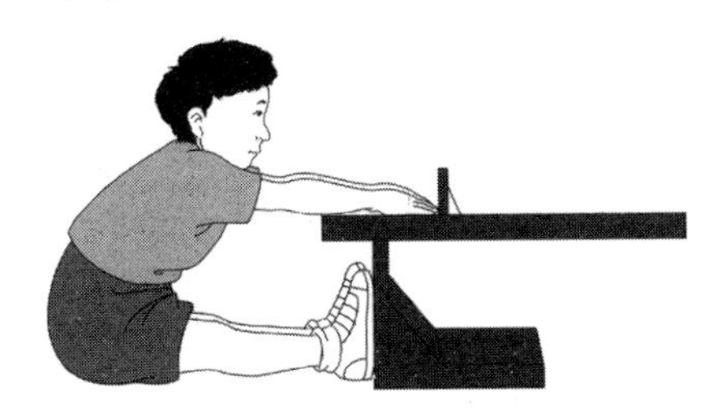

图2-16 坐位体前屈

②持棍转肩

持棍转肩反映肩关节活动的幅度（图 2-17）。

评价标准：测量的握距越小，说明肩关节柔韧性越好。

③双手背勾试验

双手背勾试验反映肩关节活动的幅度。

评价标准：测试的双手中指距离越短，表明受试者的肩关节柔韧性越好（图 2-18）。

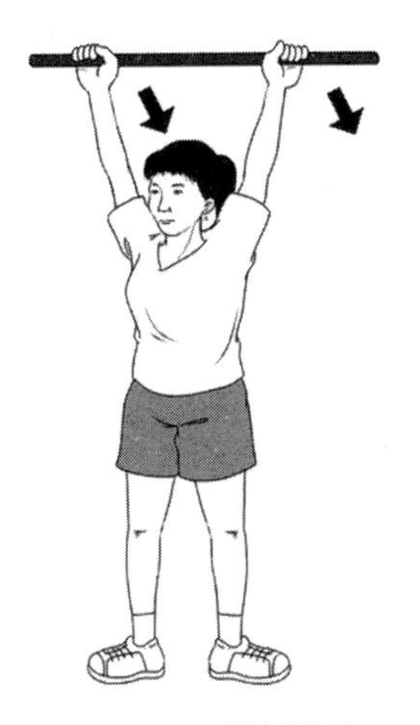

图2-17 持棍转肩

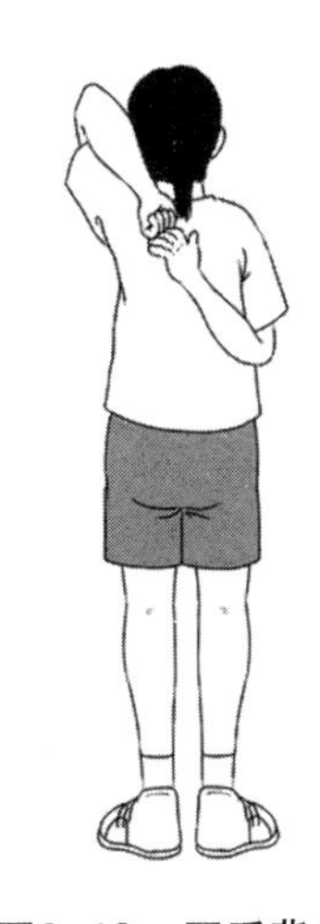

图2-18 双手背勾

4. 人体各关节活动幅度的评价标准

不同的测量方法会导致人体各关节活动幅度的正常值有一定的差异。运动员、杂技演员等经过特殊训练，其关节活动幅度会大大提高；女子的关节活动幅度一般会优于男子（表 2-7）。

表2-7　人体各关节活动幅度范围的正常参考值

单位：°

部位	屈	伸	内收	外展	内旋	外旋
颈	0～45	0～45	—	—	—	—
脊柱	0～80	0～25	—	—	—	—
肩关节	0～180	0～50	0～45	0～180	0～70	0～90
肘关节	0～150	0	—	—	—	—
前臂	—	—	—	—	0～90	0～90
腕	0～90	—	—	—	—	—
髋关节	0～125	0～15	0～30	0～45	0～45	0～45
膝关节	0～150	0	—	—	—	—
踝关节	0～20	0～45	—	—	—	—

思考题

1. 简述人体直立位标准姿势。
2. 简述运动系统机能检查的内容及评价方法。
3. 简述联合机能试验的步骤及常见的反应类型特点。
4. 试述进行身体机能检查对体育运动参加者有何意义。
5. 试述运动负荷试验常用的方法和评价指标。

第三章　运动性病症与运动员疾病

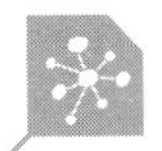

本章教学提示

运动员是一个特殊职业群体，在运动训练的过程中除了会发生各种运动损伤之外也会发生一些内脏器官的疾病，而且某些疾病或者病症还具有一定的特殊性，如过度训练综合征、运动中腹痛就是一些在其他情况下不可能发生的病症。通过本章的学习，应该掌握：

1. 常见运动性病症的发病原因、原理。
2. 常见运动性病症的主要症状、特点。
3. 急性疾病的现场处理方法。
4. 如何预防运动性病症。

第一节　过度训练综合征

运动性病症是指发生于运动锻炼或者运动训练中的内脏器官疾病或者出现的症状，以运动训练为主要原因，严重程度往往与运动负荷量密切相关，有些会随着运动的停止而逐渐好转。

运动员疾病指专业运动员所发生的内科疾病，以发生人群为特征，由于这些人需要考虑参加比赛、兴奋剂等问题，对他们所采用的处置或者治疗手段不同于一般人群。

一、定义

过度训练综合征是运动负荷与身体机能不相适应，以致疲劳连续积累而引起的一系列功能紊乱、病理状态或疲劳，可能会伴有健康损害。

过度训练综合征是运动员对训练负荷无法承受而导致的严重慢性运动性疾病，其发生与训练安排、个性特点、社会环境及训练水平等多方面因素有关。

根据现有的训练理论，在训练中不断打破已经建立的身体平衡是提高运动能力或者比赛成绩的前提，也就是在训练中不断地造成身体的过度负荷或者超负荷，这种超负荷原则是现代训练学的重要部分，是适应的基础。

训练是引起适应性变化的生理性刺激物，然而训练和日常生活的总负荷超过了运动员所能承受的限度后，运动负荷就从生理性刺激物变成了病理性刺激物，加上多种复杂的非训练应激因素作用，造成代谢失衡、能源缺乏、自主神经功能紊乱等，导致出现心理、机能、运动能力等方面的问题，表现出运动机能下降、持续疲劳、情绪变化、免疫能力下降等。

二、发病原因和机理

（一）发病原因

（1）训练安排不当，没有给予运动员充分的恢复时间。例如，大负荷训练过多，教练员对周期的掌握不好，专项训练过多等。

（2）恢复过程延缓：环境改变、比赛及管理问题导致运动员恢复发生问题。例如，高原训练、外出比赛、时差、住宿条件及膳食改变，导致运动训练或者比赛后恢复过程延缓；比赛所带来精神压力导致的精神疲劳消除延缓；管理制度不完善导致运动员睡眠、休息时间不足。

（3）绝对或者相对负荷过度：运动员训练中的负荷强度过大会导致过度训练综合征的发生，特别是在运动员身体机能不良的情况下，仍然努力去完成训练和比赛任务。例如，伤后病后恢复训练过早，感冒后过早训练，在旅途劳累、时差反应尚未恢复或适应时参加紧张的训练或比赛而引起过度训练综合征。因此运动员在患病后，尤其是诸如感冒等小病后，遵守训练原则仍是很重要的。

（4）饮食营养不合理：消耗的物质得不到及时的补充。例如，脱水、热能物质摄入不足、长期缺乏微量元素等。

（5）各种心理或者精神压力的刺激：神经疲劳往往容易被忽视，其恢复也会比较困难。例如，感情上的挫折、人际关系不协调、舆论压力、学习训练不顺心、竞赛反复失败等，这些都是造成过度训练综合征的诱发原因。

应该指出，运动员过度训练综合征的发生，往往是上述几种原因共同作用所致，并不是单一因素引起的。在相同的训练条件下，运动员是否发生过度训练综合征，取决于多种因素综合作用的结果。

（二）发病机理

过度训练综合征的发病机理还不十分清楚，主要与下面两个方面有关：

（1）长期训练负荷的刺激导致运动员中枢神经系统的兴奋和抑制之间失去平衡，所建立的运动条件反射被破坏。表现为动作协调性下降，运动水平降低。同时影响自主神经系统，导致机体恢复过程障碍。

（2）长期的中枢神经系统功能紊乱，训练消耗所导致的激素水平改变，引起激素改变为诱因的多系统功能紊乱，导致心血管系统、泌尿系统、内分泌系统、自主神经系统的功能改变。表现为分解代谢明显大于合成代谢，使身体机能下降，甚至健康受损。

三、征象

过度训练综合征的征象是多种多样的，可涉及多个系统和器官，而且可因过度训练综合征的程度、个体特性而异。

（一）早期

过度训练综合征早期的运动员一般无特异性症状，很难与大强度训练后正常的疲劳感觉相区别。运动员常有以下表现：

（1）一般自觉症状：疲乏无力、倦怠、精神不振。

（2）对运动的反应：一般表现为没有训练的欲望或厌烦训练，较重时表现为厌恶或恐惧训练。

（3）训练后身体恢复迟缓：在训练中疲劳出现得早，训练后疲劳不易恢复，运动成绩下降，动作协调性下降。

（4）神经系统方面：出现头晕、记忆力下降、精神不集中、易激动的情况，有的运动员表现为入睡困难、多梦、早醒，严重时则表现为失眠头痛。

（5）自主神经系统协调性改变：根据过度训练综合征类型的不同而表现出交感神经系统或者副交感神经系统的兴奋性升高，导致协调性改变，影响机体恢复能力。

过度训练综合征主要表现在神经系统和心理方面，如果上述症状出现后未能引起重视，未采取必要的措施，过度训练综合征就会进一步发展。

（二）晚期

如果导致早期过度训练综合征中的各种不良刺激因素持续存在，病情就会进一步加重。造成这种状况的另一个重要原因是运动员、教练员往往把不理想的竞赛成绩归咎于训练不足。这将会导致运动员心理、生理各系统的严重耗竭，以致需要数周甚至数月的休息才能恢复正常。过度训练综合征晚期时上述症状则会更加明显，并出现一系列全身多系统的异常表现：

（1）心血管系统：心悸、胸闷、气短、晨脉明显加快，运动后心率恢复缓慢，心律不齐等。举重、投掷等力量性项目的运动员表现为安静和运动负荷后血压常明显偏高。

（2）消化系统：除了出现食欲不振、食量下降外，还会出现恶心、呕吐、腹胀、腹痛、腹泻、便秘等症状，个别运动员还可能出现消化道出血症状。

（3）肌肉、骨骼系统：常表现为肌肉持续酸痛、负荷能力下降，易出现肌肉痉挛、肌肉微细损伤等。当出现下肢过度训练时可表现为过度使用症状：疲劳性骨膜炎、小腿胫前间隔和小腿外侧间隔综合征、应力性骨折、跟腱周围炎、髌腱周围炎等。

（4）其他：患有过度训练综合征的运动员常诉说感到全身乏力、体重下降，易出现感冒、腹泻、低热、运动后蛋白尿、运动性血尿、运动性头痛、脱发、浮肿、排尿不尽等症状。

四、体征

（一）体重

患有过度训练综合征的成年运动员在大运动量训练后，体重持续下降（休息、进食后不恢复）。体重下降超过正常体重的 1 /30，是诊断过度训练综合征的重要依据之一。

（二）心血管系统

1. 心率

运动员的安静时心率较正常时明显增加。一般认为心率较平时增加 12 次 / 分以上，应引起注意。但应注意：并非安静心率不高就不会发生过度训练综合征。

2. 血压

运动员的晨血压比平时高 20%，并持续 2 天以上时，或短时间内超过正常值（90/140 毫米汞柱），可能是机能下降或过度疲劳的表现。

3. 心电图

过度训练的运动员除有上述变化外，还可能出现 sT−T 改变（s—T 段明显下降，超过 0.075 毫伏，被认为是诊断过度训练的重要参考指标，表明心肌缺血），以及各种心律不齐，如室性早搏、阵发性心动过速及各种传导异常。

（三）血液检查

过度训练综合征的运动员可能出现贫血，但有时只表现为血红蛋白水平较平时降低，但并未达到贫血的标准。此外，在血液检查时还发现运动员白细胞计数减少，特别是淋巴细胞减少，免疫机能低下，抵抗力下降，易发生各种感染性疾病。

（四）呼吸系统

主要表现为 VO_2max 下降、通气和换气功能下降。

（五）泌尿系统

可出现蛋白尿、血红蛋白尿或血尿。

（六）消化系统

过度训练的运动员可出现食欲下降、胃肠功能紊乱的症状，如原因不明的腹胀、腹泻。运动中或运动后可出现右肋部痛，在检查时可发现个别运动员肝脏肿大，但是肝功能正常。

（七）内分泌系统

（1）女运动员可出现月经紊乱，严重时出现闭经。

（2）血睾酮测定由应激引起的皮质醇升高，而促性腺激素抑制，睾酮 / 皮质醇比值的变化是过度训练综合征的敏感指标。睾酮 / 皮质醇正常比值在 0.06 ~ 0.1。比值为 0.003 或更少时，可以考虑过度训练综合征，但还应根据其他临床表现来综合分析判断。

（八）免疫系统

患有过度训练综合征的运动员免疫系统有不同程度的损伤，可表现为淋巴细胞计数减少、血清免疫球蛋白、分泌型 IgA 和非特异性免疫功能的下降。运动员易受感染，内分泌系统也会出现应激反应。早期出现肾上腺素、去甲肾上腺素、肾上腺皮质激素及生长激素的升高，继而是这些激素的水平下降（耗竭状态）。

五、诊断

目前对运动员过度训练综合征还没有一种特异的、灵敏的和简便的诊断方法。一般认为应从有无明显的过度训练史、有无自觉症状、对运动负荷的反应及体检有无阳性发现（如体重、血红蛋白、心电图、激素水平）等方面去综合分析考虑。

六、过度训练的分类及分型

根据自主神经功能紊乱的假说，由耐力项目的训练（有氧运动）引起的过度训练运动员主要表现为疲乏、淡漠、运动能力下降，这种情况又被描述为副交感神经型过度训练；而运动强度过大，在“无氧运动”训练中发生的过度训练，则被描述为交感神经型的过度训练，其主要特征为高度兴奋、坐立不安、运动能力下降（表3–1）。

表3–1 过度训练的分类

表现类型	交感型	副交感型
运动能力	下降	下降
体力状况	易疲劳	易疲劳
情绪	兴奋、烦躁	抑制、冷淡
睡眠	多梦、易醒	良好
体重	下降	体重不变
安静心率	增加	下降
心率恢复时间	延长	正常

七、处理及训练

从过度训练综合征的发病原因可知，运动量、运动强度过大是造成过度训练综合征的主要原因，因此对过度训练综合征的处理原则包括：消除病因；调整训练内容和／或改变训练方法；加强各种恢复措施；对症治疗。

（一）较早期或较轻过度训练综合征者

（1）减少专项训练。主要是调整训练计划，减少运动量和运动强度，缩短运动时间，避免参加剧烈比赛，但不应完全停止训练，以免出现“停训综合征”；增加小强度、非专项训练时间。

（2）增加睡眠时间。

（3）注意加强营养补充和保证热能平衡。特别是蛋白质、新鲜蔬菜、水果。

（二）中、晚期或比较严重过度训练综合征者

（1）一般应停止专项训练，训练应以健身为主，或转换训练环境，停止大负荷、大强度的训练；

（2）增加睡眠时间，增加文娱活动，进行积极性休息等。

（3）请专业人员进行相应治疗。

八、预防

（一）合理安排运动训练

（1）根据运动员的性别、年龄、身体发育状况、训练水平和训练状态等具体情况制订合理、切合实际的训练计划。

（2）加强队医、运动员、教练员之间的交流和配合。高水平运动员常常处于训练最佳状态与过度训练的边缘。为了察觉过度训练综合征的早期信号，并及时采取措施，有效预防过度训练综合征，队医、运动员、教练员之间保持密切的交流是十分必要的。

（3）在训练后采用积极性恢复手段，促进疲劳消除。

（4）必要时通过物理治疗等手段消除疲劳。

（二）最佳训练负荷的原则

最佳负荷取决于多种因素，如遗传特性、生活方式、健康状况等。为了及时调整训练量，应注意以下几点：

（1）注意调整训练的节奏，遵守循序渐进、系统训练、全面训练、区别对待的原则。

（2）合理安排生活作息。

（3）伤后、病后应进行积极治疗，不宜过早恢复训练和比赛。

（4）长年坚持适当的有氧训练，以提高运动员的心肺机能、提高运动员对训练的承受力、提高运动员的抗疲劳能力和对外界环境的适应能力。

（5）为了让运动员能够充分适应和恢复，在训练的大周期中，每周训练量的增加不能超过5%。此外，训练的强度与训练的量不应同时增加。

（6）不要采用过多的指标评价运动强度、运动量，这将会使训练负荷量化困难。在训练过程中，运动员除必须详细地记录对训练的主观反应和感觉，还应记录其他有关因素，如睡眠的时间和质量，营养及其他应激因素等。这将有助于发现导致过度训练综合征的原因。

（三）及时发现过度训练综合征的早期表现

运动员开始过度训练综合征时常见以下症状，而且常常同时出现。队医、教练员应警惕这些早期症状，并积极促进恢复。

（1）运动员完成训练课或定时跑或比赛时感觉非常费力，两组训练间的恢复时间延长。

（2）在运动课结束后，运动员有持续疲劳感和恢复不足，并伴有睡眠不良和晨脉加快。

（3）在处理日常事务时表现出易怒和情绪化。

（4）运动员缺乏训练热情，训练效果不佳。

（5）女运动员月经周期改变，甚至出现闭经。

以上这些警戒信号提示运动员、教练员和队医，必须较大幅度地调整训练计划。队医对于明确诊断和制订恢复计划负有重要责任，不应让运动员处于潜在的有害环境中。

第二节　过度紧张

一、定义

过度紧张指由一时性运动负荷超出运动员身体承受能力所导致的急性心功能衰竭、运动应激性溃疡和暂时性的肢体麻痹。主要表现为心功能衰竭、上消化道出血和暂时性中枢神经功能障碍。

二、发病原因及机理

（一）发病原因

1. 运动强度过大

参加超出身体能力水平的剧烈运动导致的运动负荷绝对过大，如普通大学生参加马拉松比赛、长距离徒步等。

2. 身体机能下降

在受伤、疾病、身体疲劳导致身体机能下降的情况下参加原来可以完成的运动，导致运动强度相对过大，如感冒、运动员手术后恢复训练期等。

3. 准备活动不充分

机体在没有能够充分调动的情况下进行剧烈运动，导致身体调节功能障碍。

（二）发病机理

此病症的发病机理并未完全清楚，目前认为主要与以下三个方面有关：

1. 急性心功能衰竭

运动负荷强度超过心脏承受能力，导致心功能衰竭，使心收缩力下降，引起循环障碍。

2. 消化功能紊乱

大负荷运动引起内脏供血减少，胃黏膜缺血、黏液分泌减少导致消化性溃疡发生。

3. 暂时性瘫痪

大负荷运动导致脑血管痉挛，出现肢体麻痹、功能障碍。

三、征象

症状多在剧烈运动接近终点或者完成比赛后的短时间内出现，在运动开始时也有发生，但是少见。身体机能不良者，可以在小强度运动时发生。

（一）急性心功能衰竭

（1）呼吸困难：肺淤血导致气体交换障碍、缺氧。

（2）胸闷胸痛：心肌缺血。

（3）咳红色泡沫样痰：肺淤血导致肺内压力升高。

（4）心悸、面色苍白：机体供血不足导致心脏、末梢、大脑缺血。

（二）上消化道损害

（1）恶心、呕吐（咖啡色物质）：消化道出血，以应激性溃疡多见。

（2）头晕、不适：负荷强度过大导致的身体不适应。

（3）训练后第二天出现柏油便。

（三）暂时性肢体活动障碍

在没有外伤情况下突然发生的一侧肢体功能障碍。

四、处理

（一）急性心功能衰竭

（1）保证现场周围安全，不会发生二次伤害。

（2）尽快检查呼吸、心跳情况，如出现呼吸、心跳停止须尽早开始进行心肺复苏，并尽快联系专业急救人员。

（3）让患者采用合适的体位休息，如果有呼吸困难需要采用半卧位，如果没有呼吸困难可采用平卧位。

（4）保持呼吸通畅，解开过紧的上衣、裤带。

（二）上消化道损害

（1）注意呕吐物的外观，如果是鲜红或咖啡色物质，说明有上消化道出血的可能，需要找医生进行进一步处理。

（2）停止训练，休息。

（3）饮食要以易消化的流质、半流质食物为主。

（4）注意观察训练后第二天大便颜色，如为黑色，说明有上消化道出血（需排除饮食原因）。

（5）恢复正常训练需要 1 ~ 2 周时间。

（三）暂时性肢体活动障碍

（1）尽快联系急救人员。

（2）平卧或者头低脚高位休息。

（3）注意是否有呼吸、心跳异常现象，如出现，尽快开始心肺复苏过程。

五、恢复训练

（1）上述三种问题出现后的恢复训练时间要听从医生建议。

（2）在症状消失后，逐渐提高运动强度和运动量，并且要注意每次训练后的身体反应。

六、预防

（1）运动前身体机能评价：根据身体机能水平选择合适的运动强度，运动员在伤病后恢复训练初期尤为重要。

（2）身体疲劳、健康状况有问题者，如感冒、扁桃体炎、急性肠胃炎等均不应进行正常训练或参加比赛。

（3）注意运动中和运动后的身体反应，出现异常感觉时，需要查明原因。有慢性疾患，如溃疡病、肠胃炎、心电图异常者要特别注意。

（4）训练、比赛前做好充分的准备活动，避免运动强度突然增加过快；运动后要使身体各部分达到充分放松。

第三节　晕厥

一、定义

晕厥是指各种原因导致的大脑一时性缺血、缺氧或血中化学物质变化引起的短暂的意识丧失，其主要表现为突然发生的明显不适、头晕，甚至短时间的意识丧失。

二、发病原因及机理

（1）直立性低血压：由于突然站起，下肢静脉不能快速收缩来加速血液回心，导致突然剧烈的血压下降、脑血管暂时性关闭，使大脑供血不足。

（2）重力性休克：由于运动后突然站立，下肢血液回流减少，回心血量不足，心脏泵血输出量明显减少。

（3）情绪激动：外周血管紧张度过度降低，间接性使心脏泵血功能下降，大脑供血不足。

（4）长时间肺内压力过大：主要由憋气动作引起，如挺举时上挺准备时间过长、水中憋气时间过长等。

（5）血液成分的异常：低血糖；过度换气导致血液中二氧化碳浓度过低。

三、征象

（1）明显头晕、手脚冰凉。

（2）心慌、眼前发黑。

（3）心率快，有些由于心输出量明显减少可伴有血压下降。

四、处理

晕厥本身一般不会导致严重后果，它是一过性的。但是当其导致意识丧失、摔倒时，可能会引发严重后果。发生晕厥时的处理方法主要有以下几点：

（1）平卧或者头低脚高位休息。

（2）有意识丧失的可以按压人中、内关、合谷等急救穴位，以期恢复意识。有恶心、呕吐者可将头偏向一侧或者采用侧卧位，以有利于呕吐物吐出，避免吸入呼吸道。

（3）通过向心性按摩等手法加速血液回心。

（4）适当给予糖水会有利于恢复。

五、预防

（1）长时间站立时，应该经常变换身体姿势或者位置，保持下肢静脉血液回流。

（2）剧烈运动后不能直接停止、坐下休息，需要通过慢跑来保持下肢血液回流，逐渐恢复到安静状态。

（3）遇到情绪激动的场景时，尽快找地方坐下或蹲下，避免情绪激动导致的过度换气引起头晕、短时间意识丧失，带来跌倒的风险。

（4）不要长时间憋气，根据自己的能力控制潜泳、举重运动中的憋气时间。

第四节　运动员贫血

一、定义

运动性贫血（athletes anemia）指由于运动员对突然增加的运动负荷不适应而出现的暂时性血液稀释导致的血红蛋白浓度降低。

运动员贫血（exercise anemia）指由于运动相关的运动负荷、营养补充等多方面原因导致的血红蛋白浓度降低。

临床贫血标准：成年男子＜ 120 克 / 升，成年女子＜ 110 克 / 升。

运动员贫血标准采用临床标准，但是在体能类、耐力类项目，为了让运动员获得理想成绩，可以采用更高的标准来保证运动员身体健康。

二、发病原因及机理

贫血的种类繁多，在对运动相关贫血的描述上，按照病因、发病机理可分为：

（一）红细胞生成减少性贫血

（1）造血原料异常所致贫血（缺铁性贫血）：铁的来源不足、吸收障碍、转运障碍、利用障碍；多种原因导致的红细胞铁利用障碍；叶酸和 / 或维生素 B_{12} 的来源不足、吸收障碍、转运障碍、利用障碍。

（2）造血调控异常所致贫血：造血调节因子水平异常，如训练导致的促红细胞生成素（EPO）水平低下。

（二）红细胞破坏过多性贫血（溶血性贫血）

（1）血管壁反复挤压：行军性血红蛋白尿。

（2）物理因素：渗透压改变。

（3）生物因素：疟疾、蛇毒。

（4）失血性贫血：慢性失血性贫血，如慢性胃炎、消化道出血。

（5）高血容量性贫血：机体对运动负荷的刺激产生的血容量增加导致血液稀释现象。因为单位体积内血红蛋白、红细胞压积虽有下降，但总血量增加，血红蛋白总量仍然是增加的。机体通过增加心输出量来代偿血红蛋白，红细胞压积的相对下降，以保证组织的供血、供氧。同时血红蛋白、红细胞压积相对降低可刺激、动员红细胞生成素系统，加速红细胞生成，以维持其血液中血红蛋白、红细胞等成分的动态平衡。

运动员贫血以缺铁性贫血最为多见，其次是溶血性贫血、混合性贫血，失血性贫血相对少见。

三、征象

（一）运动员贫血

1. 轻度贫血

血红蛋白浓度：男子 90 ~ 120 克 / 升，女子 90 ~ 110 克 / 升。具体表现为：

（1）氧运输能力下降，导致大运动量训练时出现头晕、乏力、训练后恢复能力降低，耐力成绩下降。

（2）体征不明显，没有明显的甲床、眼睑变化。

2. 中、重度贫血

血红蛋白浓度：60 ~ 90 克 / 升 为中度；30 ~ < 60 克 / 升 为重度。具体表现为：

（1）皮肤、黏膜苍白，安静时心率加快。

（2）心尖部杂音。

（3）承受运动训练负荷能力明显降低。

（4）最大摄氧量降低。

（二）运动性贫血

（1）由运动强度、运动量突然增加引起。

（2）运动能力没有明显变化。

（3）持续时间约一个月，会自行恢复。

四、处理及训练

治疗疾病不是教练员的工作，关键是安排好训练，减少贫血对运动成绩、训练的影响。

（1）当运动员处于轻度贫血时，可边治疗边训练。适度减少训练量，保持训练强度，避免长距离跑、长距离游泳、长距离骑行等有氧为主的训练，可以增加力量训练比例。

（2）当运动员为中度或重度贫血时，应停止中等和大强度训练，并进行治疗。训练以保持体力为目的，进一步减少训练时间，给运动员更多的恢复时间。

（3）对重度贫血运动员应以休息和治疗为主。应避免运动员在贫血的情况下长期训练，否则会带来不良后果。

（4）对运动性贫血基本不需要处理，可以进行正常训练，注意训练后的身体反应，注意营养补充。

五、预防

（1）注意训练中的运动量和运动强度控制，保证训练过程中运动员获得足够的恢复或者适应的时间。

（2）加强营养摄入的教育和采取有效措施来保证相关营养素的摄入。

（3）建立合理的定期、不定期训练监控计划，根据训练计划对运动员进行系统监控。

（4）对贫血运动员需要进行确诊，以便有针对性地进行治疗和合理安排训练。

第五节　运动中腹痛

一、定义

运动中腹痛是运动过程中发生的腹痛，疼痛程度与运动强度相关，多发生在跑步过程中，也可发生在自行车、篮球、足球这类项目运动中。

运动中腹痛多发生在开始运动阶段，一般是加速过快所致；也可以在运动中见到，往往与呼吸方式不合理、跑步方式不正确有关。

二、发病原因及机理

（一）发病原因

运动中腹痛多数可以找到原因，但是有部分原因不明，往往与下列一些因素有关：

（1）准备活动不充分，开始运动强度增加过快，导致呼吸肌痉挛。

（2）运动时呼吸过快、过浅，寒冷刺激导致的呼吸肌痉挛。

（3）胃肠痉挛：运动中跑步方式不正确导致器官受到震动；脱水；运动前饮食不当（过饱、空腹、过咸）。

（二）发病机理

（1）肝脾淤血：呼吸过浅导致胸腔压力升高，心脏未能完全适应运动强度导致回心血流受限，造成肝脾淤血肿胀，发生胸肋部疼痛。

（2）呼吸肌痉挛：呼吸过快、过浅，寒冷刺激导致肌肉痉挛，出现疼痛。

（3）震动、内脏器官疾患（慢性胃炎、胃溃疡、肝炎等）、运动前过饱、空腹、饮水过多、宿便等导致胃肠道痉挛。

（4）原因不明：有部分运动中腹痛经临床检查无任何异常。

三、征象

征象以腹痛为特征，不同的机理所导致的腹痛疼痛部位会有所不同，由于内脏器官病变的疼痛容易定位不准，需要注意鉴别。

（1）呼吸肌痉挛的疼痛部位在肋间。

（2）肝脾淤血在两侧季肋部。

（3）胃肠道痉挛在腹部（脐周）。

（4）内脏疾病则是以病变部位疼痛为特征。如肝炎多在右侧季肋部，胃炎、溃疡病多在上腹部。

四、处理

（1）运动中出现腹痛后，应减慢速度，深呼吸，减慢呼吸频率。

（2）用手按压疼痛部位，慢跑一段距离，一般疼痛即可消失。

（3）如疼痛仍然存在，停止运动，持续按压合谷穴。

（4）疼痛还不消除，找医生处理。

（5）经常发生腹痛者要去医院进行系统检查，查找原因，进行积极治疗。

（6）对原因不明的腹痛运动员在训练中要注意观察，定期检查，尽量查明原因。

五、恢复训练

（1）非疾病原因导致的运动中腹痛运动员不用停训，可以正常训练。

（2）疾病导致的腹痛要积极治疗相关疾病，根据医生建议，合理安排训练。

六、预防

（1）重视准备活动，注意冬季运动开始时的保暖。

（2）根据身体能力控制开始运动时的速度和强度，让机体有适应的过程。

（3）运动中掌握正确的呼吸方式，保证呼吸深度，不要让冷空气直接进入气道。

（4）合理安排运动前膳食，不要过饱，不吃平时不习惯的食物；尽量避免空腹运动；餐后需要有 1 小时的时间间隔再参加剧烈运动。

第六节　肌肉痉挛

一、定义

肌肉痉挛（抽筋）是肌肉发生强直收缩的结果。运动所导致的肌肉疲劳、动作不协调、寒冷刺激等可以导致肌肉痉挛，多发部位有足底部的趾屈肌、小腿三头肌。

二、发病原因及机理

确切的肌肉痉挛的原因并不清楚，但是与下列因素有关：

（1）改变肌肉神经控制过程：尝试新的、不习惯的动作，容易使肌肉疲劳和动作不协调，导致肌肉痉挛发生。

（2）脱水：大量出汗、补水不及时导致电解质紊乱，肌肉兴奋性改变。

（3）力量及柔韧性差：动作难度或者负荷超出身体能力。

（4）肌肉疲劳：导致动作协调性下降，用力不合理或者过度。

（5）寒冷刺激：寒冷环境会导致肌肉兴奋性增高，使肌肉容易发生强直收缩。

三、征象

（1）肌肉强烈收缩，张力升高。

（2）疼痛剧烈。

（3）肢体活动功能受限。

四、处理

（1）尽可能缓慢拉伸痉挛肌肉。

（2）缓慢、持续将痉挛肌肉拉长，切忌暴力牵拉。

（3）采用按压、揉捏等手法放松肌肉。

（4）热敷也可以缓解痉挛。

五、恢复训练

肌肉痉挛后基本不影响训练，但是要注意严重痉挛肌肉第二天会有明显疼痛和肌肉柔韧性降低，需要注意适度牵拉，防止运动中拉伤发生。

六、预防

（1）提高训练水平，改善机体对肌肉的控制能力。

（2）充分的准备活动，对肌肉进行拉伸，提高其柔韧性。

（3）运动中合理补充水分和电解质，有利于肌肉兴奋性维持在合理水平。

（4）训练后的整理活动对肌肉进行充分放松，将有利于疲劳消除和减少肌肉痉挛发生的概率。

第七节　运动性血尿

一、定义

正常人尿液为淡黄色、清亮透明液体，非浓缩尿液在显微镜下不应见到红细胞，如出现即为血尿。血尿轻者尿色正常，须通过显微镜检查方能确定，称镜下血尿；重症者尿呈淡红色外观，称肉眼血尿。

运动性血尿是指在剧烈运动后出现的血尿或者尿液颜色改变的现象，与运动强度和运动量密切相关，属于良性或者生理性问题。

运动性血尿发生率受非训练和训练相关因素影响。可以发生在许多体育项目中，如球类、田径、游泳等。

二、发病原因及机理

运动性血尿的发生主要与剧烈运动有关，其发病机理尚不十分清楚，主要与下列因素有关。

（一）肾源性血尿

（1）外伤：由于肾脏血管受到损伤而发生血尿。导致肾脏血管受损的原因可以是肾脏受到直接撞击（如拳击、足球、橄榄球），也可以是肾脏受到震动或者挤压（如三级跳、跑步）。

（2）肾缺氧：剧烈运动时血液重新分配，导致局部缺氧，肾小球滤过率发生改变。

（3）肾血管收缩及肾内压力升高：肾小球毛细血管收缩导致肾小球内压力升高，红血球漏出。另外由于肾脏为实质性器官，具有一定的重量。肾的正常位置要靠肾被膜、肾血管、肾的邻接器官、腹内压以及腹膜等来维持，撑杆跳高、三级跳远这类会对机体产生明显震动的项目运动中，可能导致肾脏位置下移，使肾静脉与下腔静脉之间的角度、肾门部位的静脉角度变锐，引起肾静脉管腔变小、肾内压力增高，导致红细胞漏出，出现运动性血尿。

（二）膀胱损伤

在膀胱排空的情况下跑步所产生的震动可使膀胱后壁和底部相互接触、摩擦，造成膀胱黏膜的损伤，导致血尿。这类血尿多出现在尿的后 1 /3 段。

（三）前列腺和尿道损伤

多见于自行车运动员，由于车座前部上前上翘，前列腺、尿道受到压迫。这类损伤的血尿多出现在尿的前段。

三、征象

（1）训练或者剧烈运动后第一次尿出现血尿，其明显程度与运动量和运动强度的大小有密切关系。

（2）男运动员多见，尤以跑、跳类和球类项目运动员多见。

（3）停训或者降低运动强度，血尿消失。

（4）持续时间一般不超过 24 小时，连续多天晨尿出现应考虑病理性可能。

（5）除血尿外，其他检查无异常发现；多数血尿运动员无任何不适，少数有身体机能下降、腰痛、腰部不适、尿道口烧灼感等症状。

（6）对运动员的健康未见明显的不良影响。

有一种与血尿相关的疾病叫作运动性血红蛋白尿，该疾病发生时运动员的尿液可以呈现樱桃红、红葡萄酒甚至浓茶或者酱油色的外观。区分这两种情况并不困难。

四、处理

（1）排除其他原因导致的血尿，如肾小球肾炎、尿道感染、月经、药物、肿瘤等。由上述问题导致血尿的，需要先消除病因才能考虑恢复训练。

（2）降低训练强度或者缩短训练时间。

五、恢复训练

（1）肉眼血尿一律停训一天，监测第二天晨尿情况。如果仍然存在血尿，建议去医院检查。

（2）镜下血尿无症状者，减小训练量，可维持训练强度，注意观察第二天晨尿中情况。仍然出现者，降低第三天训练强度。如果仍然不消失，建议去医院检查。

六、预防

（1）合理安排训练计划，让机体对运动负荷有足够的适应过程。

（2）改进技术动作、提高运动鞋质量，尽量改善落地缓冲；提高技术水平、合理使用护具，减少身体对抗所受到的撞击。

（3）避免脱水。在训练和比赛中合理补水。

（4）自行车运动员注意车座的高度和形状，避免过窄和前部过高。

第八节　中暑

中暑是由高温环境引起的，以体温调节中枢功能障碍、汗腺功能衰竭和水、电解质丢失过多为特点的疾病。

运动员发生中暑与普通人不同之处在于除了高温、高湿和通风不良的环境之外，他们在运动中的肌肉会产生更多的热量，从而导致中暑发生率高于常人。根据发病机制和临床表现不同，中暑可分为热痉挛、热衰竭和热射病。中暑导致的运动员死亡排在心脏性猝死、脊柱损伤之后第三的位置。

一、定义

（1）热痉挛：由高温脱水、电解质紊乱所导致的多发性肌肉强直收缩。

（2）热衰竭：由于严重脱水、出汗调节障碍而导致的循环衰竭。

（3）热射病：高温导致机体体温调节系统功能障碍，体内核心温度明显升高所致的严重的临床病症。

二、发病原因与机理

（一）中暑的发病原因

（1）高温、高湿环境。
（2）机体脱水、电解质丢失。
（3）肥胖。
（4）身体状况不良。
（5）过去发生过中暑。
前两点为主要原因，后三点是诱发因素。

（二）中暑的发病机理

（1）热痉挛：体液和电解质浓度改变，导致肌肉兴奋性升高而发生的全身性肌肉痉挛。
（2）热衰竭：血液回心不足，导致循环障碍，发生急性心功能障碍。
（3）热射病：体温过高、头部温度过高而出现的严重的脑神经功能障碍。

三、征象

（一）早期阶段

（1）肌肉痉挛。
（2）轻微头痛。
（3）头晕。
（4）腿部肿胀（血液回心不畅）。

（二）严重阶段

（1）热痉挛：多发性肌肉痉挛。
（2）热衰竭：面色苍白、四肢湿冷，甚至昏迷。
（3）热射病：高热（可达到41 ~ 42摄氏度以上），皮肤干热，脉搏、呼吸加快，头晕，头痛，严重时步态蹒跚，昏睡。

四、处理

（1）怀疑有中暑可能时，应立即停止运动，并转移到阴凉通风的地方。
（2）补充水或者运动饮料。

（3）注意观察呼吸、心跳情况，出现呼吸表浅、呼吸困难、心率快者，首先要联系急救人员，然后可通过向心性重推的手法加速血液回心。

（4）注意观察精神状态，如出现精神恍惚，冷敷头颈部，并尽快联系急救人员。

（5）尽快进行降温，最有效的方法是浸泡在冰水中，或者通过冷敷颈部、腋下、腹股沟处进行降温。

（6）出现肌肉痉挛者，通过揉捏、按压、牵拉等手法缓解痉挛。

五、恢复训练

（1）热痉挛：症状消除后可以进行正常训练，注意观察肌肉疼痛程度。

（2）热衰竭、热射病：根据医生建议安排训练，需要更多的休息、恢复时间。

六、预防

（1）要让教练、运动员掌握中暑早期症状的特征，避免发展成中暑。

（2）夏季训练要让运动员有一个适应过程，在此过程中要让运动员充分补水、最好是运动饮料，有更多的休息时间来完成适应过程。

（3）炎热天气训练时尽量避开下午2—3点最热时段，训练时尽可能戴帽子，穿浅色服装。

第九节　低体温症

低体温症不是病也不是伤，是由低温导致的器官损害、心血管系统功能衰竭，甚至会导致死亡。

低体温症容易出现在冰雪（越野滑雪）、赛艇、皮划艇、公开水域游泳这类项目中。

一、定义

低体温症是生物体温降到正常新陈代谢和生理机能所需温度以下出现的症状，人体温低于35摄氏度即为低体温症发生。人体核心体温通过生物体内产热与散热平衡机制而维持在一个恒定的水平。但是，当身体暴露在寒冷的环境中时，热量丢失量超过机体产热能力，机体无法补充散失的热量，导致低体温症发生。

根据低体温的发生过程或者速度，低体温症有两种类型：

（一）暴露型低体温症（慢性低体温症）

在寒冷环境下通过呼吸、蒸发（汗湿或潮湿的衣物）或者没有适当保温造成的热量逐步散失，发展过程缓慢，甚至是在不知不觉中发生，多见于陆地上发生的低体温症。

（二）浸没型低体温症（急性低体温症）

浸没型低体温症发展过程快速，多见于落水。人体快速失去肌肉收缩能力和自救能力，往往导致溺水。

前一种类型的低温症易发于任何一种户外活动，特别是在气候易变的野外旅行、迷路、野外滞留，而且食品供给不足的情形。后一类型发生在落水时，差不多在所有的天气状况下，在水中身体冷却的速度，要比在空气中快 25 倍。在 10 摄氏度的水中，如果没有热保护装备，人们在 30 分钟后就会失去自救的能力。即使获得救援，浸在水中 1 小时后，能够生存的机会也微乎其微（表 3–2）。

表3–2　水温与存活时间的对应关系

水温	至衰竭时间	存活时间
低于0摄氏度	小于15分钟	15～45分钟
0～5摄氏度	15～30分钟	30～90分钟
5～10摄氏度	30～60分钟	1～3小时
10～15摄氏度	1～2小时	1～6小时
15～21摄氏度	2～7小时	2～40小时
21～27摄氏度	3～12小时	3小时以上
高于27摄氏度	不确定	不确定

二、发病原因及原理

（一）外源因素

（1）气温低，服装保暖能力不足。

（2）风冷效应：在寒冷环境下，冷风会加速热量丢失过程，加速低体温症的发生。

（3）潮湿：高湿度环境会加快机体的热量通过传导方式丢失。

（4）暴露在外的体表面积大。

（5）饮酒、喝咖啡引起末梢循环血量增加和减少有效循环血量的饮食，导致热量丢失加速或者循环障碍。

上述原因导致的是热量的直接丢失，当热量丢失超过身体的调节能力时，身体内部温度将会下降，最终导致体内温度降低。

（二）生理性原因

（1）机体对外周血管收缩和反应能力下降，不能有效减少散热过程。

（2）机体对温度辨别能力降低，机体激素反应调节能力下降。

人体通过生理调节来使体内热量的产生和散发保持平衡。在寒冷环境下，机体通过丘脑下部体温调节中枢使交感神经兴奋，心率加快，皮肤血管收缩，以保存体热。同时，通过肌肉寒战产热；提高促进甲状腺和肾上腺的分泌来增加热量产生。

三、征象

（一）第一期：体温降至比正常体温低1～2摄氏度

（1）颤抖。

（2）双手麻木，无法完成复杂动作。

（3）呼吸快而浅。

（4）皮肤上出现“鸡皮疙瘩”。

（5）可能感觉疲劳和腹部疼痛。

（6）会有温暖的感觉，但事实上这是低体温症发展到第二期的信号。一种测试病程向第二期发展程度的方法是看病人能否使拇指和小指接触，这是肌肉停止工作的第一阶段。

（7）可能会有视力困难。

（二）第二期：体温降至比正常体温低2～4摄氏度

（1）颤抖更猛烈。

（2）肌肉不协调更明显。

（3）行动更迟缓、困难，伴有步伐跌跌撞撞、方向混乱，尽管病人可能保持警觉。

（4）浅层血管继续收缩，以保持重要器官的温度。

（5）面色苍白，唇、耳、手指和脚趾紫绀。

（三）第三期：体温降至大约32摄氏度以下

（1）颤抖通常已停止。

（2）语言有困难，思维迟钝，记忆开始出现问题。

（3）通常手已经不能使用，行走几乎不可能。

（4）体温降至 30 摄氏度以下时细胞新陈代谢基本停止。

（5）暴露的皮肤在紫绀的基础上肿胀。

（6）肌肉协调能力几乎完全丧失。

（7）语无伦次、行动毫无理性，甚至昏迷。

（8）脉搏和呼吸显著减慢，但是可能发生心率过快（心室性心搏过速和心房颤动）。

（9）主要器官停止工作，宣告临床死亡。

四、处理

（1）关键是尽快脱离寒冷环境，转移到温暖的地方。但是要注意不能太热而引起出汗，这会减少循环血量，反而减缓身体回暖过程。

（2）脱去湿衣服，裹上毛毯或者换上干衣服。

（3）在四肢通过摩擦、重推等手法促进血液回流。但是要注意这种做法会促进低于正常温度的血液回心，有可能导致突然休克，所以，身体升温过程应缓慢进行。

五、恢复训练

低体温症是一个比较严重的问题，恢复训练的安排要取决于治疗的结果，所以恢复训练需要获得医生的允许。

六、预防

（一）避免热量丢失

（1）保持干燥：进行户外运动时，要根据环境情况选择防雨、防风、保温性能好的面料的服装。

（2）避免冷风直吹：冷风往往比较潮湿，其散热速度明显快于无风环境；潮湿冷风的散热速度快于蒸发散热。

（3）多穿几层衣服，多层衣服间的空气有利于保暖。

（二）出现失温时快速应对

（1）学会明智地放弃不现实的计划。

（2）减少头部裸露面积，保持腋下、腹股沟部位干燥。

（3）在野外应尽快搭建避难所或者生起篝火。

（4）在水中要尽量屈曲身体，减少腋下、腹股沟暴露面积。

（5）出现寒战是身体即将低体温的警告，要尽快回到温暖的地方去。

（三）避免达到耗竭状态

出现寒战时要尽快回到温暖的地方或搭建好避难所，避免达到耗竭状态。如果进入耗竭状态：

（1）身体的产热能力会很快下降 50% 以上。

（2）随时可能进入剧烈的寒战，丧失活动能力。

（3）可能在数分钟内进入低温状态。

（四）尽早发现低体温症先兆

低体温症更容易发生在气温 0 ～ 15 摄氏度的环境中，如果你或者同伴出现下列情况时要注意：

（1）无法控制的阵发性寒战。

（2）言语不清、反应迟缓。

（3）记忆不清或者混乱。

（4）手部活动障碍。

（5）多次摔倒。

（6）困倦、坐下休息后无法站起。

第十节　运动性猝死

一、定义

猝死，即人体在症状出现后 24 小时内发生的死亡（根据世界卫生组织规定）。

运动性猝死指运动员在运动中或运动后即刻突然发生的死亡。运动性猝死虽然比较少见，但对人们身体和心理的危害很大。

二、运动性猝死的发病率

美国学者范德（Vander）和他的同事进行的持续 5 年之久的实验证明：在普通人群中与运动有联系的死亡率极低，对于那些每周进行 5 小时锻炼的人而言，其运动性猝死的发生率是每 3400 小时发生一例，与美国每年的自然死亡率一样。运动性猝死的发病率也极低，对于身体健康的人，它并不构成威胁。

只有在有潜在的心脏病时参加体育活动，运动才能成为猝死的诱因。运动员猝死的发病率比一般人高的认识是错误的，是一种假象，这是因为运动员在运动中死亡特别是著名运动员的猝死容易引起公众的注意。

三、运动性猝死的常见原因

运动性猝死的发病原因在不同年龄段会有所不同，小于 35 岁者发病的原因较多，而大于 35 岁者 80% 以上是由心脏相关问题所导致的。

（一）马方综合征

马方综合征是一种遗传性疾病，主要病变累及全身结缔组织，常引起骨骼、心脏及眼部疾病。典型的马方综合征患者通常身型瘦高、管状骨长，关节活动幅度大，主动脉因结缔组织缺乏而薄弱，常有主动脉扩张、二尖瓣脱垂、主动脉夹层、主动脉瘤形成等问题。

（二）肥厚型心肌病

这一罕见的疾病是运动员猝死的重要原因。肥厚型心肌病也是遗传性的疾病，其特点是室间隔和左室肥厚，不能舒张。这类疾病的发生进程比较缓慢，在发病初期常无症状，其形态变化很难与运动引起的心脏肥大区别。然而，这类人一半左右有猝死的家族史。当室间隔或左室后壁厚度≥ 15 毫米时被认为有诊断意义，但这一变化常常到成年人才完全表现出来。这些患者即使是经过了治疗或手术也不应参加体育运动。

（三）心律失常

严重的心律失常可导致心脏泵血功能丧失，患有预激综合征的患者在运动中容易发生心动过速而导致的猝死。

（四）药物乱用

违禁药品刺激剂，如苯丙胺（摇头丸）、可卡因等，可导致以下后果。

（1）抑制身体的自然警报系统，通过减轻剧烈运动引起的痛苦感觉来增强自信心、耐力和力量，提高运动能力；可使机体的疲劳感消失，导致机体耗竭，而引起严重后果。

（2）使血管收缩而导致机体散热机能下降，引起体温过高。

（3）在进行高强度运动时服用大剂量的刺激剂，对中枢神经系统的危害引起的副作用包括焦虑、烦躁、神经紧张、易怒和失眠，增加心率、血压和能量代谢。

（4）可导致由极度兴奋转为深度抑制、呼吸和循环衰竭，甚至引起心脏衰竭而造成死亡。

（五）缺血性心脏病

在 35 岁以上人群中冠状动脉粥样硬化（冠心病）的影响最大，因冠状动脉狭窄引起心肌供血不足。病变较轻时，在安静状态多无症状，运动时由于机体的代谢加强，需氧量急剧增加，运动肌肉和心肌的供血供氧需要量也急剧增加，这时如果冠状动脉不能进行有效扩张以保证心脏的血液供应，加上在一定运动强度刺激下心率过快、心脏舒张期过短，易导致冠状动脉痉挛，诱发心绞痛甚至心肌梗死。

（六）运动强度过大

剧烈运动中，运动强度超出了机体的承受能力，导致急性心功能衰竭的发生，引起肺淤血、静脉血回流障碍，导致循环障碍、猝死。剧烈运动导致交感神经系统兴奋，使心率加快，心肌耗氧量增加也是重要诱因之一。

（七）中暑

中暑中的热衰竭可导致循环系统功能障碍，严重时可导致循环衰竭，甚至昏迷死亡。

四、运动性猝死的发病特点

根据一些临床研究报告，运动性猝死的发生有如下一些特点：

（1）男性多于女性。

（2）易发年龄较小，多在 30 岁以前。

（3）与运动项目有关，马拉松、公路自行车发病最高，其次是球类，再次是举重、舞蹈、游泳及其他。

（4）在耐力项目中，终点后死亡 > 终点前死亡 > 跑步开始或途中的死亡。

（5）运动员与非运动员比较：非运动员多死于心肌梗塞，而运动员致死原因复杂，多死于潜在的心脏病。

（6）竞赛时多于训练。

五、影响因素

（1）气候：夏季发生最多，夏季运动不仅对心脏血管系统造成了沉重负担，而且对其体温调节机制也是严峻的考验，以致在猝死发生后难以对其发生原因做出鉴别。

（2）身体情况不佳时参与剧烈运动：伤后、病后、过度劳累、睡眠不足、感冒发烧参加运动时容易发生运动性猝死。如喀麦隆著名足球运动员维维安·福，在腹泻后参加比赛发生猝死。

（3）情绪波动、过于紧张时，易发生。

六、运动性猝死的预防

要在运动中完全杜绝猝死发生是不可能的。因为有些患者潜在的心血管疾病，直至死亡时才表现出来。就大多数猝死来说，积极预防有重要意义。

（1）认真做好体育训练和比赛的医务监督，在学生中开展体育活动要根据青少年的生理特点合理安排运动量和运动强度。

（2）在竞赛前，对于没有运动经历和运动习惯的人，应进行必要的体格检查，特别是心血管系统的检查，注意询问病史、运动史和家族史。

（3）对于运动中有过心前区不适、上腹部疼痛、呼吸困难、面色苍白、大汗淋漓等症状的，要予以特别注意。

（4）曾在运动中或运动后有过晕厥、意识丧失的人，应注意是否与心脏病有关，有无潜在的心脏病，要请专科医生做出确切诊断，在问题查清之前，应禁止从事剧烈运动。

（5）在进行长距离赛跑及激烈比赛时要有医务人员在场，并准备必要的急救设备。在长距离跑结束后，不要迅速停止活动或就地卧倒，避免由于“重力性休克”引起的回心血量不足，或突然卧倒后回心血量突然增加而引起心脏扩张，进而影响心肌的供血供氧。

（6）定期进行体格检查，经体检有异常发现，特别是心脏病患者应在医生指导下进行合理锻炼，一般应禁止参加剧烈活动或比赛。

（7）在伤后、病后、发烧、急性感染期间及恢复期，应避免参加剧烈运动。运动量和运动强度要逐渐增加，禁止带伤、带病参加剧烈运动。

（8）体育锻炼要持之以恒，不要间隔时间过长，“三天打鱼，两天晒网”。

（9）夏季进行长距离、长时间的训练和比赛时，要及时补水及电解质，防止电解质平衡紊乱及中暑发生。

（10）洁身自好，自觉抵制违禁药物。

第十一节　运动员心脏

一、运动员心脏的形状改变

运动员心脏形态改变的主要特征是心脏肥大，同时伴有心功能的改变，以往被称为运动员心脏综合征。

项目不同运动员心脏肥大的类型不同，耐力项目运动员心脏多表现为左心室离心性肥大，心脏扩大伴心壁增厚。力量类项目则为右心室向心性肥大，以心壁增厚为主。以结构适应性改变为基础，运动员心脏出现功能上的适应主要表现为搏出量的增加。运动员心脏表现出如下特点：

（1）安静状态下心率处于较低水平，是由于心肌肥大，收缩力增强，每搏输出量的增多维持了心输出量水平，保证了机体的血液供应。

（2）运动过程中，运动员除表现出良好的心率储备可被动员外，心肌收缩力强，搏出量增加，亦表现为良好的心肌收缩力储备。

（3）心肌收缩力增强，等容舒张期心室、心房之间压力梯度加大，舒张期抽吸作用更加明显，回心血量多，舒张末期容积增加以及心室前负荷的增加，有利于运动员心脏心室收缩期射血。

二、运动员心电图常表现出以下特征

运动训练时由于心脏负荷增加，心脏结构、自主神经功能以及激素水平发生的适应性变化都将影响心肌的电活动。运动员心电图有时可以表现出一些类似病理变化的现象，但这是生理性的适应性改变。

（一）电压增高

由心肌肥厚导致的心电轴改变。

（二）窦性节律异常

如窦性心动过缓、窦性心律不齐等。运动员中窦性心律不齐比较常见，特别多见于青少年运动员，是正常现象。运动员中出现显著心律不齐时，可能与过度疲劳有关，要注意调整运动量。青少年窦性心律不齐常与呼吸周期有关，称为呼吸性窦性心律不齐。

（三）激动起源异常

如早搏、右房心律、房室交界性心律等。早搏可发生于正常人。运动员出现早搏常见的原因是过度疲劳，有的和感染、情绪因素有关。当过度疲劳消除后、感染痊愈后、情绪刺激消失后，早搏消失。此时运动员身体机能良好，对训练和比赛未见不良影响。早搏可以发生在健康人群中，在运动过程中减少和消失，可以进行比赛和训练。如果在运动中不消失或者增多，应慎重。

（四）复极异常

如假性缺血性改变及早期复极。

（五）激动传导异常

如不同程度的房室传导阻滞，完全性和不完全性右束支传导阻滞等。

思考题

1. 过度训练综合征的发生原因包括哪几方面？发病机理有哪两种学说？

2. 运动员的训练经历、社会环境、教练和亲属的态度对过度训练综合征发生有什么影响？

3. 过度训练综合征有哪两种类型？区别是什么？

4. 如何预防过度训练综合征的发生？

5. 运动员近期反映训练兴趣下降、兴奋性下降，动作协调性下降，运动成绩下降；但是教练在训练中监测时发现该运动员训练中心率恢复正常，训练后食欲正常，近期甚至还增加了一些体重，作为教练员你会如何处理？

6. 该运动员近期体力下降，有时心慌，训练后体力很难恢复，你认为需要进行哪些检查，为什么？

7. 运动员近期训练注意力不集中，体力下降，反映训练后尿的颜色有改变，你会如何处理？

8. 运动员夏天训练中突然出现大腿前后肌群同时痉挛，是什么问题？你会如何处理？

9. 运动员在训练中出现呕吐，呕吐物呈咖啡色，会是什么问题？应该如何处理？

10. 过度紧张的发生机理是什么？会影响哪三个方面？所表现出来的主要特征是什么？现场如何处理（设计不同场景，完成作业）？

11. 预防过度紧张发生需要注意什么？

12. 晕厥的发生原因和机理是什么？如何预防？

13. 运动性贫血与运动员贫血的区别是什么？

14. 运动员贫血的机理是什么？常用体表观察贫血的部位是哪里？

15. 运动员贫血水平与训练安排之间有什么关系？

16. 如何预防运动员贫血？

17. 运动中腹痛的原因和机理是什么？

18. 如何处理运动中腹痛？如何预防？

19. 肌肉痉挛的常见发生原因和机理是什么？

20. 如何缓解肌肉痉挛？如何预防肌肉痉挛的发生？

21. 导致运动性血尿的因素有哪些？

22. 出现血尿后能正常训练吗？

23. 中暑的种类和发病机理有何不同？如何在现场辨认中暑类型和进行合理处理？

24. 如何预防中暑的发生？

25. 体温过低的常见原因是什么？如何减少体温丢失？

第四章 运动训练的医务监督

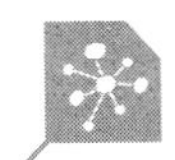

本章教学提示

运动训练过程中的身体状况是运动员和教练员共同关心的问题，本章内容将帮助大家了解医务监督的基本概念，掌握进行医务监督的基本手段，从不同角度介绍与训练相关的一些特殊情况下的注意事项。通过本章学习应掌握：

1. 运动医务监督的定义、内容及主要测试指标。
2. 如何进行心血管系统、呼吸系统医务监督。
3. 冬训、赛前、高原训练医务监督的内容。
4. 训练场地及环境医务监督时要注意哪些方面。
5. 运动员如何进行自我监督。

第一节　运动训练的医务监督概述

运动训练的医务监督是运动医学的重要内容之一，是指用医学和生理学的方法，对从事体育运动的人（包括运动员）的身体进行全面检查和观察，评价其发育水平、训练水平和健康状况，为体育教师和教练员提供科学训练的依据，保证运动训练顺利进行并取得好成绩的一种手段。简而言之，即在医学观察下，合理科学地进行体育运动，以期达到保证健康、预防伤病、提高运动技术水平的目的。

运动训练医务监督包括自我监督和训练比赛监控两部分，训练比赛监控包括：健康检查（健康检查、机能评定）、训练监控（训练状态评价、伤病预防、不同训练阶段监控、特殊环境下训练监控）和比赛监控。

一、运动训练医务监督的内容

（一）运动员身体健康状况检查

通过医学检查，综合地评定运动员的一般健康状况、训练状态和身体机能状况，为训练安排提供科学依据。从形态特点、机能状况和心理状态等客观指标上进行评定，健康检查可分为初步检查和针对性检查。

1. 初步检查

适用于开始训练者，采用较简易方法和指标，如身高、体重、脉搏、血压、台阶试验、血红蛋白测定、体脂、心电图、肌力（背力和握力）、神经反应、肌张力等。适用于大人群筛查和选拔。

2. 针对性检查

适用于高水平运动员，根据项目需要，有针对性地进行更为全面、深入的检查和评价。可采用的手段有：

（1）脑电图评定神经系统机能、发现早期疲劳。

（2）超声心动图测定心缩间期、心输出量测定，了解心功能水平。

（3）最大吸氧量、无氧阈等判断心肺功能。

（4）肌电图了解动作用力的顺序、大小等情况。

（5）运动负荷试验采用自行车功率计或运动平板，评价心肺功能及身体工作能力。

（6）机体代谢状况，如乳酸、磷酸肌酸激酶、尿素氮、血浆睾酮（T）、血浆皮质醇（C）、血浆游离睾酮／血浆皮质醇（Tf/C）等用于评定机体在训练中的代谢状况、恢复能力。

（二）特殊环境训练的监控

现代竞技体育的发展，要求运动员不断突破自我，取得好成绩。因而产生了一些通过特殊训练环境来提高运动成绩的手段。

（1）运动员高原训练。

（2）运动员异地比赛的时差调整。

（3）女运动员月经期训练和比赛。

（4）冬训。

（三）训练场地及环境监控

（1）根据项目要求保证训练设备符合要求，训练中及时发现问题，不断改善运动条件。

（2）保证训练环境达到训练、比赛要求，保证训练场馆的照度、温度、湿度、地面条件、水温等符合相关要求。

（四）消除疲劳方法的研究

疲劳不论是体力的还是精神的，都是在工作、训练后引起的暂时的生理现象。如疲劳不消除，又继续训练则疲劳可能积累而产生机体机能紊乱，甚至发生过度训练综合征，影响身体健康和运动成绩的提高。因此，如何在训练或比赛后加快疲劳的消除也是医务监督的重要内容。

二、运动训练医务监督的一般程序

运动员的运动成绩与运动能力由多方面因素所决定，在运动训练过程中全面了解运动员身体状况是运动医务监督的首要环节，运动员身体机能状况的好坏直接影响运动员的训练和健康，通过系统检查掌握其身体健康状况是医务监督工作的基础。

（一）健康档案建立

在进行医务监督时，首先需要建立健康档案，目的在于系统地了解运动员在训练不同时期的身体情况，体格检查根据时期不同可分为：

1. 入队检查

尽可能详细记录既往史、运动史、健康状况及相关问题，进行全面机能评定，建立完整的健康档案。

2. 定期检查

运动员一般每年进行 2 ～ 3 次，了解特定时间点上运动员健康和机能状况的改变。

3. 赛前检查

除按专项竞赛要求必须进行的检查外，在重大比赛前均应进行检查，以避免意外发生。

4. 会诊

遇有特殊或疑难问题时应请有关专家会诊。

（二）医务监督计划制订

对运动员完成健康档案的建立工作以后，需要为他们制订训练过程中的具体实施计划，制订合理、可行的工作计划是进行工作的前提，所以要认真对待这一项工作。

1. 参与人员

制订方案应有教练、队医和科研人员的参与，要求教练对这方面的工作有一定的了解，并提供一定的支持。

2. 计划制订原则

（1）要结合项目特点选择指标。因为不同项目有不同的特点，如耐力项目运动员要侧重身体机能恢复情况的指标，而力量项目运动员应注重训练中对力量负荷的承受能力，球类项目运动员需要在考虑体能的同时注意技术、战术训练的要求。

（2）确认监控时间点。除了规定每年 1 ~ 2 次的定时检查外，在冬训开始、中间、结束时都应安排监控。有重大比赛前，如奥运会、世锦赛、世界杯等要安排相应的监控时间点。

（3）明确监控测试、采样的具体要求，如训练前、训练后、是否空腹等。

3. 计划执行与调整

（1）根据计划要求严格执行监控计划，但是也要在执行中不断评价原计划的可行性、必要性、合理性。

（2）根据具体监控效果和可行性情况，对监督计划不断地进行改进和完善。

（3）必须及时反馈监控结果并提出训练建议，根据教练反馈，正确分析检测结果，为训练安排提供准确、客观的分析结果，为下一步训练安排提供支持。

第二节　心血管系统监督

运动员心血管系统功能与运动员耐力、体能有明显关系，也是训练中应用最多的一类指标。

一、脉搏

安静状态下，脉搏反映机体的恢复程度。运动中脉搏在一定范围内与吸氧量、人体的做功能力呈线性相关，可反映运动强度的大小。

（一）安静时脉搏

经过系统训练的耐力项目运动员常出现窦性心动过缓的现象，即安静时脉搏低于每分钟60次，在多数情况下是机能状况良好的表现，是对长期系统训练的适应，运动员安静时心率最慢可达每分钟18 ~ 25次。

但是对于安静时心动过缓的运动员，应注意排除心脏疾病的可能。

（二）晨脉

晨脉即基础脉搏，是指清晨起床前在清醒状态下呈卧位时的脉搏数，其特点是较为稳定。如果基础脉搏突然加快或减慢，常常提示身体过度疲劳或有疾病存在，此外应特别注意有无心律不齐，如出现，需要进行具体分析。

（三）运动中心率

1. 判断机体的疲劳程度

在完成定量负荷、规定的成套动作时，运动员心率较平时明显增加，说明运动员的机能水平下降或机体已经疲劳。

2. 控制运动强度

用心率控制运动强度，要因人而异，因训练目的不同而有所不同：如是发展速度还是发展耐力，是发展无氧耐力还是发展有氧耐力。

（四）运动后心率

在定量负荷后的规定时间内测定运动员心率的恢复速度，可反映运动员的疲劳程度。运动员的身体机能良好时，心率恢复较快；而疲劳或过度疲劳时，则心率恢复速度减慢。

二、血压

（一）晨血压

身体机能良好时，晨血压较为稳定。若安静血压比平时升高超过20%且持续2天以上不恢复，往往是机能下降或疲劳的表现。

（二）运动状态下血压

一般情况下，收缩压随运动强度的加大而升高，舒张压下降。但出现以下情况说明运动员机能下降或疲劳：运动时脉压差增加的幅度比平时减少；出现梯形反应；出现无休止音；运动中出现无力性反应。

三、心率储备

心率储备是指最大心率与安静心率之差，是构成心输出量储备的重要部分。运动员心率储备大于常人，表现为：安静时心率低，而进行极限强度运动时所能达到的最大心率高于普通人。

四、最大摄氧量

最大摄氧量（VO_2max）受多种因素的影响，如民族、性别、年龄、遗传和训练等。一般说来，男女儿童在青春期前，最大有氧能力无明显差别。性成熟后，女子的最大摄氧量是男子的 70% ~ 75%；18 ~ 20 岁男女青年最大摄氧量达到顶峰，以后逐渐下降；65 岁老人的最大摄氧量只相当于 25 岁青年的 75%。

就运动员而言，从事耐力项目的运动员的最大摄氧量比从事其他项目的运动员高。

最大摄氧量的绝对值和相对值对于不同项目有不同的意义。最大摄氧量的绝对值对于划船运动员的重要性比相对值要大；相反对于长距离跑运动员来讲，最大摄氧量的相对值可能更有意义。

五、心率变异性

心率变异性反映心脏交感神经与迷走神经的紧张性和均衡性。心率变异性分析是一种定量评价人体自主神经系统状态的有效方法。

心率变异性指标可以作为运动员选材、训练效果评定及机能水平评价的有效指标。

六、心电图

心电图反映心脏兴奋的电活动过程，对于心脏基本功能评价及其病理诊断方面具有重要的参考价值。广泛应用于预防和监测运动员心脏异常、指导运动训练，是运动员心脏疾患诊断及心脏机能评定的可靠方法之一。

七、心电图运动负荷试验

心电图运动负荷试验作为诊断心血管疾病尤其是心肌缺血、冠心病（CAD）的一种无创性检查方法，在临床中广泛应用。

主要观察运动员出现的异常现象，如果异常现象保持不变或者减少，这往往是运动训练的结果；如果异常现象增多，这往往是心脏有病理改变，需要通过血清酶等检查进一步确认。

第三节　呼吸系统监督

呼吸系统功能与心血管系统功能密切相关，呼吸系统通过气体交换获得氧气和排出二氧化碳，此过程的完成需要与血液循环密切配合，所以呼吸系统机能改变会明显影响运动机能。

一、肺容量

（一）肺容量指标

（1）深吸气量（IC）：平静呼气后能吸入的最大气量 = 潮气容积 + 补吸气容积。

（2）肺活量（VC）：最大吸气后能呼出的最大气量 = 深吸气量 + 补呼气容积。

（3）功能残气量（FRC）：平静呼气后肺内所含有的气量 = 补呼气容积 + 残气容积。

（4）肺总量（TLC）：深吸气后肺内所含有的总气量 = 肺活量 + 残气容积。

（5）残气容积（RV）：习惯上称为残气量，指用力呼气末肺内残存的气量。

（二）测试方法

1. 直接测定

通过肺功能测试仪可直接测得潮气量、深吸气量、补呼气量和肺活量。

2. 间接计算

功能残气量、残气容积、肺总量。

肺容积与遗传、身高、体重、训练水平等有关，通过连续测定观察其变化可以评定运动员身体状况。

二、肺通气功能

肺通气功能测定是指单位时间内肺脏吸入或呼出的气量。肺通气功能水平的高低是评价运动员体能的一个重要指标，良好的肺通气功能可以保障运动员在训练和比赛中的体力和脑的正常功能。

（一）每分钟静息通气量

每分钟静息通气量是潮气容积与呼吸频率的乘积，正常成年人静息状态下每分钟呼吸次数约为 15 次，潮气容积为 500 毫升，其通气量为 7.5 升 / 分。潮气容积中有 140 毫升气体存留在气道内不进行气体交换，称为解剖死腔即残气容积，故肺泡通气量仅为 5.4 升 / 分。

若呼吸浅快则残气容积相对增高，降低肺泡通气量。

（二）最大通气量

最大通气量（MVV）是指单位时间内以最快速度和最大深度进行呼吸所达到的通气量。通气量大是保证摄氧量的前提，但是不代表呼吸功能好。

（三）用力肺活量

用最快的速度完成呼气肺活量测试，可由此计算出第 1 秒呼出气的容积和第 1 秒呼出容积占用力肺活量之比。用力肺活量（FVC）是当前最佳的测定项目，可以反映较大气道的呼气期阻力是否有障碍。

（四）最大摄氧量

最大摄氧量是反映机体利用氧能力的重要指标。在运动实践中，最大摄氧量主要有以下几方面的应用。

1. 评价运动能力

运动员在不同训练阶段和训练状态下最大摄氧量有所不同。耐力项目更为明显。最大摄氧量的增加与运动员运动能力或运动成绩的提高有关。

2. 评定运动员的机能状态

当运动员身体状况下降或过度训练时，运动员心肺功能下降，在运动负荷量未达到极量时，摄氧量已达到“极限”，继续维持运动强度需要提高摄氧量主要依靠增加肺通气量获得，能量消耗大，氧利用率低。

运动员状态好时，达到最大强度负荷时，心输出量增加，肺通气量增加，氧的利用率明显提高，呼吸深而频率慢，满足机体对氧的需要量。

3. 评定训练效果

最大摄氧量的后天可训练性有限，但是随着训练水平的提高，最大摄氧量可以有所提高。

4. 运动员选材

最大摄氧量受遗传因素的影响较大，从儿童期到成年期的变化相对较小，因此可以作为选材的重要指标。

第四节　身体状况指标

一、血红蛋白

血红蛋白含量与氧运输能力密切相关，可以反映运动员的身体状况，身体状况正常时会保持稳定，如果出现降低要注意查找原因。常见变化有：

（1）对运动负荷不适应时会出现暂时性贫血，是血液稀释所致。

（2）营养补充问题、身体疲劳、疾病导致的贫血会长期存在。若继续坚持训练，多数运动员不能恢复正常。

（3）运动员的血红蛋白过高会导致血流速度减慢，不利于氧运输。

二、尿蛋白

安静状态下，运动员的尿蛋白含量与一般常人无差别。运动引起的尿蛋白增加的现象，称为运动性蛋白尿。

（1）运动性蛋白尿的出现反映身体对训练负荷不适应，可以是对训练强度、训练量的不适应，也可以由精神压力、身体机能下降所引起。

（2）尿蛋白水平个体差异很大，所以个体间的横向比较意义不大。

（3）运动性蛋白尿在调整训练负荷后会自然消失，不会对机体产生明显不良影响。

三、血乳酸

乳酸是糖代谢（无氧糖酵解）的重要产物，主要用于监控训练强度，判断所进行的是有氧还是无氧代谢为主的强度训练。在运动后 5 分钟左右出现血乳酸峰值。

在进行肌肉活动时其生成率和运动项目、训练水平、运动强度、运动持续时间、糖原含量、环境温度以及缺氧等因素有密切关系。

（1）用于有氧代谢能力的评定，在这种情况下需要得到一条负荷强度—血乳酸浓度曲线，曲线右移表示有氧代谢能力高，反之表示有氧代谢能力低。

（2）用于评价训练状况或者疲劳状况，大强度训练时所能达到的浓度水平越高，说明运动员的机能状况越好。

四、血尿素

血尿素是蛋白质和氨基酸等含氮物质的分解代谢产物，经血循环至肾脏排出体外。正常人安静时血尿素为每 100 毫升血中低于 10 毫克。

运动时肌肉中蛋白质及氨基酸的分解代谢加强，尿素生成增多而使血中含量升高。一般在 30 分钟以内运动时，血尿素变化不大，只有超过 30 分钟的运动后血尿素含量才有较明显的增加这一指标，可用于：

（1）反映机体的状态：身体机能差时，相同训练负荷下生成的尿素就多。

（2）监控训练安排的适应程度，可概括出三种变化情况：

① 在训练期中晨起时血尿素含量不变；说明运动量小，对身体刺激不大。

② 在训练期开始晨血尿素上升，然后逐渐恢复至正常，说明运动量足够大，但身体能适应。

③ 在训练中晨血尿素逐日上升，说明运动量过大，身体不能适应。因此，在训练期可每天或隔天，或大运动量训练后次日晨测定血尿素，来评定身体机能状态。由于个体差异，血尿素水平没有绝对标准，有专家认为在一次训练课后，血尿素超过 8.35 毫摩尔 / 升时，就可以认为是运动量过大，需要注意调整运动量。

五、血清肌酸激酶

肌酸激酶（CK）与能量代谢及细胞完整性相关。血清 CK 浓度变化可作为评定肌肉承受刺激、骨骼肌微细损伤及适应与恢复的敏感指标，它的正常值范围是（肌酸显色法）8 ~ 60 国际单位 / 升。

（一）监控训练强度

（1）训练达到一定的运动强度，才会引起运动员血清 CK 活性的显著变化。血清 CK 的显著增加往往在中到高强度的最大力量训练或耐力训练之后。

亚极限强度运动可使 CK 活性增加到 100 ~ 200 国际单位 / 升，极限强度运动可使 CK 活性增加到 500 ~ 1000 国际单位 / 升。

（2）长期系统积累数据，建立运动员训练强度与 CK 值关系模型，可用于监控运动员训练强度。

（二）血清 CK 与身体疲劳

将强度训练时血清 CK 水平与基础值进行比较，监控训练后身体恢复情况。训练中随着强度的增加，血清 CK 值也会相应增高，如果训练后出现异常波动，说明运动员的训练状态不佳或者身体疲劳。

系统训练的运动员进行大强度训练后，CK 值一般在 24 小时恢复到正常水平。若明显减慢或要几天才恢复到正常水平，预示着运动员可能处于疲劳状态，需要进行调整。

六、血睾酮

睾酮具有促进蛋白质合成、分泌促红细胞生成素、增加肌糖原储备的作用，对训练后恢复能力有重要影响。男运动员血睾酮值正常范围为 10.4 ～ 41.5 毫摩尔 / 升，女运动员血睾酮值正常范围为 0.9 ～ 2.8 毫摩尔 / 升。

血睾酮值的个体差异较大，仅以某一次的测值与正常人的参考范围对比来判断高低是不够全面的，积累资料进行自身的纵向比较，并结合训练安排将更能说明问题。可用于：

（1）睾酮水平主要用于描述运动员的身体恢复能力。

（2）维持睾酮水平有利于机体训练后的恢复，是反映机体对运动负荷适应能力的重要指标之一。

七、皮质醇

皮质醇是肾上腺皮质分泌的激素，能加速糖、脂肪和蛋白质的分解代谢，有利于运动时的能量代谢，保证机体能量的供应。

（1）训练后皮质醇水平升高：说明机体分解代谢处于主导状态，是机体未能适应的表现，会导致运动员训练后代谢处于高水平状态，而不能进行有效的恢复。

（2）运动后皮质醇长期保持较高水平还会抑制免疫功能，增加感染机会。

八、睾酮与皮质醇比值

睾酮和皮质醇在作用上相互影响，皮质醇作用与睾酮相反，此比值反映合成代谢与分解代谢间的平衡状况。

（1）血清睾酮 / 皮质醇比值升高：说明机体恢复能力强，或者训练负荷刺激小。

（2）血清睾酮 / 皮质醇比值维持稳定：机体状况正常，可以适应训练负荷。

（3）血清睾酮 / 皮质醇比值下降：运动员有过度疲劳的倾向，机体恢复能力降低或者机能状态下降，是对训练负荷不适应的表现。目前认为此比值下降大于原值的 30% 或绝对数值小于 0.03 是可能发生过度训练的警戒信号。

九、主观感觉疲劳等级

主观感觉疲劳等级（ratings of perceived exertion，RPE）是 1970 年瑞典生理学家冈奈尔·鲍格（Borg） 首先提出的概念，是反映主观感觉疲劳程度的指标，它与心率、运动负荷强度等客观指标之间有较好的相关性。在年轻人身上，不同级别的 RPE 值乘以 10 大约相当于在相同状态下的心率值，如在某运动强度下受试者的 RPE 值为 16 时，当时的心率大约为 160 次 / 分（表 4–1）。

表4-1 主观感觉疲劳等级表

RPE级别	自我感觉
非常非常轻松	6 7 8
非常轻松	9 10
尚且轻松	11 12
有些吃力	13 14
吃力	15 16
非常吃力	17 18
非常非常吃力	19 20

第五节　运动训练的监控

一、冬训阶段的医务监督

（一）冬季训练的代谢特点

1. 热能消耗增加

在冬训期间，由于外环境气温较低，机体散热大，代谢率增加，运动员的热能需要量增加，寒冷环境就使热能的需要量增加 5% ~ 10%。

2. 脂肪酸分解代谢增强

去甲肾上腺素及肾上腺素分泌增加，血浆自由脂肪酸水平增加，刺激脂肪酸分解代谢供能。

3. 蛋白质代谢增强

寒冷导致蛋白质分解代谢加强，需要量亦增加，表现为尿氮排出量增加，出现负氮平衡，机体蛋白质代谢加强。

4. 脱水和无机盐丢失

受冷时，尿量显著增加，大运动量训练过程中出汗率也很高，所以，冬训期间运动员较易出现脱水、血容量减少、皮肤黏膜干燥，同时钾、钠、氯、磷酸盐及钙等无机盐丢失增加的情况。

5. 维生素代谢增加

低温环境下，人体维生素 B_1 和 B_2 代谢发生改变，维生素 B_1、B_2 消耗增多，排出减少。

6. 免疫力降低

冬训期间训练负荷大，机体容易处于疲劳状态，而长时间的大负荷训练会抑制免疫机能，如果免疫机能尚未恢复，又继续进行下一周期的大强度训练，会导致免疫功能的抑制，出现所谓的“开窗”期，各种致病细菌、病毒容易侵入机体引起感染。

“开窗”期的发生及持续时间与训练量及强度等有关。

（二）冬季训练的医务监督

1. 定期体格检查

除了冬训初期的检查，还需要安排定期检查，通常安排在每一训练周期结束时，其结果是教练员修订训练计划、改变训练方法的重要依据之一。

（1）机能状况

①血常规

由于冬训期间无论训练量还是训练强度，都会超出平时水平，故表现出的血常规指标变化浮动较大。冬训前的基础值，在经历了一段大运动量训练后，开始明显下降。中期开始恢复，总趋势至尾段稳定至中上水平。其间，根据指标的浮动相应调整短期训练计划，以保证指标维持在一定水平。

长时间连续大负荷引起运动员血红蛋白水平显著下降，提示运动员此时对冬训大负荷训练期递增的训练负荷量和强度尚未适应。

②激素及代谢产物水平

结合训练安排，测定睾酮、皮质醇、尿素、CK、睾酮 / 皮质醇比值来了解运动对训练负荷的适应情况和机体恢复能力。

（2）免疫机能状况

注意观察记录运动员上呼吸道感染疾病发生率。一方面是寒冷环境导致的机体黏膜受到刺激，导致抵抗力下降；另外，过度训练或精神紧张等可引起机体免疫功能降低。为此，长时间大运动量训练的运动员，尤其是平时好发生感冒而且感冒后不容易痊愈的运动员，可以利用冬训期间的营养调理提高免疫力。

（3）呼吸系统机能状况

冬季天气寒冷，尤其是北方冬季气候干燥，气温较低，昼夜及室内外温差较大，导致多种呼吸系统疾病在冬季高发，主要包括急性上呼吸道感染、急性支气管炎。

冬季训练过程中对于呼吸系统的医务监督主要包括：检查呼吸频率、节律及呼吸类型；叩诊检查有无浊音及肺底位置；听诊有无呼吸音异常等。

2. 训练课运动负荷监控

此项工作对提高运动训练的科学水平与训练效果，预防运动员的伤病发生具有重大意义。其工作内容主要有训练课运动量的记录和训练课中、课后恢复阶段的客观和主观指标评定。

（1）记录训练课的练习数量、强度、频度、时间和项目等，观察或测定各运动员对训练计划中所确定的训练量的完成情况。

（2）记录训练中心率、血乳酸、训练心情、运动成绩或表现，了解完成训练计划情况及身体反应。

（3）监测训练后恢复过程中脉搏、血压、尿蛋白、体重、食欲、睡眠和自我感受等，了解训练后的恢复情况。

3. 训练过程中营养监督

应由膳食管理人员、营养师、队医、教练员一起协同工作，对食品的采购、加工、烹调、配置、保管、进食、卫生等各个环节都应进行监督与管理。根据冬训阶段的热量消耗、机体代谢特点及食物供应情况合理安排膳食种类及食谱。

二、赛前训练的医务监督

赛前对运动员进行合理及时的医务监督是保证运动员安全、保持最佳运动状态、发挥最佳水平和预测运动成绩的重要手段。

赛前的状态监控及调整需要运动员、教练员、科研人员和医务人员的协调配合来进行。运动员通过自我监督的形式，向教练员、科研人员或者医务人员反映自身状态；教练员、科研人员和医务人员通过对运动员的观察、询问和生理生化监测等客观检查来诊断运动员的状态，并对运动员进行及时的调整。

（一）赛前检查

通过赛前检查了解运动员的身体健康情况、机能水平和训练状态，以便对运动员进行有针对性的观察和保护。运动成绩最优者、机能状态欠佳者和患慢性伤病未痊愈者应列为重点照顾对象，目的是保证比赛的顺利进行。

关于赛前医学检查的模式没有统一的标准，其目的是避免意外发生、保障运动员身体健康。基本要求如下：

（1）根据比赛情况有针对性地选择体检内容，重点了解心肺机能。如耐力项目运动员，有明显心电图异常不能参加比赛。

（2）保障自身和他人身体健康，有传染性疾病者不能参加比赛，有外伤出血者必须进行处理和包扎。

赛前检查结果异常的运动员，根据情况的严重程度建议不要参加比赛，或者在严格医务监督的情况下参加比赛，建议无体检表的运动员不能参加比赛。

（二）卫生管理

检查食宿环境是否整洁干净、有利于休息，比赛场地是否符合卫生要求，主动向竞赛组织部门反映意见和提出建议，以利改进工作。注意饮食卫生、保暖，避免环境改变、媒体干扰带来的不良情绪和压力，特别注意传染病和食物中毒的预防。

（三）时差问题

外地比赛如有时差反应，要注意旅行疲劳和时差影响的消除，尽快适应新环境。

（1）运动员在出发前适当改变作息制度，重新安排进食、睡眠和训练时间等。

（2）在飞机上注意休息。

（3）到达目的地后应按当地时间作息，到晚上才容许入睡，并保证充足的睡眠。

（4）第二天即可开始准备性训练，以后逐渐达到本人适应的运动量，但周期性运动项目应降低强度，最大速度及力量练习的量应减少。

（四）疾病问题

比赛期应积极治疗慢性和急性伤病。赛前要做好现场急救准备工作，包括急救人员、急救站、急救人员、急救药箱、急救车等，还要熟悉赛场附近的医疗中心或医院情况，必要时可转送运动员到急诊室或住院治疗。

（五）女运动员经期问题

月经周期是生殖功能的周期性变化，此种变化也影响人体的某些功能，其规律性目前尚无一致的看法。运动员月经期参加训练和比赛是需要一个适应过程的。应遵循循序渐进的原则，逐渐增加经期训练的量和强度，逐渐地适应紧张的比赛。

三、高原训练的医务监督

高原训练是指有目的、有计划地让运动员进入适宜海拔高度的地区或模拟海拔高度环境，进行定期的生活和专项训练，以提高运动能力的方法。由于高原训练引起机体产生的生理学适应性变化非常复杂，训练科学与否直接关系到高原训练的作用与效果，所以高原训练的医务监督非常重要。

（一）高原环境对机体的影响

（1）大气压强随海拔高度增加而递减，氧分压也随之降低。氧分压的下降导致动脉血氧含量的减少，特别是在3000米以上的海拔高度。但在海拔较低的高原，动脉血还是能较好的维持其氧含量。在人工模拟的低氧房中的环境与高原最大的不同是常压、低氧，这种环境对人体的影响较高原要小一些。

（2）在海拔为1300米的高原上，运动员安静状态下的动脉血氧含量与平原接近；随着海拔高度的增加、氧分压的降低，运动员通过呼吸加深加快，可以在一定程度上增加动脉血氧含量。

（3）在高原环境中，一些个体的通气量明显增大，而每分肺通气量的增大使得运动员在运动时出现呼吸困难。

（二）高原环境对运动能力的影响

（1）在高原环境中血氧饱和度降低导致的动脉血血氧浓度的下降是最大摄氧量下降的主要原因，血液运输氧的能力下降导致耐力运动能力随之下降。

（2）高原大运动量训练可提高运动员的有氧能力和无氧能力。高原训练后期，乳酸—速度曲线右移。血乳酸在高原强度训练时可达16毫摩尔/升，最高达20毫摩尔/升。

（3）高原训练可以改善运动员的机械效率，进而提高平原上的运动能力。高原训练可以提高相同运动强度下的氧利用能力和肌肉的缓冲能力，使肌肉的耐酸能力提高。

（4）高原训练的不利影响：

① 在高原上进行最大运动时，肌肉电活动和最大心输出量均减小，说明中枢神经系统的抑制限制了骨骼肌的活动。

② 在最大负荷运动中，中枢神经系统限制了可以募集的肌纤维的数量，从而导致运动能力的下降。因此，在高原环境中，骨骼肌的功率输出减小，运动的刺激相应减小，运动员一般都不能保持平原上的运动强度。

需要强调的是，运动员对高原的反应存在显著的个体差异，只有部分运动员才能在高原上获得运动能力的显著提高。

（三）高原训练的医务监督指标

1. 血红蛋白

高原训练可以使运动员在平原的运动能力提高，主要是通过高原适应中的血液中血红蛋白的增加提高动脉血的携氧能力，从而使平原上的耐力运动能力得到增强。但是要控制好下高原与比赛间的间隔。

2. 促红细胞生成素

高原缺氧有促使体内促红细胞生成素增长的作用。成年人促红细胞生成素有90%为肾脏产生，10%由肝脏产生。促红细胞生成素的分泌和红细胞的生成还与血清睾酮水平有关。高原训练期血清睾酮水平与促红细胞生成素水平变化基本一致。

3. 血液流变学指标

高原训练可导致机体红细胞和血红蛋白不同程度地增加，但是要注意血红蛋白浓度升高是绝对升高还是血液浓缩导致的相对升高。血液流变学常用指标很多，运动训练监控常用的有：

（1）全血黏度：全血黏度是指血液整体（包括血浆和所有血细胞在内）的黏度。黏度高会导致血流速度下降，对机体氧运输不利。

（2）红细胞压积：又叫红细胞比积，是指全血中红细胞体积与全血体积之比值。它表示血液中红细胞的浓度。由于正常人血液中绝大部分是红细胞，因此，也大致代表血液中所有血细胞的浓度。压积过高也会导致血液浓度改变，容易发生血栓。

（3）红细胞变形指数：表示红细胞变形能力的指标，它是红细胞刚性指数的另一种计算方法，该指数增高表示红细胞变形能力下降。可以反映红细胞的状态或者质量。

高原训练后红细胞数增加，红细胞的变形能力增强，血液黏稠度降低，使血流阻力减少，血流速度加快，改变了血液的流变特性，有利于血液对各器官及工作肌的灌注，改善微循环，增强血液的携氧能力和运输营养物质的能力，加快对代谢产物的排泄率。同时还有利于调节体温。

4. 最大摄氧量

最大摄氧量一般是在上高原初期下降，高原训练中后期回升，高原后期及返回平原后呈超量恢复，超过原平原值。不符合上述变化的需要查找原因。

5. 肺通气量

在高原缺氧时，同时存在通气加快和减慢的相互矛盾的两种调节机制。

初到高原呼吸频率加快，通气量加大，胸闷气急。平原游泳运动员初到昆明前几天，安静呼吸频率比平时增加 14%，通气量增加 18%；相同负荷运动时通气量增加 23% 以上。

通气量增加，CO_2 排出量增多，血中 PCO_2（二氧化碳分压）下降，导致呼吸性碱中毒。呼吸性碱中毒对呼吸中枢有抑制作用，反射性引起肺通气量减少。

第六节　训练场地及环境监督

训练时，不仅需要结合各运动项目的技术特点，做好充分的准备活动，还要根据场地、气候等客观因素，不断改善训练设备和训练环境。

一、设施监督

（一）运动建筑设施的一般卫生要求

1. 基地的选择及坐落方向

如果可以选择训练基地或者场地时，体育建筑的选址应避开空气、土质污染和噪声较严重的地区，应选择地势稍高，且土质颗粒较大、通透性好的地方。室内体育建筑要充分利用日照，一般应坐北朝南，或偏向东南、西南。室外运动场的方位最好是正南正北方向，避免阳光直射炫目。

2. 采光与照明

良好的采光与照明，除了有利于体育活动的进行外，还具有保护体育运动者的视力、杀菌、预防伤病和调节室温等积极作用。采光照明可分为自然采光和人工照明两类，室内照度一定要符合要求。

3. 采暖与降温

室内运动建筑应保持适宜的温度，室内的适宜温度一般应控制在21摄氏度左右。采暖最常用的方法是蒸汽和热水管道采暖。室内降温的方法最好采用自然通风，需要时辅以人工通风、冰块降温和空气调节等多种方式。

4. 通风

通风的目的是更新室内空气。室内运动建筑应有良好的通风设施，通风可分为自然通风和人工通风两种，自然通风是指通过门窗和气流作用，与外界进行气体交换。人工通风是指使用机械手段促进气体交换。

（二）训练场地安全检查

1. 加强场地设备、器材的维修与管理

场地管理人员对场地的地面、设备、器材定期检查、保修；训练前教练、队医巡视运动场，认真对运动场地、器材、个人运动服装以及护具等进行安全检查。

2. 积极开展预防运动损伤的宣传教育工作，加强运动员自我医务监督的意识

通过网络、宣传栏、知识讲座等方式让运动员掌握场地卫生的知识，了解什么样的场地是合格的。使运动员了解如何在运动前、中、后进行自我医务监督，加强自我保护意识，减少或避免运动伤害。

二、自然环境（空气、水）

人体健康与自然环境有着密切的关系。每个人都在一定的环境中生活、学习和工作，人们的一切活动都会影响环境，而环境的变化反过来又会影响人们的生活和健康。

（一）水与健康

水是生命之源，它是保证人体活动的必需物质。注意生活用水、饮用水的水质、硬度对身体健康的影响。

不同温度、不同成分的水对身体可能产生不同作用。例如，冷水浴对机体起强壮作用，温水浴促进血液循环。若水质受到污染则直接影响人体的健康。

（二）大气与健康

空气是万物赖以生存的首要条件，人只有依靠空气中的氧气才能生存。在污染的空气中进行锻炼或者训练会影响健康，所以尽可能选择空气质量好的地点或时间段进行运动训练。

三、气温

（一）热环境中的运动

在热环境中，耐力运动员的运动能力有所下降，运动员的表现会较差。运动员进入热环境初期要有适应过程，无论运动还是休息都要防止脱水的情况发生，以避免成绩下降。在比赛前制订训练计划时，须将比赛当地的环境气候作为考虑因素之一，尽可能把气候因素对竞赛的影响降到最小。

（二）寒冷环境中的运动

当人体温度下降时，心率和耗氧量会降低，大脑活动所需的氧气远少于正常。当机体暴露于寒冷环境中时，皮肤和四肢末端的血管收缩，血流量以及由血流带到皮肤的热量减少，皮肤温度降低。皮肤和环境温度的差值减小，使热量散失减少。

第七节　运动员自我监督

自我监督是利用主观反应及简单的医学指标对运动员的健康状况、身体状况进行观察的方法。自我监督不但能使教练员及时了解运动员身体和精神状态，更重要的是给教练员提供制订和调整训练计划的基本依据，同时还可以建立运动员的训练档案，作为运动员自我监督的内容（主要包括进行基本指标监督和写训练日记）。

一、自我监督的指标

运动员的自我监督包括主观感觉和客观检查两方面：主观感觉通常包括精神状态、不良感觉、睡眠、食欲、排汗量和主观疲劳感觉等方面。客观检查通常包括脉搏、体重、运动成绩和肌力检查。

（一）主观感觉

1. 精神状态

精神状态反映了整个机体的功能状态，尤其是中枢神经系统的状态。身体健康者，精神状态好、精力充沛、心情愉快、训练积极性高。患病或过度训练时，常会感到精神萎靡不振、疲倦、乏力、头晕及容易激动等。在进行记录时，如果自觉精神饱满、心情愉快、可记为“良好”；如果有精神不振、疲倦等不良感觉的，记为“不好”；如果精神状态一般，但又未出现上述不良现象时，可记为“一般”。

2. 运动心情

运动心情是指对体育运动的兴趣程度，与精神状态密切相关。身体健康、精神状态良好的人总是乐于参加体育运动。根据个人的运动心情，可填写渴望训练、愿意训练、不愿意训练等。

3. 不良感觉

不良感觉指运动训练或比赛后的不良感觉，如肌肉酸痛、关节疼痛、四肢无力、心悸、头晕等。在自我监督记录时应写清楚具体感觉。

4. 睡眠

经常参加体育活动的人，睡眠应是良好的，表现为入睡快、少梦、醒后精神良好。长时间睡眠不佳是对运动不适应或过度训练早期的表示。记录时可以填写睡眠时间、睡眠状况，如良好、一般、不好。

5. 食欲

健康人食欲应良好。食欲减退，表明健康状况不良或有过度训练倾向。记录时可填写食欲良好、一般、不好、厌食等。

6. 排汗量

排汗量的多少与气温、湿度、饮水量、衣着有关，也与训练水平、身体机能状况、神经系统紧张程度、运动负荷等有关。记录时可填写出汗正常、减少、增多、夜间盗汗等。

（二）客观检查

1. 脉搏

在自我监督中，常用晨脉来评定训练水平和身体机能状况。因为晨脉反映了基础代谢下的脉搏，健康人的晨脉是基本稳定的。如晨脉经常在较快水平，可能与过度训练有关。

在测量脉搏时，还应注意脉搏的节律，如果发现节律不齐，表示可能有心脏功能改变。记录时应写明每分钟脉搏数和心律是否整齐。

2. 体重

正常成年人体重较为稳定，儿童少年随着生长发育，体重逐渐增加。儿童少年体重长期不增加、增加缓慢甚至体重下降，是营养不良或健康状况不佳的表现，应查明原因。在进行自我监督时，应每周测体重 1 ～ 2 次，并记录具体体重。

3. 运动成绩

在合理的训练中运动成绩应逐步提高。如果成绩没有提高甚至下降，动作的协调性破坏，可能是身体机能状况不良的反映。记录时，根据运动成绩稳步提高、运动成绩保持原有水平、运动成绩下降或动作协调性破坏等情况，可分别记录为“良好”“一般”“不良”。

4. 肌力检查

在机能良好时，肌力不断增加或稳定在一定水平上，如果运动员的肌力明显下降，则说明运动员疲劳。肌力的测定可根据具体情况选择不同的方式。如握力、背力、立定跳远、纵跳摸高及计算机测力等。如果肌力持续下降就应引起注意。

在客观指标中，除上述几种外，还可根据设备条件和专项特点，定期测定其他的生理指标，但总体上说，运动员自我监督的指标不宜过多，自始至终应贯彻简便易行、客观有效的原则。只有这样自我监督工作才能长期坚持下去，才有意义。自我监督结果如表 4-2 所示，女子还应注明月经情况或填写月经记录表。

表4-2　自我监督表

姓名：______日期：______

<table>
<tr><td rowspan="6">主观感觉</td><td>精神状态</td><td>良好（　）</td><td>一般（　）</td><td>差（　）</td></tr>
<tr><td>不良感觉</td><td>恶心（　）</td><td>眩晕（　）</td><td>胸痛等（　）</td></tr>
<tr><td>睡眠</td><td>良好（　）</td><td>一般（　）</td><td>差（　）</td></tr>
<tr><td>食欲</td><td>良好（　）</td><td>一般（　）</td><td>差（　）</td></tr>
<tr><td>排汗量</td><td>正常（　）</td><td>增多（　）</td><td>盗汗（　）</td></tr>
<tr><td>主观疲劳感觉</td><td>轻松或稍累（　）</td><td>累或很累（　）</td><td>精疲力竭（　）</td></tr>
<tr><td rowspan="4">客观检查</td><td colspan="2">脉搏______次/30秒</td><td colspan="2">节律________早搏次 / 分</td></tr>
<tr><td colspan="4">体重______千克</td></tr>
<tr><td>运动成绩</td><td>提高（　）</td><td>不变（　）</td><td>下降（　）</td></tr>
<tr><td colspan="4">肌力（握力）________千克</td></tr>
</table>

说明：上述各项指标，括号内可用“√”标记，横线处请填写数字。

自我监督表填写的内容，如食欲、睡眠，都是前一天和当日清晨的情况。自我监督表中的某些内容，如晨脉、主观感觉等，必须每天填写。有的指标，如体重可以一周或半月测一次。

自我监督工作是系统的运动训练医务监督工作的一部分，是教练员与运动员之间交流的有效渠道，也是提高训练水平、提高教练员执教水平的基础工作。

二、训练日记

（一）训练日记的意义

训练日记是运动员自我监督的另一种形式。

（1）训练日记与训练计划同样重要，但又不同于训练计划。

（2）训练计划是在训练之前根据经验和设想来制订的，而训练日记则记录了实际完成训练的情况。

（3）训练日记可以使教练员和运动员看到训练中进步的情况，总结训练的完成情况，并激励运动员坚持训练计划。

（4）运动员翻看过往的训练日记可以自己系统地检查训练计划，发现训练中出现的问题，以及值得坚持的地方。

（5）教练员可以以此为依据针对每位运动员制订个性化的训练计划，最大限度地发掘运动员的潜能。这样的训练计划将会更加合理，从而更有效地把运动员带到竞技状态的高峰。

（二）训练日记的内容

（1）训练课的基本情况：训练课开始和结束的时间、地点、天气、场地、教练员等。

（2）训练课的内容：训练课类型（如技术课、身体训练课、大运动量课、大强度课、调整课等）、训练内容、训练手段、训练量、强度等。

（3）训练效果：掌握技术和技术提高的情况、身体素质指标提高或降低的情况、运动成绩提高或降低的情况。

（4）训练课的个人体会：学习和完成技术动作的感觉、发现的缺点、错误及其产生的原因、如何进行改进、对训练课的意见和建议、身体感觉情况等。

（5）生活情况：睡眠情况（时间长短、质量）、饮食情况（食欲、质量）、作息时间、业余时间主要活动等。

思考题

1. 运动医务监督包括哪些内容？
2. 运动医务监督的指标有哪些？如何应用？
3. 简述心血管常用医务监督的指标，并简单分析。
4. 呼吸系统医务监督主要手段及生化指标有哪些？
5. 简述冬训的代谢特点。
6. 如何进行冬训期间的医务监督？
7. 冬训常见伤病有哪些，如何预防和治疗？
8. 赛前进行医务监督的内容包括哪些？
9. 高原训练使人体机体产生哪些影响？提高运动员哪些能力？
10. 高原训练中易发生哪些疾病？如何防治？
11. 训练场地及环境医务监督时要注意哪些方面？
12. 简述运动员自我监督的指标。
13. 记录训练日记对运动员及教练员的作用。
14. 完成一次实际训练课的训练日记。

第五章　运动训练中的特殊问题

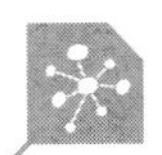

本章教学提示

疲劳消除是在运动训练中必然遇到的问题，了解其原理和干预手段的作用机理将有助于我们选择合理的消除手段。

反兴奋剂涉及每一个竞技体育运动员和教练员，对其有一个深入的了解才可以在训练、比赛中合理合法地处理相关问题。通过学习应掌握：

1. 疲劳的概念。
2. 常见疲劳的分类。
3. 消除疲劳的手段及其机理。
4. 兴奋剂定义，分类。
5. 兴奋剂违规行为包括哪些方面，如何避免。
6. 如何完成治疗性用药豁免过程。

运动性疲劳是运动训练中经常遇到的问题。运动训练必然产生运动性疲劳，如何使疲劳尽快消除，保障训练的进一步进行，成了运动员和教练员首要解决的问题。本章主要从疲劳的定义、分类、消除手段等方面进行阐述。

第一节　疲劳的概念

在1982年的第5届国际运动生物化学会议上，疲劳被定义为：机体生理过程不能保持在某一特定水平上和/或不能维持预定的运动强度。另外，也有人将疲劳定义为：疲劳是机体工作能力的暂时降低，经过适当时间休息和调整可以恢复的生理现象。

运动性疲劳是指在运动过程中，机体的机能或工作效率下降，不能维持在特定水平上的生理过程。

运动性疲劳是运动过程中的正常现象。“没有疲劳就没有训练”。可以说，运动性疲劳是衡量运动负荷是否足以刺激机体产生适应变化，达到新的适应水平的可感知的指标。但如果运动性疲劳不能及时消除，就会影响下一步的训练，并可能进一步导致过度训练综合征的发生。

第二节　常见疲劳的分类

疲劳主要的表现为机体工作能力下降。导致机体工作能力下降的因素有许多，因此疲劳的分类方法有以下几种：

一、按过程和表现形式分类

（1）急性疲劳：进行一次运动或训练导致的突然出现的疲劳。

（2）慢性疲劳：各种原因导致的体能下降，并持续数周或数月的现象。

（3）精神疲劳：它表现为集中精力困难、记忆力减退和工作效率下降。

二、按病因分类

（一）生理性疲劳

生理性疲劳是机体进行体力活动必然要经历的正常过程，其特点包括：

（1）全身性疲劳（全身性活动产生）、局部疲劳（局部活动产生）。

（2）会有代谢产物堆积和消耗，如乳酸、糖原储备。

（3）只要经过一定时间的休息，所有不适可完全消失。

（4）通过锻炼和加强营养等可提高对疲劳的耐受性。

（二）病理性疲劳

凡由疾病原因引起的疲劳都属于病理性疲劳。疲劳可以是疾病的主要表现，也可以是伴随表现。可伴随疲劳的疾病有：

（1）流感、普通感冒、病毒性上呼吸道感染、病毒性肝炎。

（2）贫血：各种原因引起的，急性或慢性贫血。

（3）营养不良：摄入不足、吸收不良、代谢障碍、消耗过多等。

（4）内分泌障碍：糖类皮质激素过多，糖耐量降低等。

（三）心理性疲劳

心理性疲劳与生理性疲劳不同，是人长期从事一些单调、机械的工作活动导致的中枢神经兴奋性下降引起的工作能力或者效率的降低。可以短暂发生，也可以持续很长时间。运动员可表现出对训练的兴趣降低，注意力不集中，动作效率下降等。

（四）运动性疲劳

在运动竞赛和训练中导致的身体工作能力下降，也可以是长期的精神压力过重使得运动能力下降。这两种不同性质的疲劳有其不同的表现。

（1）躯体性疲劳表现为动作迟缓，不灵敏，动作的协调能力下降，失眠、烦躁与不安等。

（2）心理性疲劳是心理活动造成的一种疲劳状态，其主观症状有注意力不集中，记忆力障碍，理解、推理困难，脑力活动迟钝、不准确。

第三节　常见的疲劳消除手段

运动性疲劳是运动训练和竞技比赛无法避免的生理现象，教练员和运动员对运动训练中出现的疲劳，必须采取有针对性的恢复手段。要制定相应的训练和比赛后加速机体恢复的方法，把恢复手段结合到训练中。下面介绍几种恢复方法。

一、训练学恢复

运动时，内脏各器官处于高水平的工作状态以满足运动时能量等的需求。运动后内脏器官还得继续高水平的工作以补充运动时缺少的氧，剧烈运动后骤然停止，会影响氧的补充和静脉血流，减少心输出量，致使血压降低，造成暂时脑缺血，引起一系列不良反应，对机能的恢复、疲劳消除和肌肉酸痛的消除都不利。在训练结束后进行适当的放松性运动对疲劳恢复有积极作用。

（一）积极性恢复

积极性恢复是指在训练或比赛之间或之后采用变换运动部位和运动类型，以及调整运动强度的方式来消除疲劳。

一定强度的训练后放松性运动可以使肌肉血流速度加快，促使代谢产物再利用或排出体外。

在训练课中也可以安排多项练习内容进行循环，因为每种活动类型均需要动用不完全相同的肌群，而活动类型较多时，完成一项活动所用的肌群，在进行另一项活动时就会得到休息和恢复。

（二）整理活动

通过牵拉、放松操、利用放松柱按摩肌肉等方法，可以促进肌肉放松，消除乳酸堆积，对预防运动损伤发生也有良好的作用。

二、营养学恢复

在现代竞技运动中，运动员承受的运动负荷达到了相当高的程度，以致训练和比赛后往往体力、精神消耗极大，如不及时补充营养，恢复体力，则将影响后续训练和比赛。

（一）训练与补糖

1. 补糖种类

如训练中补充不同的糖，可对身体不同部位糖贮存的恢复产生不同的影响。果糖有利于肝糖原的恢复；由于肌肉能量消耗的特点，葡萄糖及淀粉对肌糖原的恢复影响更大一些。补糖的时间不同作用也有所不同。

2. 补糖时机

运动前补糖对提高运动时抗疲劳能力，维持血糖稳定有明显的效果。在运动过程中，每隔一定时间摄入糖可以有效地提高机体的运动能力。运动前、运动中补糖均能有效的延缓运动性疲劳的发生。运动后开始补糖时间越早越好，可采用高血糖指数的糖进行补充，而且膳食中应有适量的蛋白质，因为蛋白质可以增强胰岛素效应，从而促进肌糖原以更快的速度贮存。

（二）运动后及时补充蛋白质

1. 训练后 30 ~ 120 分钟补充蛋白质

剧烈运动后的 30 ~ 120 分钟机体有一个对碳水化合物、蛋白质高效吸收和利用期，在这个阶段补充蛋白质可以促进疲劳消除。

2. 增加优质蛋白补充

训练后的肌肉合成、体力恢复需要足量优质蛋白来补充，如供应不足，将造成运动性疲劳的加重。因此在疲劳恢复时注意蛋类、肉类这些优质蛋白质的补给。

（三）脂肪补充

脂肪是体内最佳的储能形式和最大的储能库，在运动过程的能量代谢中起到重要的作用。在运动后的恢复阶段应注意脂肪的补给，但是膳食脂肪过高将不利于运动，易造成疲劳，还会引起高脂血症，所以补充脂肪时应适量，一般不需要特别补充。

（四）注意维生素和矿物质的补充

维生素及矿物质不仅为人体正常代谢和生理机能所必需，还直接影响人体的运动能力。机体的一般需要可以通过膳食得到满足，对于运动导致的消耗增加，可以通过适当的补剂方式进行补充。

三、心理学恢复

在运动训练中，运动员必须忍受生理和心理上的极度疲劳，最大限度地发挥体能潜力，才能满足竞技比赛的需要。常用方法有：

（一）写想训练

冥想训练有助于运动员生理疲劳的消除，促进每次训练课后的短期恢复及一个阶段训练的长期恢复，使身心达到最佳运动状态。还能有效改善运动员的心境，降低心境状态中紧张、疲劳、愤怒和慌乱等消极因素。

（二）音乐放松

音乐放松是指在运动训练比赛中以音乐调节运动员的神经系统，消除疲劳，提高运动能力的方法。它是一种时尚新颖的放松方法，也是一种极好的放松辅助法，配合其他消除疲劳的方法，对人的生理和心理两方面产生积极的影响，以增强运动疲劳消除的效果，对运动员成绩提高也有促进作用。

（三）气功、输加

中国传统手段气功、瑜伽练习可以让人体进入一种放松状态，配合动作、呼吸控制可以有效改善人体自主神经系统状况，平衡交感与副交感神经的兴奋性，从中枢和外周神经系统不同的角度来缓解或者消除疲劳。

四、物理恢复

（一）按摩

按摩是一种简单易行的保健方法，它利用手、足或器械进行各种手法操作刺激人体、体表部位或穴位。

在进行大运动量训练后运动员进行自我按摩或相互按摩对消除疲劳和恢复体力是很有帮助的，它可以放松肌肉，增强肌肉组织的营养，促进新陈代谢，使乳酸加速排出体外而达到消除疲劳的目的。

（二）充足睡眠

睡眠是人在24小时内发生的周期性生理需求，它可以消除疲劳、恢复机体能力，是保障训练质量的根本手段之一。必须保证充足的睡眠时间和深度，因为睡眠时机体各器官系统活动下降到最低水平，物质代谢减弱，能量消耗仅维持基础代谢水平，这时的合成代谢有所加强，运动时消耗的能源物质逐渐得以恢复。

（三）水浴

各种水浴是消除疲劳的一种途径，其主要效果在于温度的刺激，而刺激的强度又取决于水温和皮肤的温差。

1. 温热水浴

在大强度的运动训练或比赛之后，配合桑拿浴、蒸气浴，能促进全身的血液循环，增强新陈代谢，改善肌肉营养，从而加快疲劳的消除。但是要注意温热水浴的时间不能过长，过长将导致毛细血管过度扩张、血流速度减慢，这反而不利于机体恢复。

2. 冷水浴

运动后进行冰水浴或者冷水浴是目前一些运动员和教练员采用的促进恢复手段之一，通过短时间冷水或者冰水浸泡，刺激皮肤血管收缩和舒张来获得加速血液循环、加速代谢废物排出的效果。但是也要注意冷水刺激可能带来的感冒等问题。

（四）高压氧舱

高压氧舱是通过在高于一个大气压的环境里吸入纯氧来消除疲劳的过程，是一种医学生物学抗疲劳的手段。有研究发现高压氧舱法可迅速清除体内乳酸，提高体内抗氧化酶活力，使机体清除氧自由基的能力增强，减轻自由基对细胞膜的损害，保护运动后机体细胞结构的完整性，从而维持细胞的正常功能。

第四节　反兴奋剂

一、兴奋剂的概念

兴奋剂是指运动员应用任何形式的药物、或以非正常量、或通过不正常途径摄入生理物质，企图以人为的和不正当的方式提高他们的竞赛能力。现在对兴奋剂的概念早已不是指服用药物那么简单，包括通过任何方式来不正当地提高运动成绩，有些项目甚至需要使用抑制剂、镇静剂来提高运动成绩。

兴奋剂的违规行为除了使用禁用物质（如刺激剂、肽类激素、利尿剂、麻醉剂和大麻等），还包括采用禁用方法（如血液兴奋剂和基因兴奋剂），甚至拒绝接受兴奋剂检查或企图在兴奋剂检查过程中作弊等违规行为。

二、兴奋剂的分类

根据世界反兴奋剂机构公布的年度《禁用清单》，兴奋剂分为禁用物质与禁用方法。

（一）所有场合（赛内和赛外）都禁用的物质

（1）蛋白同化制剂：包括蛋白同化雄性激素类固醇（AAS），如睾酮和诺龙等；其他蛋白同化制剂，如克仑特罗等。

（2）肽类激素、生长因子和相关物质：如促红细胞生成素、生长激素（hGH）等。

（3）β2-激动剂：如特布他林、福莫特罗等。

（4）激素与代谢调节剂：如胰岛素、福美坦、他莫昔芬、环芬尼等。

（5）利尿剂和其他掩蔽剂：如丙磺舒、呋塞米、氢氯噻嗪等。

（6）其他所有未获批准的物质，即在《禁用清单》所有章节中尚未涉及且未经任何政府健康管理部门批准用于人体治疗的药物（如在临床前或正在临床试验阶段或已经终止临床试验的药物、策划药物、兽药）。

（二）赛内禁用的物质

（1）刺激剂：如安非他尼、苯丙胺、士的宁等。

（2）麻醉剂：如吗啡、美沙酮、哌替啶等。

（3）大麻（酚）类：如哈希什、玛利华纳等。

（4）糖皮质类固醇：所有糖皮质类固醇禁止口服、静脉注射、肌肉注射或直肠给药。

运动员通过关节内、关节周围、腱周围、硬膜、皮下及吸入途径使用糖皮质类固醇时，必须进行声明。

（三）所有场合（赛内和赛外）都禁用的方法

1. 提高输氧能力

包括血液兴奋剂和人为提高氧气摄入、运输或释放的方法，如使用自体、同源或异源血液或使用任何来源制成的血红细胞制品，经修饰的血红蛋白制剂（如以血红蛋白为主剂的血液替代品，微囊血红蛋白制剂等）。

2. 化学和物理篡改

在兴奋剂检查过程中，篡改或企图篡改样本的完整性和合法性的行为是禁止的。包括但不仅限于导管插入术、置换尿样和/或篡改尿样、静脉注射。

3. 基因兴奋剂

转移细胞、遗传元件或使用细胞、遗传元件、药理学制剂等手段，以调控可以提高运动能力的内源性基因的表达等。

（四）酒精和β–阻断剂

在一些特殊项目中禁止使用（如阿普洛尔、拉贝洛尔等）。

三、兴奋剂违规行为

兴奋剂违规行为包括以下八种类型：

（1）在从运动员体内采集的样本中发现禁用物质或其代谢物或标记物。

（2）运动员使用或企图使用某种禁用物质或禁用方法。

（3）接到依照反兴奋剂规则授权的检查通知后，拒绝样本采集、无正当理由未能完成样本采集或者其他逃避样本采集的行为。

（4）违反运动员接受赛外检查的适用规定，包括未按规定提供行踪信息，并错过根据合理规则通知的检查。

（5）篡改或企图篡改兴奋剂控制过程中的任何环节。

（6）持有禁用物质和禁用方法。

（7）从事或企图从事任何禁用物质或禁用方法的交易。

（8）对任何运动员使用或企图使用某种禁用方法或禁用物质，或者协助、鼓励、资助、教唆、掩盖使用禁用物质与方法的行为，或其他类型的兴奋剂违规行为或任何企图违规的行为。

以上任何一种行为都会构成兴奋剂违规行为，将根据相关处罚规定给予处罚。

四、禁止在体育中使用兴奋剂的目的

（一）保护运动员的身心健康

使用兴奋剂会损害运动员的身体和心理健康，许多危害甚至是终身的，不可恢复的。还有许多损害要在数年之后才会显现出来。

科学证明，使用兴奋剂会严重摧残运动员的身心健康。使用不同种类和不同剂量的禁用物质对人体的主要危害如下：

（1）产生药物依赖。

（2）出现严重性格改变。

（3）导致细胞和器官功能异常。

（4）产生过敏反应，损害免疫力。

（5）引起各种感染（如肝炎和艾滋病）。

（6）生殖功能减退（阳痿和不育）甚至出现性征改变。

（7）使用生长激素会造成血糖上升，甲状腺功能减退。

（8）短寿甚至猝死。

（二）维护公平竞争的体育精神

体育道德的基本原则是公平竞争，它所要求的是比赛的公正性，这是体育竞技能够进行的根本前提。而使用兴奋剂的不正当行为，造成了不公平竞争，违背了体育的根本宗旨，从根本上摧毁体育事业的健康发展。

（三）维护竞技体育科学训练的基本原则

兴奋剂的使用严重破坏了竞技体育科学训练的基本原则，竞技体育的科学训练有其自身规律，但药物的滥用，使人们忽视对训练规律的研究和掌握，造成一种从认识到实践的偏差，认为只有用药的训练才是“科学”的训练。这是对科学的亵渎，是伪科学。

五、兴奋剂检查程序

（一）兴奋剂检查的分类

兴奋剂检查分为赛内检查和赛外检查，赛内和赛外检查都为事先无通知的兴奋剂检查。

（1）赛内检查是指在比赛中挑选运动员进行的兴奋剂检查，检查可以在此次比赛开赛前，也可以比赛期间及比赛刚结束后进行。

（2）赛外检查是指任何非赛内检查的兴奋剂检查。所有运动员都有责任、有义务、随时随地接受兴奋剂检查。

（二）兴奋剂检查的基本程序

整个兴奋剂检查（以尿检为例）主要可以分为以下 11 个步骤：

1. 挑选运动员

通过一个独立的、不可预测的挑选程序，公平、科学、有效地确定受检运动员名单。挑选运动员接受兴奋剂检查一般通过随机抽取、事先确定标准、目标检查三种途径。被挑选运动员可能在任何时间、任何地点接受兴奋剂检查。

2. 通知运动员

运动员接到兴奋剂检查通知后，应要求检查人员出示有效证件和兴奋剂检查授权书，确认无误后，运动员应在兴奋剂检查通知单上签名。

3. 运动员到兴奋剂检查站报到

运动员收到兴奋剂检查通知后，应按要求尽快到达兴奋剂检查站报到并接受检查。18 岁以下运动员必须有一名成年人陪同人员一起进入检查站。运动员可以参加颁奖仪式、新闻发布会或进行放松运动。运动员需提供带照片的身份证明，并对自己服用的饮料负责，运动员可以饮用自带的饮料。

4. 挑选尿杯

运动员有权利挑选一套独立密封的尿杯，并确认其完好无损，运动员在挑选尿杯前应先洗手。在整个收样过程中，尿杯应由运动员本人负责保管。

5. 样本采集

只有运动员本人和同性别的监督排尿检查人员能够进入卫生间。留样时运动员必须将衣物褪至胸以上，膝盖以下，同时手腕至肘部也必须裸露，以便检查人员确认收集到的是运动员本人的尿样。

6. 样本量

运动员在接受兴奋剂尿样检查时，须提供不少于 90 毫升（促红细胞生成素检查不少于 130 毫升）的尿样。如果不够，需启动部分尿样程序。密封好部分尿样，兴奋剂检查人员在记录单上注明部分样本编号和密封时间，并将密封好的部分样本保存在带锁的冰箱内。如果是赛外检查，收样地点不具备条件时，则由检查人员和运动员共同看管。再次留样时，要开启一套新的尿杯，并与第一次的尿样混合，直到尿量足够。

7. 挑选样本瓶

运动员可以挑选一套独立密封的样本瓶，确认样本瓶的完整、干净，并核对确认瓶盖、瓶身和包装盒上的编码相同。

8. 尿样分装

运动员本人根据兴奋剂检查人员指令，将尿样倒入样本瓶。应先将尿样倒入“B”瓶直至规定量，再将剩余的倒入“A”瓶。

9. 样本封存

运动员本人封存“A”瓶和“B”瓶。陪同人员和检查人员协助确认样本瓶封存完好。

10. 填写兴奋剂检查记录单

运动员应提供近期使用营养品和药物（包括处方药和非处方药）的信息，并填写在兴奋剂检查记录单中。如果运动员已获得治疗用药豁免的批准，应在接受兴奋剂检查时向兴奋剂检查人员出示《治疗用药豁免批准书》，并在兴奋剂检查记录单上填写获准使用的禁用物质或方法及批准书编号。

运动员可以对整个检查过程发表意见并填写在表格记录单“备注”栏中。运动员应确认表格上的所有信息，尤其是姓名、证件号码以及瓶号，准确无误后，应在表格上签名，并保留表格副本。

11. 实验室检测

所有样本应被送交经世界反兴奋剂机构认证的兴奋剂检测实验室，实验室按照国际标准进行检测。“A”瓶样本被用以分析是否存在违禁药物，“B”瓶保存在实验室，以备需要时确认阳性结果。实验室需向相关反兴奋剂组织和世界反兴奋剂机构报告所有检测结果。

（三）运动员接到兴奋剂检查通知后，运动员应确认的信息

（1）兴奋剂检查官或陪护人员的有效证件和授权文件。

（2）检查、核对通知单、检查授权书，反兴奋剂机构挑选的受检运动员是否是自己；通知单上的姓名（拼音是否正确）、运动项目、性别等内容是否准确。

六、运动员治疗性用药豁免

治疗用药豁免（therapeutic use exemptions，TUE）是指运动员因治疗目的确需使用《兴奋剂目录》中规定的禁用物质或方法时，依照《治疗用药豁免管理办法》的规定提出申请，获得批准后予以使用。运动员及其队医在申请治疗用药豁免时应遵守以下流程：

（一）确定是否需要申请

运动员患有伤病需进行治疗时，请先查阅最新版《禁用清单》、最新版《运动员治疗药物指南》、登录国家体育总局反兴奋剂中心网站进行查询，或咨询治疗用药豁免委员会。如果能明确需使用物质或方法不属于禁用清单之列，则运动员可以遵医嘱使用，不需申请治疗用药豁免。

如明确需使用药物或方法属于禁用清单之列，进行下列步骤。

（二）下载表格并填写

登录国家体育总局反兴奋剂中心网站（www.chinada.cn）运动员专区的治疗用药豁免网页，下载并填写最新版本治疗用药豁免申请表。

请务必确保每项空白都填写。应明确所申请药物或方法使用的起止时间。其他项如无相关信息请填“无”。医务人员信息可以填写队医的信息。请务必加盖运动员注册单位公章。

治疗用药豁免以严格的事先申请和审批为原则。申请赛外使用的，应在使用之日的至少21日前提交申请；申请赛内使用的，应在该赛事开始之日的至少21日前提交申请。

（三）提交申请

将治疗用药豁免申请表及相关医疗资料（包括与申请相关的完整病史、门诊病历、住院病历、医生处方、诊断证明、实验室检查结果、辅助检查结果、医学影像资料、药物说明书等）通过传真、邮寄及电子邮件方式提交至国家体育总局反兴奋剂中心治疗用药豁免委员会。治疗用药豁免委员会将在收到申请后21日内给予答复。

（四）申请治疗用药豁免的结果

1. 批准申请

申请人资料齐全，申请及时，经治疗用药豁免委员会专家审查后认为病情属实，申请药物或方法确实属禁用清单之列且使用合理，将批准使用，发放治疗用药豁免申请批准书。在批准书有效期内，运动员可在接受兴奋剂检查时出示批准书，则因使用该物质或方法导致的兴奋剂检测阳性结果将不被认定为违规。

2. 重新申请

申请人资料不全，治疗用药豁免委员会无法根据目前资料做出判断，将退回资料。待申请人补全资料后重新提交。

3. 允许使用

申请人申请物质或方法不属禁用清单之列，将告知不需要申请治疗性用药豁免，允许运动员使用，但请运动员注意生产厂家、生产日期并确定外包装上未注明“运动员慎用”字样。

4. 不予批准

申请人资料完全、申请及时，但治疗用药豁免委员会审查后认为使用该禁用物质或方法理由不充分，不予批准使用。如运动员擅自使用该物质或方法，后果由本人承担。

5. 开始治疗

如果治疗用药豁免申请被批准，运动员在收到相关反兴奋剂组织下发的书面批准书后才能开始治疗行为（对于急救等特殊情况可追补申请）。

6. 治疗用药豁免批准书时限

治疗用药豁免批准书到期后，运动员必须重新申请。即使是已批准的、针对慢性病症的用药，治疗用药豁免申请也仅在批准书规定的时间内有效。

如果申请使用禁用物质或方法的使用剂量、方式、频率发生变化，亦应重新申请治疗用药豁免。

申请豁免的禁用物质使用时间最多为 1 年，不能跨年，即当年申请 TUE 的禁用物质最多能批准到当年的 12 月 31 日，如第二年仍需使用，请在当年 12 月 20 日后再次提交申请。

7. 申诉

对治疗用药豁免申请审批结果有异议的运动员可以依照《世界反兴奋剂条例》和《治疗用药豁免国际标准》的有关规定，向世界反兴奋剂机构治疗用药豁免委员会申请重新审查。

七、运动员生物护照

（一）生物护照是一种间接兴奋剂检查方法

对一些因使用禁用物质或方法而波动的人体生物指标进行长期不定期的监测，通过指标的变化判断运动员是否使用了禁用物质或方法。

生物护照项目属于兴奋剂检查血检的一种类型，适用于国务院《反兴奋剂条例》及体育总局相关反兴奋剂规定，并参照世界反兴奋剂机构颁布的相关国际标准实施。

（二）生物护照检查运动员名单的确定

国家体育总局反兴奋剂中心根据项目特点、重大赛事成绩、运动员国际国内年度排名、国际单项联合会注册检查库等因素挑选运动员，制定“生物护照检查运动员名单”，并适时对该名单进行调整。该名单所列运动员将由国家体育总局反兴奋剂中心直接通知其所属单项协会和注册单位。所有列入该名单的运动员应按照《运动员行踪信息管理规定》申报行踪信息。

（三）生物护照检测结果的评估

为确保生物护照项目实施的公正性、科学性和权威性，国家体育总局反兴奋剂中心聘请医学和反兴奋剂相关专家成立生物护照评估委员会，专门负责受检运动员相关指标变化的评估，并独立、客观反馈评估意见。

（四）结果管理

运动员生物护照检测结果经国家体育总局反兴奋剂中心生物护照评估委员会评估后判定为生物护照阳性结果的，国家体育总局反兴奋剂中心将启动调查程序，要求运动员对该结果进行解释并举证。生物护照评估委员会进行审核后，国家体育总局反兴奋剂中心根据委员会评估意见判定运动员是否构成兴奋剂违规。

八、避免兴奋剂违规

运动员声称误服兴奋剂的报道时有发生。在训练、比赛、伤病治疗以及日常生活中，运动员要提高兴奋剂防范意识，避免发生误服误用或其他的兴奋剂违规行为。

（一）慎用营养品

目前市场上营养品的质量良莠不齐，我国兴奋剂检测实验室近年来检测了 1000 多种营养品，含有违禁物质的占 11% 以上。所以，一定要在规定的营养品目录内选择使用营养品。

（二）明确药物成分

运动员本人需要对进入自己体内的一切物质负责，运动员在用药时一定要明确使用的药物成分，不要自己轻易买药使用。因为有些药物可能含有违禁成分但在标签上并没有说明。

（三）治疗时应说明运动员身份

有伤病需要治疗时，要主动向医生说明自己的运动员身份，如果医生不了解有关兴奋剂的情况，要向医生介绍有关规定，在参加大赛或有条件时，应由队医陪同就医。

（四）及时申报治疗用药豁免

如因伤病需要必须使用含有禁用物质或方法的药物，要根据《运动员治疗用药豁免管理办法》及时申报治疗用药豁免，申请获得批准后运动员方可使用。

（五）到赛事指定的医疗机构就医

在参加国际大赛时，对于突发性的治疗用药，应到赛事指定的医疗机构就医，本人应保存治疗用药的处方或处方复印件以及其他医疗诊断材料。

（六）准确填写近期使用的药物和营养品

运动员接受兴奋剂检查时，应按要求认真、详细、准确地填写有关表格，特别是最近若干天内的用药和营养品的情况。用药声明有助于解释在运动员所提供样本中发现的某些物质。

如果在国外比赛，运动员或运动员的陪同人员不会用英语填写所服用的治疗药物或营养品名称，则应使用准确的汉语拼音或汉语填写药品及运动营养品名称。

（七）加强饮食管理

运动员要遵守纪律，随队集中食宿，不随便吃东西，尽量杜绝接触可能污染了违禁物质的食物。运动员还要加强自己在药品、营养品、食品饮料等方面的管理，警惕他人陷害。

（八）珍爱生命，拒绝毒品

运动员要确保不参与任何违法乱纪的活动。例如，在一个房间中有人抽吸大麻或烫吸海洛因等毒品，有可能会使在场的其他人尿检显示含有违禁物质。

（九）准确及时地申报行踪信息

运动员应按照申报行踪信息的相关规定，及时、准确地提供自己的基本信息、常规训练信息、临时训练信息、比赛计划等行踪信息。如因行踪信息不准确造成填报失败或错过兴奋剂检查，运动员、教练员和相关人员要受到相应处罚。

（十）运动员的辅助人员应熟悉反兴奋剂知识

运动员的辅助人员应了解反兴奋剂政策和规定，配合运动员兴奋剂检查工作，并利用自己对运动员的价值观和行为的影响力，以身作则，培养运动员的反兴奋剂观念。

上述内容主要参照中国反兴奋剂中心《反兴奋剂教育资格准入手册》及中国反兴奋剂中心网站内容编写，供大家参考。

思考题

1. 疲劳与运动性疲劳的区别？

2. 简述疲劳的分类。

3. 训练的不同阶段疲劳恢复可以使用何种方式？

4. 简述各种疲劳消除手段的作用机理。

5. 兴奋剂的概念是什么、种类有哪些？

6. 所有场合（赛内和赛外）都禁用的物质、方法包括哪几类？赛场内禁用物质包括哪几类？

7. 只有参加奥运会等大型赛事的运动员才会被挑选接受兴奋剂检查吗？

8. 如果兴奋剂检查官来运动员家中进行赛外兴奋剂检查，运动员是否有独处的机会？

9. 如果兴奋剂检查官没有携带相关证件，运动员是否可以拒绝接受检查？

10. 兴奋剂检查后，运动员是否能拿到检查文件的副本？

11. 替补运动员在比赛期间也有可能接受兴奋剂检查吗？

12. 食品／营养品补剂公司是否会请 WADA 检测其产品？

13. 运动员用药时怎样避免兴奋剂检测阳性？

14. 如果唯一一种可以治疗运动员伤病的药物中含有禁用物质怎么办？

15. 如果发生紧急情况，运动员没有时间或没有能力辨别药物是否含有禁用物质时，应如何处理？

16. 如果距离比赛两个星期时运动员生病了，运动员应该什么时候吃药才能使药物完全代谢掉呢？

17. 如果运动员在别的国家生病了该怎么办？

18. 运动员是否应该担心药膏、眼药水等非口服的药物会带来用药风险呢？

19. 如果运动员在不知情的情况下服用了含有违禁物质的药物后兴奋剂检查结果为阳性怎么办？

20. 什么是治疗用药豁免？

21. 批准治疗用药豁免的标准是什么？

22. 运动员应该向谁提交治疗用药豁免申请？

23. 运动员得到治疗用药豁免批准后，用药期间得到通知要接受兴奋剂检查怎么办？

24. 什么是运动员生物护照？

第六章　运动损伤及防治总论

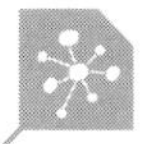

本章教学提示

本章是运动损伤的总论部分，介绍运动损伤的一般概念、分类等规律性常识，学习运动损伤的基本病理过程、现场急救和处理原则、伤后训练安排等。主要包括：

1. 运动损伤的概念、分类、发生规律、发生原因与预防原则。
2. 组织的修复与再生、急慢性损伤的病理特点。
3. 心跳呼吸停止、出血、骨折、关节脱位、休克的急救处理。
4. 开放性与闭合性损伤的处理原则，运动损伤的常用处理方法。
5. 常用绷带包扎法与运动贴布的使用。
6. 运动损伤的固定与转运方法。

第一节　运动损伤与运动员损伤

一、运动损伤的概念

运动损伤是指在体育运动过程中所发生的各种损伤。它是体育保健学的重要组成部分。

运动员损伤的发生与运动项目、训练安排、训练水平、技术动作、运动环境等多种因素有关。运动损伤对运动员造成的影响，不但可以导致运动员无法参加正常的训练和比赛，影响运动成绩的提高，致使运动寿命缩短，严重的还可以导致残疾甚至死亡，影响运动员的心理和身体健康，妨碍体育运动的正常开展。

一般来说，大多数运动损伤是可以预防的。通过对运动损伤发生的原因、特点、规律等进行研究和总结经验，采取有针对性的防治措施，就可以把运动损伤的发生率及其危害降到最低程度。

二、运动损伤的分类

对运动损伤进行合理分类有助于对损伤的机理进行了解，并有助于损伤的预防和处理。

运动损伤的分类方法很多，主要有以下几种：

（一）按照损伤的严重程度分类

以对训练的影响程度作为划分的依据。

1. 轻伤

损伤后仍然能够按照训练计划进行运动训练的，即为轻伤。

2. 中等伤

损伤后不能够按照训练计划进行运动训练，需要停止患部练习或减少患部活动，但仍可以训练，即为中等伤。

3. 重伤

损伤后完全不能进行运动训练的，即为重伤。

（二）按照损伤发生的缓急分类

1. 急性损伤

遭到一次直接暴力或间接暴力造成的损伤，即为急性损伤，如肌肉拉伤、关节韧带扭伤等。

2. 过度使用性损伤（慢性损伤）

局部过度负荷，一段时间内组织遭受多次微细损伤积累为起因而造成的局部退行性改变为过度使用性损伤，以局部功能退化为特点。

还有一部分是由于急性损伤处理不当转化而来的陈旧性损伤，其性质与过度使用性损伤近似，只是起因有所不同。如肩袖损伤，髌骨劳损等。

（三）按照损伤与运动技术及训练的关系分类

1. 运动技术伤

损伤的发生与运动技术特点及运动项目密切相关。其中多数是过度使用性损伤，由微细损伤逐渐积累而成，如网球肘、足球踝、高尔夫球肘等；少数是急性损伤，如肱骨投掷骨折、跟腱断裂等。

2. 非运动技术伤

损伤的发生与运动技术无关。多为运动中的意外伤，如擦伤、挫伤、关节扭伤等。

（四）按照损伤部位皮肤黏膜的完整性分类

1. 开放性损伤

损伤部位皮肤、黏膜的完整性遭到破坏，有伤口与外界相通。如擦伤、裂伤、切伤、刺伤、开放性骨折等。

2. 闭合性损伤

损伤部位皮肤、黏膜仍然保持完整，没有伤口与外界相通。如挫伤、韧带拉伤、肌肉拉伤、闭合性骨折、关节脱位等。

（五）按照损伤组织的种类分类

损伤哪种组织即为该种组织损伤，如肌肉与肌腱损伤、骨损伤、关节损伤、关节软骨损伤、皮肤损伤、滑囊损伤、韧带损伤、神经损伤、内脏器官损伤等。

三、运动损伤的发生规律

体育工作者和运动员如果掌握了运动损伤的发生规律，就可以采取适当的预防措施，从而降低运动损伤的发生率，这对运动损伤的预防具有重大意义。

（一）运动损伤的潜在因素

运动损伤的发生类型及发生率与运动项目密切相关。不同运动项目之所以会发生身体不同部位的损伤，主要是由下列两个潜在因素决定的。

1. 运动项目的特殊技术要求

篮球运动员容易发生髌骨劳损，这是由于篮球运动员在训练和比赛中进行防守、进攻时膝关节经常于半蹲位进行变向起动、移动、起跳等，这是篮球项目的基本技术特点。

2. 人体的生理解剖特点

损伤多发生在灵活性大、负重大的关节部位。如肩袖、膝关节等。

当这两个因素由于某种原因同时起作用时，就容易发生运动损伤。

（二）常见运动损伤及其与运动项目的关系

运动损伤的发生可因运动项目的不同而有所差别，有一定规律。对运动损伤的流行病学调查发现，不同的运动项目有其特有的损伤好发部位和专项多发病（图 6–1，图 6–2）。

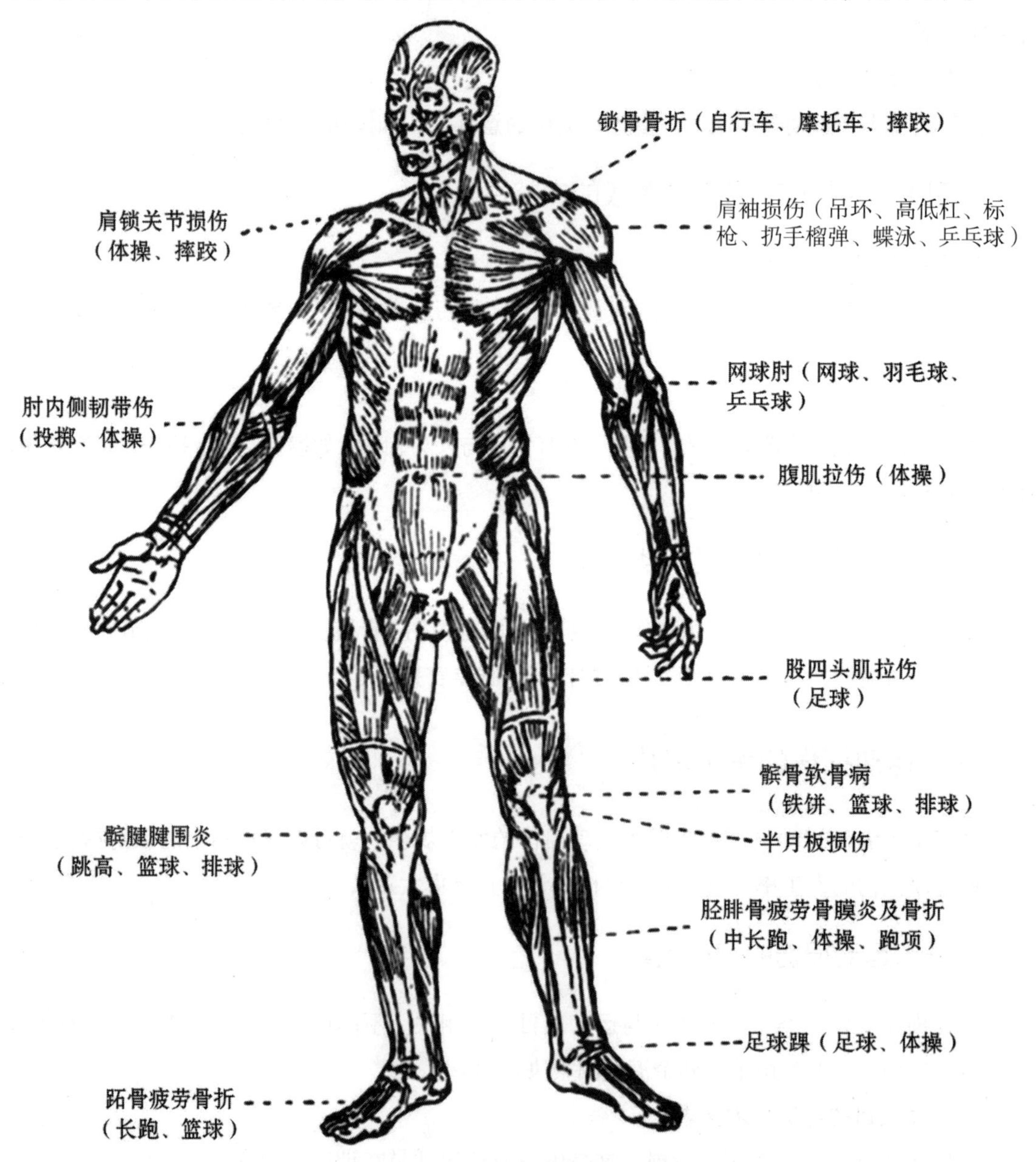

图6–1　常见运动损伤及发生规律（腹侧）

资料来源：曲绵域，等.实用运动医学[M].北京大学医学出版社，2003 .

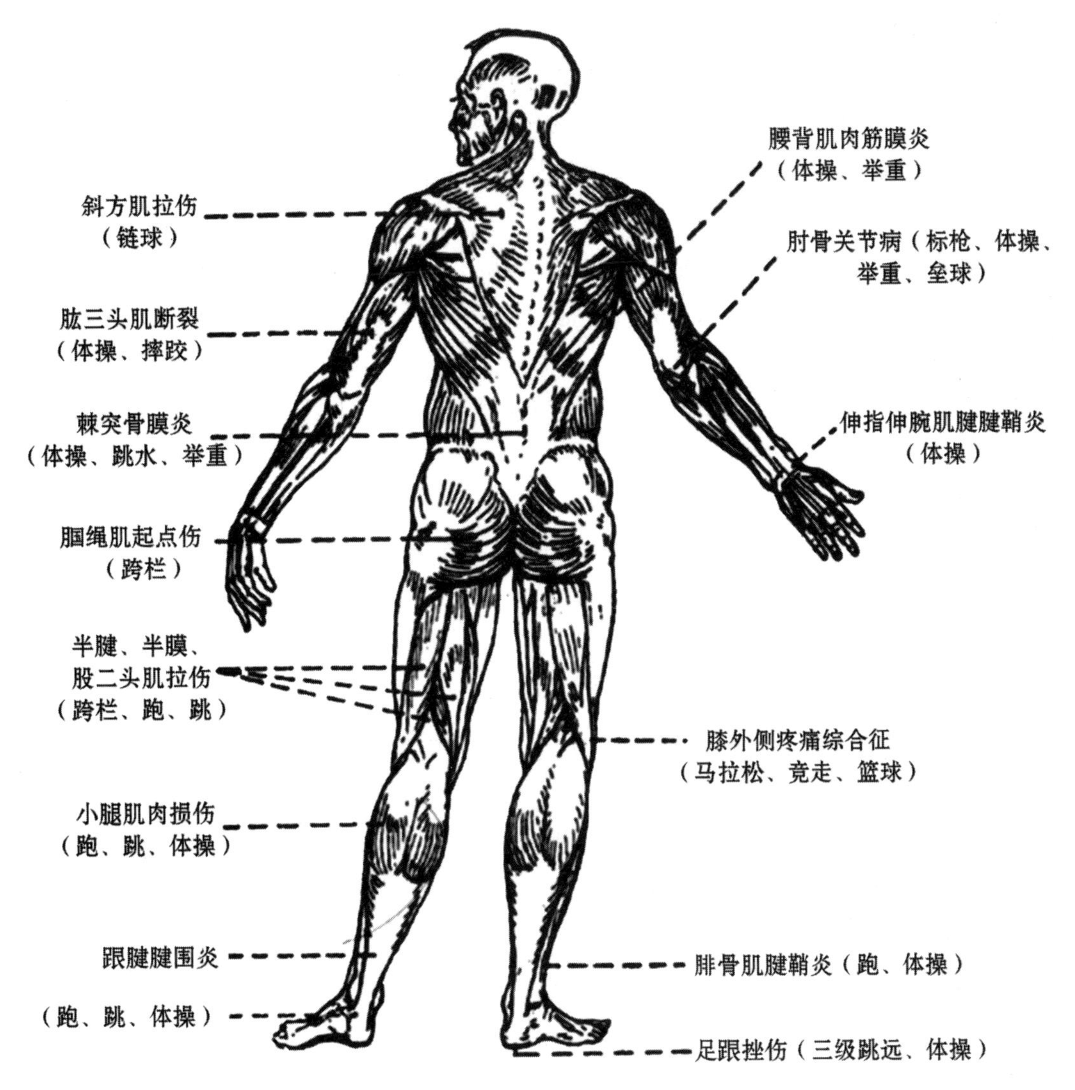

图6-2　常见运动损伤及发生规律（背侧）

资料来源：同前图。

1. 投掷

投掷运动员易伤肩、肘、腰和膝，常见肩袖损伤、肘内侧副韧带损伤、腰部肌肉筋膜炎、髌骨劳损等损伤。

2. 短跑和跨栏

短跑和跨栏运动员易发生大腿后群肌肉拉伤。

3. 体操

体操运动员易伤腰、肩、膝和腕，常见腰部肌肉筋膜炎、脊柱棘突骨膜炎和椎板骨折、肩袖损伤、肱二头肌长头肌腱腱鞘炎、髌骨劳损、膝关节半月板损伤、指屈（伸）肌腱腱鞘炎。

4. 篮球和排球

篮球运动员易伤膝、踝和手指，常见髌骨劳损、膝关节半月板和侧副韧带损伤、踝关节韧带扭伤和手指扭挫伤等损伤。排球运动员易伤肩、手指、膝、踝和腰，常见肩袖损伤、肱二头肌长头肌腱腱鞘炎、手指扭挫伤、髌骨劳损、腰部肌肉筋膜炎等损伤。

5. 足球

足球运动员的损伤多集中在下肢，易伤踝、大腿和膝，常见的损伤有踝关节扭伤、足球踝、大腿前后群肌肉拉伤和挫伤、膝关节韧带（侧副韧带和交叉韧带）及半月板损伤等。

6. 羽毛球

羽毛球运动员易伤腰、肩、膝和踝，常见腰背肌筋膜炎、肩袖损伤、髌骨劳损、踝关节扭伤、跟腱劳损等损伤。

7. 网球

网球运动员易伤腰背部、膝、肘、腕、肩和踝，常见腰背肌筋膜炎、髌骨劳损、网球肘、腕凸症、肩袖损伤、踝关节扭伤等损伤。

（三）损伤部位与常见项目的关系

相关项目损伤多发部位往往是训练中用力大、活动多的部位。

1. 肩关节

体操中的吊环、单杠、高低杠，游泳中的蝶泳、仰泳，田径中的标枪、撑杆跳高，排球，网球，羽毛球，乒乓球，棒球等。

2. 肘关节

柔道、摔跤，羽毛球，网球，田径中的标枪、铅球，排球，棒球、垒球等。

3. 膝关节

篮球，网球，羽毛球，田径中的铅球、铁饼、跳高、三级跳远，排球等。

4. 踝关节

足球，篮球，排球，网球，体操，跳远等。

5. 腰背部

排球，体操，网球，田径中的标枪、铅球、链球，游泳中的蝶泳。

四、运动损伤的基本原因

了解运动损伤的基本原因，对于运动损伤的预防有着积极的意义。运动损伤的基本原因归纳如下。

（一）准备活动不合理

准备活动不合理是造成运动损伤的主要原因。准备活动的目的是使运动系统、内脏器官、神经系统充分动员，以适应正式运动的需要。准备活动不合理的具体形式有：

（1）未做准备活动或准备活动不充分，肌肉的力量、弹性和伸展性较差。

（2）准备活动的内容与专项运动的内容结合不好。

（3）准备活动未遵守循序渐进的原则，一开始速度过快，用力过猛。

（4）未掌握好准备活动的时间，准备活动距离正式训练或比赛时间过长或过短。

（二）训练水平不够

青少年、未经过系统训练的运动员，由于其专项技术、身体素质和心理素质训练较低，应对能力不够，容易发生一些意外损伤。

（1）技术动作不正确，用力不合理：如投掷标枪时的“撇枪”，提拉杠铃时远离身体。

（2）身体素质差：如肌肉力量差、柔韧性差、动作不协调，反应迟缓而发生损伤。

（3）技、战术水平低：如耐力运动中的体力分配不当、超越的时间和地点选择不合理。

（4）心理素质差：如运动时精力不集中、轻视对手、过度放松或者紧张导致的动作变形等。

（三）运动员的生理状态不良

多见于睡眠不好、疲劳，患病受伤或伤病初愈等情况。这时，运动员的肌肉力量、动作的准确性和机体的协调性明显下降，机体的反应迟钝，容易出现运动技术错误致使损伤发生。

（四）局部训练负荷过大

（1）训练课内容过多、时间过长、密度过大，训练负荷超出机体承受能力。

（2）训练后没有给予足够的恢复时间，训练产生的微细损伤没有获得足够的恢复时间，微细损伤的积累导致损伤发生。

（3）训练课内容安排不合理，导致局部负担量过重而发生损伤。例如，一堂训练课下肢跳跃及负重练习过多；为掌握一个新动作而反复练习。

（五）缺乏对运动员的医务监督和必要的保护

（1）运动员在疲劳、生病情况下参加运动训练或比赛。

（2）训练中的保护不到位、自我保护能力差、护具使用不合理。

（3）不重视运动员身体或者局部反应，未及时通过改变训练计划来避免损伤发生。

（六）对运动损伤的预防重视不足

（1）教练员、运动员对预防运动损伤缺乏必要的认识。

（2）思想麻痹，平时不重视对运动员进行安全教育。

（3）对本项目常见损伤未认真分析原因，总结经验教训。

（七）场地、器材、服装不符合卫生要求

（1）运动场馆光线不符合要求，通风差。

（2）运动场地不平整、有小碎石。

（3）运动场地过硬、太滑；沙坑没掘松或有小石头、坑沿太高、踏跳板与地面不平齐。

（4）运动器械维护不良或年久失修，表面不光滑或有裂缝；单双杠固定不牢固。

（5）摩托车、汽车、冰球比赛时保护用具的损坏。

（6）运动服装、鞋袜大小不适等都是导致运动损伤的因素。

（八）气候因素不佳

（1）气温过高容易导致大量出汗，加速疲劳出现，增加损伤意外发生的概率。

（2）气温过低时肌肉的活动能力、弹性、耐力大大降低。

（3）光线不足，能见度差，易使兴奋性降低和反应迟钝，导致运动损伤的发生。

五、运动损伤的预防原则

预防是减少运动损伤发生的最根本的方法。运动员要对预防运动损伤的意义有充分的认识，认真总结经验教训，做好运动损伤的预防工作，最大限度地避免或减少运动损伤的发生。

（一）认真做好准备活动

（1）准备活动的内容要具有针对性，既要有一般性的准备活动，也要有专门性的准备活动，结合训练和比赛的内容来确定。

（2）对于训练和比赛中负荷较大和容易受伤的部位，应重点做好准备活动。

（3）准备活动的时间和量应根据项目特点、运动员的个体情况、气候条件、训练和比赛的情况而定，准备活动的量通常以身体发热，微微出汗为宜。

（二）提高体能和技、战术水平

（1）加强体能训练，不断提高一般素质（力量、速度、耐力和灵敏）和专项能力。

（2）纠正错误动作，提高技、战术水平，降低训练和比赛中犯错误导致损伤的概率。

（3）针对项目特点，加强易伤部位及薄弱环节的训练，预防损伤的发生。

（三）加强运动训练中的保护

（1）结合专项特点、运动员水平，合理安排保护方法和设施。

（2）运动员也应学会自我保护的方法。例如，当重心不稳时如何落地，跌倒时手臂尽可能不要撑地；自高处摔下或落地时必须双腿屈膝并拢，增强缓冲，减少损伤膝关节与踝关节

的机会。

（3）学会正确使用保护支持带，以减少损伤的发生。合理使用护具、贴扎等保护手段。

（4）正确使用合格的护具，如护肘、护膝、头盔、护齿等。

（四）制订合理的训练计划

（1）制订训练计划要符合队员情况和训练原则，防止运动量过大和局部负担量过大。

（2）合理安排每次训练课中的负荷分布，保证机体有一个合理的适应和恢复过程。

（五）加强医务监督工作

1. 加强运动员的医务监督工作

（1）机能状况监控。通过定期检查加强对训练过程的监控，早期发现运动员的各种伤病，与教练员配合给予及时处理及合理安排训练。

（2）加强自我监督。运动员应重视和掌握自我监督的方法，通过记录和反馈，让教练员、科研人员掌握其身体反应，及时采取措施，减少伤病的发生。

2. 加强对场地、器材、服装的管理和维护

对训练和比赛场地、器材要定期进行检查和维护，保证安全，消除损伤隐患。对有安全隐患的或已损坏的场地、器械要及时检查、维修。

注意运动员训练服装设计、质地是否符合要求。注意运动服装的卫生要求，禁止穿着不合适的服装和鞋子参加运动。

（六）加强运动损伤预防的思想教育

加强对教练员和运动员预防运动损伤意义的认识及知识的宣传教育，建立多数运动损伤只要重视就可以避免或者预防的理念。

第二节　损伤的基本病理

一、人体组织的修复与再生

修复是指损伤造成机体部分细胞和组织丧失后，机体对所形成的缺损进行修补恢复的过程。

修复有两种不同的形式：完全再生（完全恢复原有形态和功能）和不完全再生（不能完全恢复原有形态和功能）。不同组织的再生能力不同，修复方式也不同，在多数情况下，由于损伤往往涉及多种组织，故上述两种修复过程常同时存在。

（一）完全再生

损伤发生后形成的组织缺损由损伤周围的同种细胞分裂增生来修复，称为再生。如果再生的组织在结构和功能上与原来的组织完全相同，则称为完全再生。

损伤后能否完全再生取决于组织本身再生能力的强弱。人体内各种组织的再生能力差异较大，其中，结缔组织、小血管、皮肤、黏膜、骨等组织的再生能力较强。

（二）不完全再生

损伤发生后形成的组织缺损由纤维结缔组织来修复，又称为纤维性修复。当再生能力弱或缺乏再生能力的组织发生缺损时，不能完全由结构和功能相同的组织来修复，而是由肉芽组织填补缺损，以后形成瘢痕，因而也称为瘢痕修复。

肌肉、韧带、肌腱损伤再生能力较差，其修复为不完全修复；神经细胞、软骨缺乏再生能力，损伤后只能进行不完全修复或者不能修复。

1. 肉芽组织的结构

肉芽组织是由邻近的健康组织生成，主要由新生的毛细血管和成纤维细胞组成（图 6–3），其中含有丰富的巨噬细胞、一些中性粒细胞和淋巴细胞；外观表现为鲜红色，颗粒状，柔软湿润，形似鲜嫩的肉芽，故名肉芽组织。肉芽组织中的巨噬细胞和中性粒细胞能够吞噬细菌和组织碎片、分解坏死组织，是多数运动损伤修复中的必经过程。

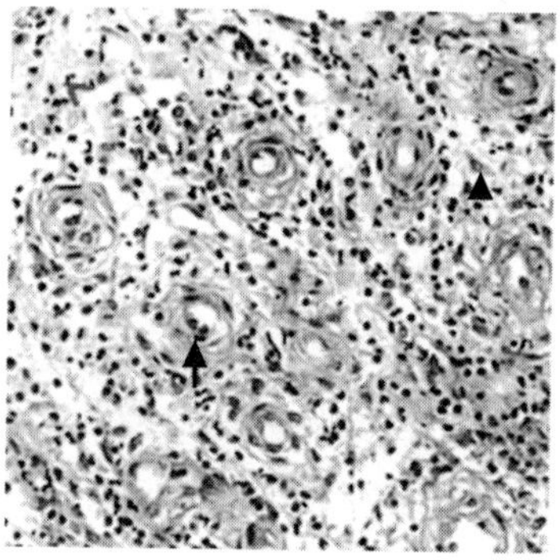

图6–3　肉芽组织结构

（↑：毛细血管；▲：成纤维细胞）

2. 肉芽组织的结局

肉芽组织增生—替代、填补组织缺损—毛细血管和成纤维细胞减少，胶原纤维增多—瘢痕组织（外观呈白色，质地坚韧且缺乏弹性）。

（三）影响修复的因素

损伤的程度、组织的再生能力、伤口有无坏死组织和异物、有无感染等因素决定修复的方式、愈合的时间及疤痕的大小。影响修复的因素包括全身因素和局部因素两方面。

1. 全身因素

（1）年龄

儿童、青少年的组织再生能力强，损伤愈合快；老年人则相反，组织再生能力差，损伤愈合慢。

（2）营养

严重的蛋白质缺乏，尤其是蛋氨酸和胱氨酸缺乏，将影响肉芽组织和胶原纤维的形成；维生素 C 缺乏也会影响胶原纤维的形成，导致损伤愈合减慢。此外，微量元素中的锌对损伤愈合也有重要作用。

2. 局部因素

（1）感染

感染将严重影响损伤组织的修复。因为感染可产生大量渗出物，增加局部伤口的张力，使正在愈合的伤口或已缝合的伤口裂开，妨碍伤口愈合；感染还可能引起组织坏死，加重局部组织损伤。

（2）局部血液循环

良好的局部血液循环不仅可以保证组织修复所需的氧和营养，还有利于坏死组织的吸收。因此，局部血液供应良好时，有利于组织修复。如果损伤局部包扎过紧、有动脉硬化等问题，都会影响局部的血液供应而妨碍组织修复。

（3）坏死组织

损伤部位的坏死组织清除后，新生的组织才能健康生长。过多的坏死组织必然会延长组织的愈合过程，也有利于感染的发生。

（4）异物

砂粒、泥屑等异物常常带有大量细菌，可妨碍组织的修复并容易引起感染，影响伤口的愈合。异物对伤口愈合的影响取决于该异物的大小、性质以及是否能被吸收。

（四）骨折愈合

骨的再生能力很强，一般来说，单纯外伤性骨折经过良好复位后，几个月内，就可以完全愈合，恢复正常的结构和功能。

骨折的愈合过程可以分为以下四个阶段（图 6-4）。

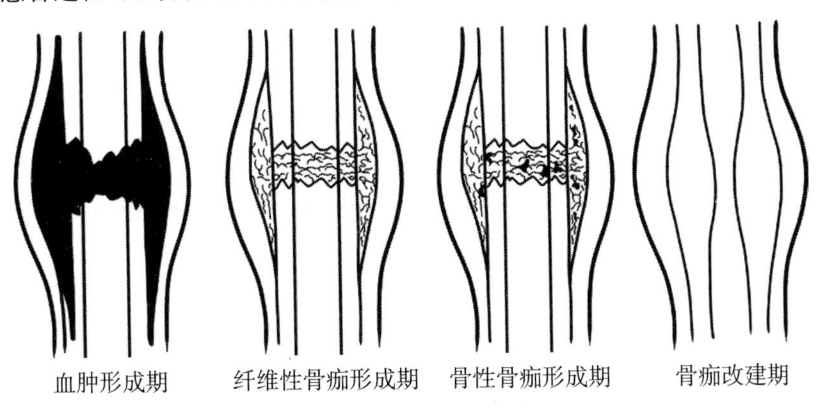

图6-4　骨折愈合模式

1. 血肿形成期

骨组织和骨髓都有丰富的血管，骨折时，血管破裂出血，填充在骨折的两端及其周围，形成血肿，数小时之后血肿发生凝固，同时常出现轻度的炎症反应。

2. 纤维骨痂形成期

骨折后的 2 ～ 3 天，血肿开始逐渐由肉芽组织取代，继而发生纤维化形成纤维性骨痂，将骨折的两断端连接在一起，肉眼可见骨折局部呈梭形肿胀。此期约 2 ～ 3 周。

3. 骨性骨痂形成期

在纤维性骨痂的基础上逐渐分化出骨母细胞，骨母细胞合成和分泌骨基质，沉积在细胞之间，形成类骨组织，以后骨母细胞发育成熟成为骨细胞，骨基质钙化，形成骨性骨痂。此期约 4 ～ 8 周。此时骨折的两断端已经牢固地结合在一起，并且有支持负重功能，但骨小梁的排列比较疏松，所以仍然比正常骨脆弱。

4. 骨痂改建期

根据功能需要，在应力的作用下，骨性骨痂进行改建。在破骨细胞和成骨细胞的协调作用下，多余的骨痂逐渐被吸收而清除，不足部分长出新的骨痂，骨小梁逐渐恢复正常的排列结构，骨髓腔重新贯通，最后完全恢复正常骨的结构和功能。

二、急性损伤的愈合

急性损伤是由一次暴力造成。运动员在发生急性损伤后可以清楚地描述损伤的时间、地点和损伤动作。

急性闭合性软组织损伤多由暴力撞击或过度牵拉、超范围活动所导致，如挫伤、肌肉拉伤、急性腰扭伤、关节扭伤等。急性闭合性软组织损伤发病急，病程较短，病理变化和征象都比较明显，病理过程可以分为三个阶段：①急性炎症阶段；②组织再生阶段；③重建阶段（图 6–5）。

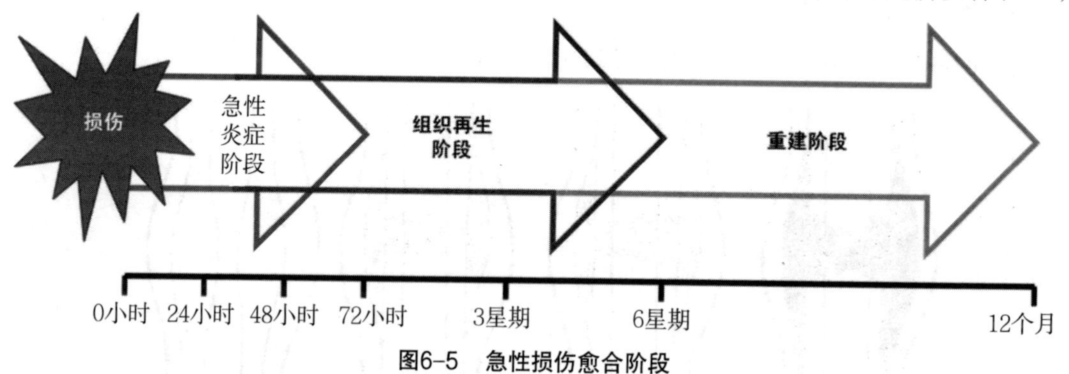

图6–5 急性损伤愈合阶段

（一）急性炎症阶段

急性闭合性软组织损伤发生后的 24 ～ 72 小时为急性炎症阶段，这一阶段持续时间的长短，根据受伤严重程度的不同而不同。

1. 损伤改变

软组织损伤发生后，局部组织有撕裂或断裂，组织细胞遭到破坏，组织内的小血管受损，破裂、出血，形成组织内血肿，损伤后数小时局部即出现明显的炎症反应。

2. 渗出和肿胀

局部损伤后小血管有短时间的收缩，然后转为扩张，局部血流加快，血流量增加，因而损伤局部温度上升，并发红。由于损伤局部小血管壁的通透性增高，血管内的液体、蛋白质和血细胞通过血管壁逸出到血管外，形成渗出物，并导致组织水肿。充血、出血和渗出致使损伤局部出现肿胀。

3. 疼痛

炎症反应释放的化学物质和局部肿胀，刺激、压迫或牵拉神经末梢而引起疼痛。

4. 功能障碍

由于组织损伤、肿胀、疼痛及因之发生的肌肉保护性痉挛等，损伤局部出现功能障碍。

上述急性炎症的病理变化在体表表现为红、肿、热、痛和功能障碍。这一阶段不应进行热敷、运动这类可能加速出血、渗出的处理。

（二）组织再生阶段

急性闭合性软组织损伤发生 24 ～ 72 小时后为组织再生阶段。根据伤情的轻重不同，这一阶段的时间持续到伤后 6 星期左右。这一阶段受伤部位的出血已经停止，急性炎症逐渐消退，但仍有淤血和肿胀，组织正在修复。

1. 肉芽形成

组织损伤后，伤口中的血液和渗出液很快就凝固，形成凝块。同时，渗出的白细胞逐渐将坏死组织清除。伤后 48 小时左右，创口周围开始形成主要由新生毛细血管和成纤维细胞组成的肉芽组织，逐渐向凝块内伸入并将其吸收。

2. 机化

肉芽组织中的血管逐渐消失，成纤维细胞成熟为胶原纤维，形成瘢痕连接，完成组织修复的初步连接过程。再生能力好的上皮、骨等组织通过邻近的健康细胞分裂形成新的细胞和组织，逐渐代替瘢痕组织，最终完成完全再生。

对运动员来说，此阶段是一危险时期，因为疼痛的消退可能会诱使受伤的运动员（或教练员）在损伤未完全恢复之前重返训练和比赛。但是并非让伤员休息时间越长越好，因为组织功能的重建需要应力的作用。

（三）重建阶段

1. 症状基本消失，功能尚未恢复

这一阶段损伤部位征象已经基本消失，但损伤部位的功能尚未完全恢复，运动时仍感不适、酸软无力。有些严重的病例，可因粘连或瘢痕收缩而出现伤部僵硬、活动受限等情况。

2. 结构重建及功能恢复

这一阶段的病理学变化以组织重建为特点，是完成结构重建和功能恢复的过程。在此阶段中，主要发生的是组织结构的改建和排列结构的恢复。根据伤情的轻重不同，这一阶段的持续时间可从伤后 3 星期持续到 12 个月不等。这一阶段需要通过一定强度的应力刺激来促进重建过程。

三、过度使用性损伤的特点

过度使用性损伤的运动员常常无法说明损伤发生的确切时间和损伤动作。

（一）原因

（1）来自急性损伤处理不当或是微细损伤发生后没有获得充分的恢复时间。

（2）反复微细损伤的不断积累。

（二）损伤原理

当软组织受到牵拉力、压力或摩擦时可以引起微细损伤，部分细胞遭到破坏并超出机体正常修复能力，产生反应性炎症或非典型炎症。反复的微细损伤刺激不断形成微小瘢痕，不断积累而最终导致功能退化。

（三）特点

由于是微细损伤，运动员多无不良感觉，或仅是局部有酸胀感，因而常常被忽视。运动员仍然继续进行训练，这时的运动负荷对正常组织来说是生理性的，但对受伤尚未修复的组织来说，却是超负荷的，因而容易引起再次微细损伤。如此不断重复，微细损伤便因不断积累而加重，逐渐形成明显损伤。

（四）病理改变

慢性闭合性软组织损伤发生后，进行检查时可发现：

（1）瘢痕修复使受伤部位组织弹性较差，有硬结或局部发硬、变厚。

（2）运动员自感伤部酸胀、疼痛，准备活动后症状往往消失，但训练结束后又出现疼痛。

（3）如果血管损害严重，管腔变窄，影响血液循环，造成局部缺血，则损伤局部温度下降。这时运动员除疼痛加重外，还有局部发凉的感觉。

第三节　运动损伤的急救

运动损伤的急救，是在运动现场对受伤的运动员采取及时有效的急救处理，这样不仅能够挽救伤员的生命，减轻伤员的痛苦和预防并发症，而且可以为进一步的治疗和康复创造良好的条件。

一、心跳呼吸停止的急救

运动中发生某些意外情况，导致运动员发生严重创伤、大出血、溺水等，都有可能出现心跳和呼吸骤然停止，这时如果不及时抢救，伤员就会有生命危险。

在各个器官中，大脑对缺血缺氧最为敏感，一般在血液循环停止 4 ~ 6 分钟后大脑就会发生不可逆的损伤。因此，对心跳、呼吸骤停的伤员应尽早开始进行心肺复苏术，以挽救生命和减少并发症。

现场心肺复苏术（cardio pulmonary resuscitation，CPR）包括胸外心脏按压和人工呼吸，主要通过徒手操作来进行，在损伤现场易于实施，而且已经被证实是一种极为有效的方法。传统的心肺复苏术的程序包括 A–B–C 三个步骤：A 代表畅通呼吸道（airway），B 代表人工呼吸（breathing），C 代表人工循环（circulation）。2010 年美国心脏协会心肺复苏指南将心肺复苏术的程序进行了根本性的改变，将以往的 A–B–C 更改为 C–A–B（人工循环—畅通呼吸道—人工呼吸）（此变化针对的是非溺水人员，溺水人员的心肺复苏程序复苏程序仍为 A–B–C）。这样可以对心跳、呼吸骤停的伤员立即开始实施心肺复苏，减少了部分人由于不愿意对陌生人进行人工呼吸而不进行施救，或因寻找纸巾、纱布等而延误开始急救的过程。

（一）现场检查

胸外心脏按压是通过按压胸骨下段而间接压迫心脏，使血液流入大动脉，建立有效的大小循环，为心脏自主节律的恢复创造条件。

1. 确认现场安全

观察现场是否可以安全等到急救人员赶到，如果否，就需要将运动员移动到安全的地方。

2. 判断意识

发现昏迷倒地的伤员后，应首先判断伤员是否有意识丧失，轻拍伤员的肩部并高声呼叫：“喂，你怎么啦？”（图 6–6）。若无反应，即可做出意识丧失的判断。此时可立即向周围呼救，并打 120 急救电话。

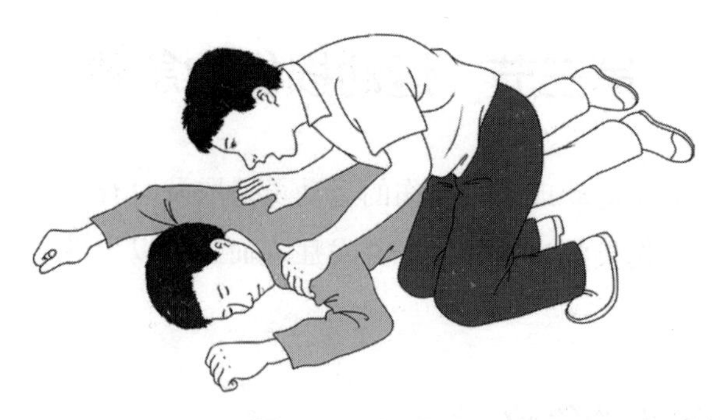

图6-6　判断意识

3. 改变体位

在保证生命安全的前提下（没有脊柱损伤），将伤员放置成复苏体位，即伤员仰卧，头、颈、躯干平直无扭曲，双手放于躯干两侧。

4. 检查脉搏

接着抢救者一手的食指及中指指尖轻轻触及气管正中部位（男子可先触及喉结），然后向旁边滑移 2 ~ 3 厘米，在气管旁软组织处（相当于气管和胸锁乳突肌之间）轻轻触摸颈动脉搏动，应在 10 秒内完成。若无脉搏跳动，即可判断为没有脉搏。

经过上述两步，即可以判断伤员心脏骤停。此时，应立即实施胸外心脏按压。

（二）胸外心脏按压

1. 确定按压位置

伤员平卧于硬板床或地上，抢救者蹲（或跪）于伤员一侧，一只手掌根置于伤员胸骨中下 1 / 3 的交界处（两乳头连线与胸骨的交界处即为按压部位），另一只手掌根重叠放于前一只手的手背上，双手手指交叉紧扣，下面的手指抬起，不要接触胸壁。

2. 用力方法

抢救者双臂伸直，双肩在伤员胸骨正上方，依靠自身的重量向脊柱方向有节律地按压，然后立即放松，使胸壁回弹，但双手不离开胸壁以保持按压位置不变，如此反复操作（图 6–7）。

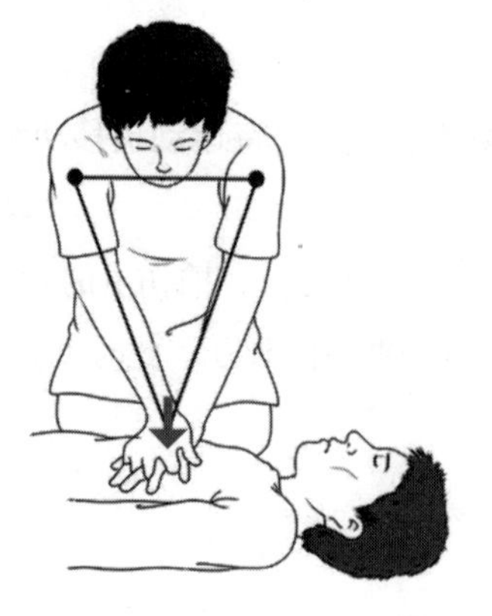

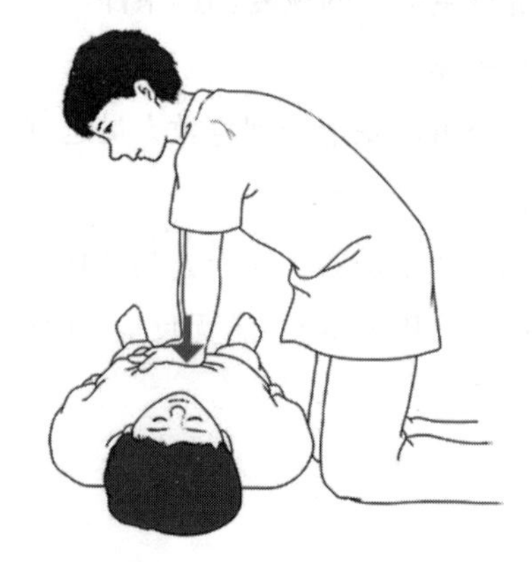

图6–7　胸外心脏按压

3. 按压频率

成年人每次按压的深度为 5 ～ 6 厘米，按压频率为 100 ～ 120 次 / 分，每次按压后应保证胸壁充分回弹。应尽可能减少对胸外按压的中断，如果不得不中断按压，则尽可能将中断控制在 10 秒以内。

（三）实施胸外心脏按压的注意事项

（1）判断有无脉搏时，应触摸一侧颈动脉，并且触摸颈动脉不能用力过大，以免颈动脉受压妨碍头部供血，检查时间不能超过 10 秒。

（2）实施胸外心脏按压时，按压部位是胸骨中下 1 / 3 的交界处（不可压迫剑突）；手指不应压在胸壁上，否则易造成肋骨骨折。

（3）胸外心脏按压时用力要平稳，要有规律地进行，不可忽快忽慢，禁止做冲击式按压。

（4）按压放松时手掌根部不可离开胸壁。

（四）人工呼吸

人工呼吸是借助人工方法进行的一种被动呼吸，借此来维持气体交换，以改善机体的缺氧状态，并排出二氧化碳，为重新恢复自主呼吸创造条件。在损伤现场，常用的是口对口人工呼吸。

1. 口对口人工呼吸的方法

（1）打开气道：实施人工呼吸之前首先要畅通呼吸道，常采用仰头举颌法。

伤员仰卧位，松开其衣领、腰带、胸腹部衣服，抢救者一只手置于伤员的前额，用力下压，使其头部后仰，另一只手的食指与中指置于下颌骨近下颌角处，抬起下颌，使头尽量后仰，保持呼吸道通畅（图 6–8）。

（2）清除口腔内的异物和分泌物。

（3）检查呼吸：抢救者可将耳贴近伤员的口和鼻，并观察伤员的胸腹部，通过“一看二听三感觉”的方法来判断呼吸是否存在：一看伤员胸部或上腹部是否有呼吸起伏，二听伤员口鼻有无呼吸声，三感觉有无气体吹拂面颊部。检查时间不能超过 10 秒。如果都无反应，则可以判断伤员已无自主呼吸。此时，应立即实施口对口人工呼吸。

（4）吹气：抢救者正常呼吸，用置于伤员前额手的拇指与食指捏住伤员的鼻翼，将鼻孔捏闭，然后抢救者用口唇罩住伤员的口唇部（如有条件，可使用保护隔膜或纸巾、毛巾），将气吹入伤员口中（图 6–9）。

（5）呼气：吹气完毕后，抢救者将口移开，放开鼻孔让伤员呼气。然后再按上述步骤进行下一次吹气，如此反复操作。

（6）吹气频率：10 ～ 12 次 / 分，大约每 5 ～ 6 秒吹气一次，每次吹气量约 500 ～ 600 毫升。

（7）抢救者每次吹气时间为 1 ～ 1.5 秒，吹气时应同时观察伤员胸廓有无起伏，有起伏表明人工呼吸有效。

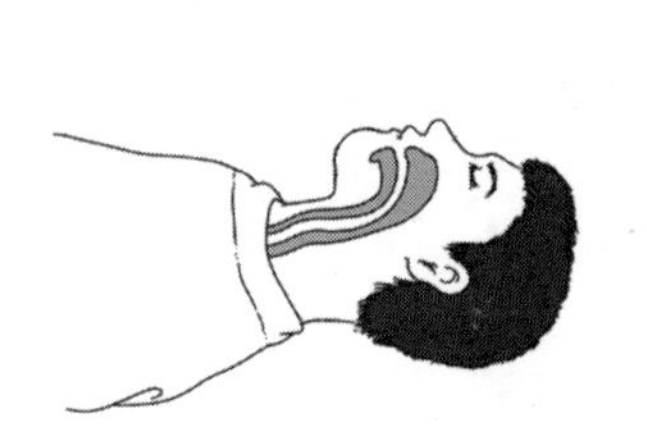
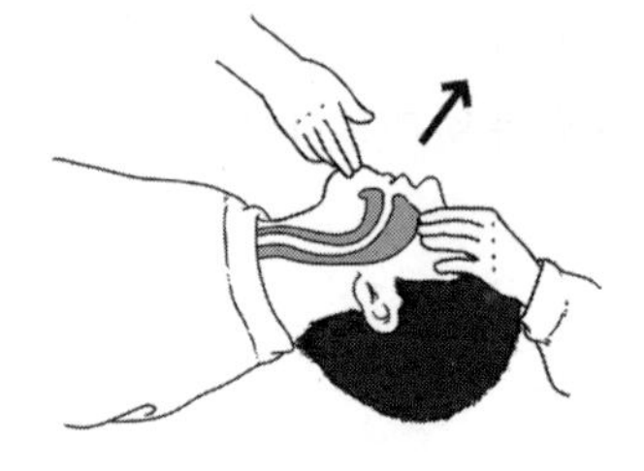

图6-8　打开气道

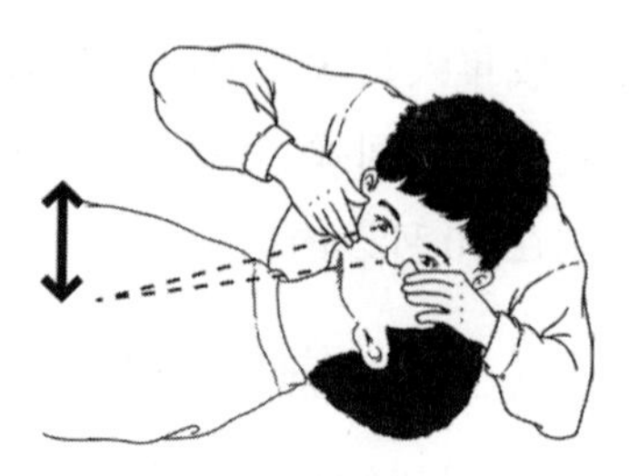

图6-9　人工呼吸

2. 实施人工呼吸的注意事项

（1）注意手指不要压迫颌下软组织，以防呼吸道受压；此外也应注意手指不要压迫下颌，否则易使口腔闭合而影响人工呼吸的操作。

（2）实施口对口人工呼吸时，应注意每次吹气不要太快，每次吹气量不要过大，以免引起胃胀气导致膈肌上抬，使肺的顺应性下降，或引起胃内容物反流而造成误吸。此外，实施口对口人工呼吸过程中应注意保持伤员的呼吸道畅通。

（五）心肺复苏

心肺复苏是将胸外挤压和人工呼吸结合进行，针对心跳、呼吸均停止的人。

1. 单人和双人心肺复苏方法

对于心跳、呼吸都停止的伤员，应进行胸外心脏按压和口对口人工呼吸。

（1）单人心肺复苏

如果现场只有 1 名抢救者，遵循上述步骤，应先进行 30 次胸外心脏按压，然后再进行 2 次口对口人工呼吸，即按压与吹气频率的比例是 30 ： 2。抢救者在做胸外心脏按压时应唱数（1001、1002、1003、1004 …… 1030）。如此反复进行，直至专业医务人员赶到或伤员恢复心跳和自主呼吸。

（2）双人心肺复苏

如果现场有两名抢救者，遵循上述步骤，一名抢救者进行胸外心脏按压，另一名抢救者进行口对口人工呼吸，按压与吹气频率的比例也是 30 ： 2。抢救者在做胸外心脏按压时应唱数（1001、1002、1003、1004 …… 1030），30 次胸外心脏按压一结束，另 1 名抢救者即进行 2 次口对口人工呼吸。每个周期为 5 组（30 ： 2 重复 5 次），时间大致为 2 分钟，2 名抢救者每 2 分钟交换一次职责，避免因疲劳而降低按压质量。如此反复进行，直至专业医务人员赶到或伤员恢复心跳和自主呼吸。

2. 现场心肺复苏有效的指征

现场心肺复苏是否有效，是否需要继续进行心肺复苏，应根据以下指征来判断。

（1）伤员面色、口唇、皮肤、指甲床等颜色转为红润。

（2）颈动脉搏动恢复。

（3）扩大的瞳孔逐渐缩小。

（4）呼吸改善或出现自主呼吸。

（5）神志逐渐恢复，有眼球活动。

当伤员出现明显的生命体征，如恢复心跳和自主呼吸，或专业医务人员赶到现场，这时抢救者可停止心肺复苏，或转交给专业医务人员继续进行。

二、出血与止血

出血是指由各种原因引起的心脏或血管破裂后血液流出的现象。出血在运动损伤中较为常见，过多的出血可引起休克，直接威胁伤员的生命。

（一）出血的分类

1. 按照血液的流向分类

根据血液的流向，出血可以分为外出血和内出血两种。

（1）外出血

体表有伤口，可以见到血液从伤口流到体外的出血。这种出血比较容易被发现。

（2）内出血

体表没有伤口，血液流向皮下组织、肌肉组织，形成淤血或血肿；流向体腔（胸腔、腹腔、关节腔）或管腔（消化道、呼吸道）等部位，形成积血的出血。流入体腔或管腔的内出血，由于不易发现，容易发展成大出血，因而危险性很大。

2. 按照损伤的血管分类

根据损伤的血管，出血可以分为动脉出血、静脉出血、毛细血管出血三种。

（1）动脉出血

动脉出血即动脉血管损伤导致的出血，表现为血液呈喷射状流出，血色鲜红，出血量大，出血速度快，危险性较大，可因失血过多引起休克而危及生命。

（2）静脉出血

静脉出血即静脉血管损伤导致的出血，表现为血液缓慢不断地流出，血色暗红，出血量较大，危险性小于动脉出血，但如果不及时止血也会导致休克的发生。

（3）毛细血管出血

毛细血管出血即毛细血管损伤导致的出血，表现为血液从伤口渗出，血色鲜红，出血常可自行凝固成血痂，基本没有危险。

一般损伤后见到的出血，多为混合性出血，单纯的动脉、静脉出血较为少见。

（二）常用的止血方法

在损伤现场，及时有效的止血非常重要，可以防止休克的发生，挽救伤员的生命。常用的止血方法有以下几种：

1. 加压包扎止血法

有条件时可用消毒纱布或干净毛巾、布块等覆盖于伤口表面，再用绷带或三角巾加压包扎，使局部的血管在外部压力的作用下闭合，达到止血的目的。当伤口比较小时，如切伤，也可以采用手指按压方式止血。这种止血法主要用于四肢、头颈、躯干等体表血管出血的止血，尤其是小静脉和毛细血管出血时。

2. 指压止血法

这种止血法主要用于头部和四肢动脉出血的止血。用手指压迫出血动脉的近心端到邻近的骨面上，使动脉闭合，阻断血流，从而达到迅速止血的目的。这是一种快速简便的止血方法，缺点是因手指疲劳止血不易持久。常用指压止血的部位有（图 6–10）：

（1）颞浅动脉

压迫止血点在耳屏前方，用拇指摸到颞浅动脉的搏动后，将此动脉压在颞骨上。此方法用于同侧头部额、颞部出血的临时止血。

（2）面动脉

压迫止血点在下颌角前约 1.5 厘米处，用拇指摸到面动脉的搏动后，将此动脉压在下颌骨上。此方法用于同侧眼以下面部出血的临时止血。

（3）锁骨下动脉

压迫止血点在锁骨中点上方的锁骨上窝处，用拇指摸到锁骨下动脉的搏动后，将此动脉向下压在第一肋骨上。此方法用于同侧肩部和上臂出血的临时止血。

（4）肱动脉

压迫止血点在肱二头肌内侧沟处，用拇指摸到肱动脉的搏动后，将此动脉压在肱骨上。用于同侧前臂和手部出血的临时止血。

（5）指动脉

压迫止血点在第一指节根部两侧，用拇指和食指相对夹压。此方法用于手指出血的临时止血。

（6）股动脉

压迫止血点在腹股沟中点处，用拇指摸到股动脉的搏动后，用两拇指重叠将此动脉压在股骨上。此方法用于同侧大腿和小腿出血的临时止血。

（7）胫前和胫后动脉

压迫止血点在足背横纹的中点（胫前动脉）和内踝与跟骨之间（胫后动脉），用两手的拇指摸到胫前和胫后动脉的搏动后，同时将两条动脉压在相应骨面上。此方法用于同侧足部出血的临时止血。

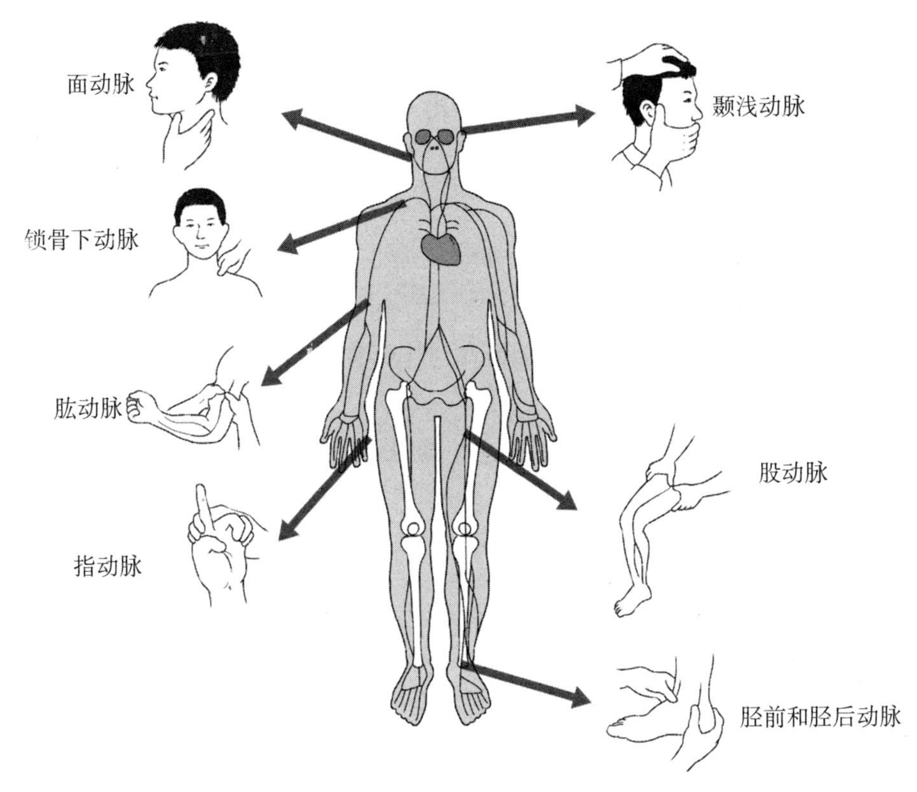

图6-10　常用指压止血的部位及方法

3. 屈肢加压止血法

这种止血法主要用于无骨折和关节脱位的前臂和小腿出血的止血。当前臂、手或小腿、足出血时，可将棉垫或绷带卷置于伤员的肘窝或腘窝（膝关节后方）处，然后尽力屈曲肘关节或膝关节，并用绷带以“8”字形缠绕的方式将屈曲的肢体固定，进而达到止血的目的（图6-11）。

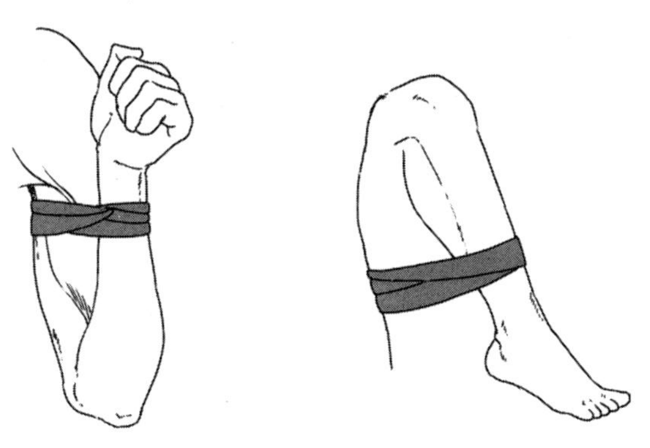

图6-11　屈肢加压止血法

三、骨折

骨和骨小梁的完整性和连续性中断称为骨折。

（一）骨折的分类

1. 按照骨折部位皮肤黏膜的完整性分类

（1）闭合性骨折

骨折部位皮肤、黏膜保持完整，骨折断端与外界不相通的骨折。

（2）开放性骨折

骨折部位皮肤、黏膜破裂，骨折断端与外界相通的骨折。这种骨折较易感染，引发骨髓炎或败血症。

2. 按照骨折线的方向和形态分类

（1）横行骨折

骨折线为横行。

（2）斜行骨折

骨折线有不同程度的倾斜。

（3）螺旋形骨折

骨折线呈斜行螺旋状。

（4）粉碎性骨折

骨质碎裂成 3 块以上的骨折（图 6–12）。

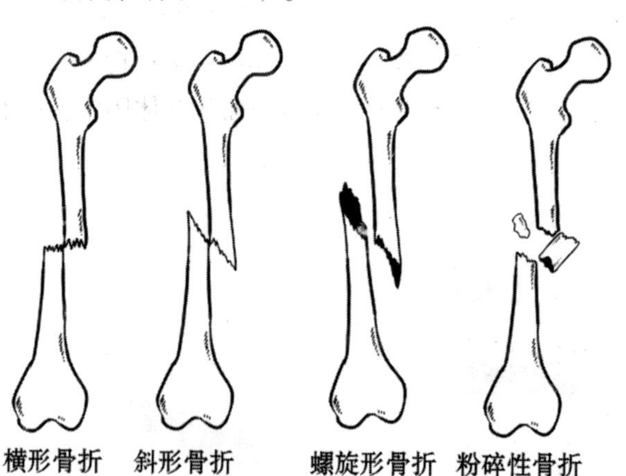

图6–12 按照骨折线的方向和形态分类

3. 按照骨折的程度分类

（1）不完全骨折

骨的完整性和连续性部分中断的骨折。如颅骨的裂缝骨折、儿童中常见的青枝骨折、运动员的疲劳性骨折等。

（2）完全骨折

骨的完整性和连续性全部中断的骨折。如横形、斜形、螺旋形、粉碎性骨折等。

（二）骨折的原因

1. 直接暴力

暴力直接作用于骨骼的某一部位，导致该部位发生的骨折。例如，足球运动中运动员铲球时导致对方球员胫骨或腓骨骨折。

2. 间接暴力

暴力作用部位以外的部位发生骨折。例如，运动员在运动中不慎摔倒，习惯性地用手撑地，暴力沿着手部向前臂、上臂传导，从而引起上肢骨折，如前臂或锁骨骨折等。

3. 肌肉强烈收缩

由于肌肉用力收缩，肌肉附着部位的骨质受到强力的牵拉而发生骨折，以撕脱性骨折较为常见。例如，举重运动员提起杠铃时突然的翻腕动作，前臂屈肌强烈收缩可导致肱骨内上髁撕脱性骨折；足球掷界外球导致尺骨鹰嘴的撕脱性骨折等。

4. 疲劳性劳损

长期、反复的直接或间接力作用于骨骼的某一部位导致的骨折。例如，田径运动员在硬地上跑跳过多可引起胫腓骨的疲劳性骨折；体操运动员支撑过多可引起尺桡骨的疲劳性骨折等。

（三）骨折的征象

1. 疼痛和压痛

因局部骨组织和周围软组织损伤，局部出现明显疼痛及明显的压痛。

2. 肿胀及皮下淤血

骨折时，骨组织以及周围软组织的血管破裂出血和组织液渗出，导致肿胀和皮下淤血。

3. 功能障碍

骨折后，失去杠杆和支撑作用，加上局部肿胀和疼痛，导致伤肢功能障碍。如果是完全骨折，可使受伤肢体功能完全丧失。例如，股骨骨折时，出现行走困难。

4. 畸形

由于外力和肌肉痉挛，骨折断端可以发生移位，导致伤肢外形发生改变，主要表现为短缩、成角或旋转畸形（图 6-13）。

5. 假关节活动

在骨折处出现异常的、类似关节的活动，即为假关节活动。

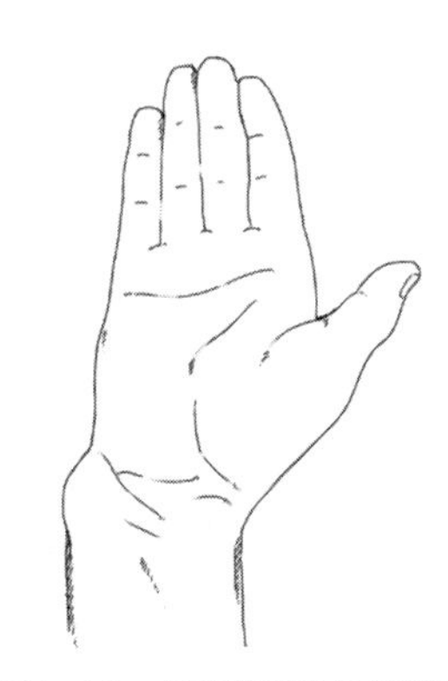

图6-13　桡骨下端骨折畸形

6. 纵向叩击痛

四肢长骨骨折后，在肢体两端沿纵轴叩击，骨折处可出现疼痛，是现场诊断骨折的有效方法。例如，肱骨骨折后，在屈肘位下于尺骨鹰嘴处进行叩击，股骨和胫骨骨折后于跟骨处进行叩击。

7. 骨擦音或骨擦感

骨折后，两骨折断端相互摩擦时，可产生骨擦音或骨擦感。

这是骨折特有的征象，但在检查时不要有意去寻找骨擦音或骨擦感，以免加重受伤运动员的伤情和疼痛。

8. X 线检查

进行 X 线检查可以确定是否有骨折及骨折的类型、骨折断端的移位情况，为骨折的处理提供依据。

（四）骨折的现场急救

骨折现场急救的目的是用最为简单和有效的方法抢救生命、保护伤肢，以利于受伤运动员进一步的转送和处理。

1. 骨折急救的原则

运动员发生骨折后，现场急救的原则是防止休克、止血、包扎伤口和妥善固定。

（1）防止休克

首先检查受伤运动员的全身情况，平卧保暖是防止休克的简要措施。应对伤员密切观察，以便早期发现休克。如伤员处于休克状态，应尽量减少移动，由专业医务人员进行抗休克处理。

（2）止血和包扎伤口

如伤肢有伤口和出血，应根据具体情况采用适当的止血法止血，包扎伤口，以减少再污染的机会。

（3）妥善固定

在现场，凡是怀疑有骨折的伤员，都应按骨折处理，将骨折处临时固定，然后尽快转送到附近的医院进行处理。

2. 骨折急救的临时固定

用夹板和绷带对骨折部位进行固定包扎，限制伤部活动，称为临时固定。临时固定的目的是减轻伤员的疼痛；限制骨折端的活动，避免骨折端损伤周围重要组织，如血管、神经、内脏等；便于转送到医院。

骨折临时固定的原则如下：

（1）不要无故移动伤肢

即使是为了固定骨折也要尽量少移动，闭合性骨折时，不必脱去伤肢的衣裤和鞋袜；开放性骨折时，为了暴露伤口，可剪开伤肢的衣裤和鞋袜；对怀疑脊柱骨折者需要就地固定后再移动。以免因移动伤肢而加重损伤或增加伤员的疼痛。

（2）固定时不要试图整复

如果骨折处有明显的畸形，或是开放性骨折，不应进行复位或将断端送回体内，以免将污物带入伤口深处，应将伤口用干净衣物、毛巾、消毒纱布覆盖后包扎固定。待送至医院经清创处理后，再进行复位。

（3）固定用夹板长短合适

固定用夹板的长度应超过骨折部的上、下两个关节。夹板与皮肤之间应垫上绷带、纱布、棉花等软物，空隙处也要用绷带、纱布等填塞。

骨折固定时，以夹板最好。如没有夹板，可就地取材，采用木板、木棍、树枝、球棒等。如果没有任何可利用的材料时，上肢骨折可以将伤肢固定于胸廓，下肢骨折可以将伤肢与对侧健肢固定在一起（图 6–14）。

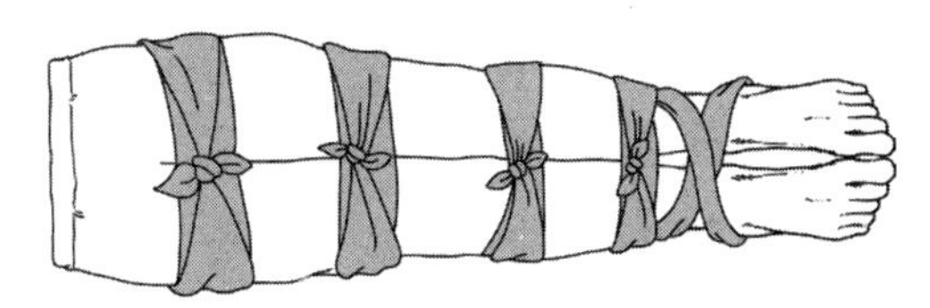

图6–14　小腿骨折后与健肢固定

（4）固定的松紧适宜

固定要牢固，松紧适度，过松则失去了固定的作用，过紧则会压迫神经和血管。因此，在四肢骨折固定时，应露出指（趾）端，以便观察肢体的血液循环情况。如果发现肢端苍白、麻木、疼痛、变紫等，表明固定过紧，应立即松开并重新固定。

四、关节脱位

组成关节的关节面失去正常对合关系，称为关节脱位，也称脱臼。

（一）关节脱位的分类

1. 按照关节脱位的原因分类

可导致关节脱位的原因很多，运动损伤时发生的关节脱位主要是外伤性脱位和习惯性脱位。

（1）外伤性脱位

由外力作用而导致的关节脱位即为外伤性脱位。外伤性脱位是关节脱位的常见类型，绝大多数关节脱位都是外伤性脱位。运动员发生的关节脱位也以外伤性脱位最为多见。

（2）习惯性脱位

常见于首次发生外伤性关节脱位后未及时治疗或复位后没有进行正确的固定，导致关节囊或韧带松弛，当关节再次受到轻微外力时，即可发生关节脱位，反复发生形成习惯性脱位。

常见肩关节和颞下颌关节。运动员中以肩关节较为多见。

2. 按照关节脱位的程度分类

（1）不完全脱位

相邻的关节面部分失去对合关系，即为不完全脱位。如脊柱小关节脱位、胸锁关节半脱位。

（2）完全脱位

相邻的关节面完全失去对合关系，即为完全脱位。

（二）引起关节脱位的原因

引起关节脱位的外力，包括直接暴力和间接暴力。

1. 直接暴力

暴力直接作用于关节部位，导致此关节发生脱位。

2. 间接暴力

暴力作用在非关节部位导致的关节脱位。

运动中发生的关节脱位大多是由间接暴力所致，如运动员摔倒时用手撑地，引起肩关节或肘关节脱位。

（三）关节脱位的征象

1. 疼痛、肿胀和压痛

关节脱位导致周围软组织发生损伤，出血、水肿，使关节部位出现剧烈疼痛和肿胀，局部会有明显的压痛。

2. 关节功能丧失

关节面之间正常关系的丧失导致功能丧失或关节活动范围改变。如肩关节脱位出现的杜加氏征阳性，肘关节脱位导致的屈伸范围明显减小。

3. 畸形

关节脱位后，由于组成关节的骨骼发生移位，关节的外形发生改变，伤肢出现旋转、缩短、变长或内收外展等畸形。例如，肩关节前脱位后，脱位的肩关节三角肌部位塌陷，失去正常的丰满状态，使肩部呈现方形，称为“方肩”畸形（图 6－15）。同时，在原来空虚的腋窝处可摸到脱出的肱骨头。

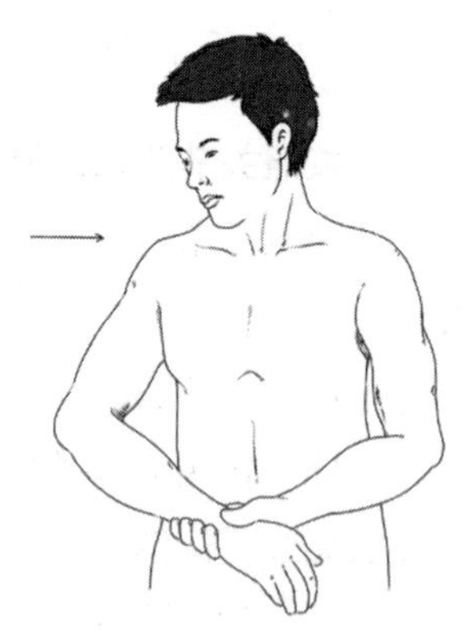

图6–15 “方肩”畸形

4. X 线检查

关节脱位发生后应进行 X 线检查，以确定脱位的程度和方向，以及是否伴有骨折，从而为关节脱位的治疗提供依据。

（四）关节脱位的现场急救

（1）立即用夹板和绷带在关节脱位所形成的姿势下进行临时固定或者固定在体侧。

（2）保持伤员安静。

（3）尽快送到附近的医院进行治疗。

（4）不要在损伤现场试图对脱位的关节进行复位。

五、休克

休克是机体受到各种强烈的有害因素作用而引起有效循环血量急剧减少，主要器官和组织血液灌注不足所导致的严重的全身性综合征。

有效循环血量是指单位时间内通过心血管系统进行循环的血量，不包括贮存于肝、脾和淋巴血窦或停滞于毛细血管中的血量。

（一）休克的原因和机理

可引起休克的原因很多，运动损伤中的休克主要是创伤性休克和出血性休克。

1. 创伤性休克

创伤性休克主要见于损伤或损伤引起的剧烈疼痛（如多发性骨折、睾丸挫伤等），导致神经反射性外周血管扩张，造成有效循环血量相对减少，引起休克。严重损伤，如脊髓损伤，可以阻断血管运动中枢与外周血管之间的联系，使外周血管扩张，有效循环血量减少，引起休克。

2. 出血性休克

出血性休克是由于损伤引起大量出血，如腹部挫伤导致肝脾破裂引起的腹腔内出血，股骨骨折合并大动脉损伤引起的大出血，导致有效循环血量减少，引起休克。

除上述两项原因之外，还有大面积心肌梗死、急性心肌炎等导致心肌受损引起的心源性休克；某些药物（如青霉素等）或食物使机体发生过敏反应导致的过敏性休克等。

（二）休克的征象

休克发生、发展过程中，主要器官和组织血液灌注不足，致使组织缺血缺氧、细胞代谢紊乱、器官功能受损，出现如下征象：

（1）早期伤员出现轻度兴奋或烦躁不安，脉搏和呼吸稍加快，血压可正常或稍高，脉压差减少，尿量减少等，此期容易被忽略，如处理及时、得当，休克可较快得到纠正。

（2）很快伤员由烦躁不安转为精神萎靡，表情淡漠，反应迟钝甚至神志不清，面色苍白，口唇发紫，四肢厥冷，呼吸急促，脉搏细速，血压下降，脉压差进一步减小，尿量更少。

（3）严重者可出现脉搏测不清、血压测不出、无尿，昏迷甚至死亡。

通常认为收缩压小于 90 毫米汞柱，脉压差小于 20 毫米汞柱，是休克存在的表现。

（三）休克的现场急救

对于发生休克的伤员要尽早进行急救。休克现场急救的原则是根据病情轻重，积极抢救生命和消除引发休克的原因。

1. 平卧休息

现场急救时，应迅速使伤员平卧，安静休息，改善回心血量，并进行安慰，以消除伤员的心理负担。如果有条件，可采取平卧，下肢抬高约 15° ~ 20° 的体位，以增加回心血量。

2. 止血镇痛

如果伤员有外出血，应根据具体情况及时止血；如果是闭合性损伤的伤员疼痛剧烈时，可以进行冷敷来减轻疼痛，防止加重休克。如果怀疑伤员有内出血，应尽快联系急救人员。

3. 保暖和防暑

对伤员可覆以大毛巾或毛毯保暖，但应注意不能过热，以免皮肤血管扩张，使回心血量减少，影响生命器官的血液灌注量并增加氧气的消耗。在炎热的环境下要注意防暑降温。

4. 保持呼吸道通畅

松解伤员的衣领、腰带，保持呼吸道通畅。若伤员昏迷，应将头侧偏，并及时清除口中分泌物或异物。

5. 点掐穴位

如果伤员昏迷，可点掐或针刺人中、合谷、内关、涌泉等穴位。

6. 饮水

对于神志清醒的伤员，可饮用少量淡盐水，以减轻口渴。

7. 包扎固定

对于有骨折的伤员，应对伤肢进行临时固定。

此外，在急救过程中应尽量减少对伤员的搬动或移动。如果伤员心跳呼吸停止，应及时进行胸外心脏按压和口对口人工呼吸。休克是一种严重而危险的状态，在现场急救的同时，应迅速送医院治疗。

第四节　损伤的处理原则与常用处理方法

一、开放性损伤的处理原则

凡是皮肤、黏膜的完整性受到破坏，深部组织与外界相通的损伤，其特点是有伤口、外出血、疼痛、污染或有异物存留。开放性损伤若处理不当，易继发感染或伤口迟延愈合。

开放性损伤的处理原则是改善局部的修复条件，促进损伤的及早愈合和组织器官生理功能的恢复。开放性损伤的处理包括止血、包扎、镇痛、固定伤肢、预防感染和处理伤口。

（一）止血和包扎

根据开放性损伤的部位和损伤特点及现场的条件采用指压、加压包扎或屈肢加压止血法止血。

开放性损伤的伤口，在现场如果没有条件清创，应先进行包扎，以保护创面，减少创口感染的机会，同时也具有止血的作用。包扎时先用消毒纱布或清洁的毛巾等覆盖创面，外用绷带或三角巾包扎。

（二）固定伤肢

对开放性骨折这类损伤还应妥善固定伤肢，局部制动，以减少疼痛和避免继发性损伤。

（三）减少感染机会

发生开放性损伤后，为了减少感染，如果没有消毒纱布之类的敷料，也应在现场对伤口尽量使用干净毛巾、衣物进行覆盖和包扎，然后尽快送医院处理。

（四）处理伤口

开放性损伤一般都有不同程度的污染，现场只需进行简单包扎，如果有异物刺入身体不可以拔出，尽可能覆盖后送医院进一步处理。

二、闭合性损伤的处理原则

闭合性损伤以软组织损伤最为多见，软组织损伤包括肌肉、肌腱、韧带、关节囊、筋膜等。闭合性软组织损伤又可以分为急性和过度使用性两大类。

（一）急性闭合性软组织损伤的处理原则和方法

急性闭合性软组织损伤的处理是按照损伤修复的病理过程进行的，可以分为早期、中期和后期。

1. 急性闭合性软组织损伤早期

急性闭合性软组织损伤发生后的 24 ～ 72 小时为早期，这一时期损伤局部处于出血、渗出和急性炎症阶段。处理的目的主要是尽快止血、减轻疼痛和局部的炎症反应。

（1）处理原则：为避免加重出血、渗出和损伤，处理原则是适当制动、止血、防肿、镇痛和减轻炎症反应。

（2）处理方法：处理方法包括保护（protect）、局部制动（rest）、冷疗（ice）、加压包扎（compression）和抬高伤肢（elevation），可以概括为 PRICE。它能帮助降低组织温度，促进血管收缩，减少出血和肿胀，减轻疼痛。

①保护。在急性闭合性软组织损伤早期，不要轻易移动受伤的运动员，以免加重损伤。同时，对受伤部位通过包扎、护具进行固定加以保护，以减轻伤员的痛苦和防止再损伤。

②制动。运动员受伤后要停止运动，并限制受伤肢体的活动。

③冷疗。局部冷敷可采用冷水浸泡或冲洗，有条件的可以用冰块、冰袋外敷、局部喷涂镇痛气雾剂的方法。

④加压包扎。绷带的加压包扎可以增加组织间隙的压力，减少损伤部位渗出，而减少出血和肿胀。冷敷后必须进行伤部的加压包扎，包扎要松紧适度，加压包扎 24 小时后即可拆除。

⑤抬高伤肢。抬高伤肢只适合于肢体远端的损伤，在损伤发生后的 24 ~ 48 小时内，休息时尽量使伤肢抬高至高于心脏的水平，这有助于加速静脉血液和淋巴液的回流，从而减轻肿胀和局部淤血。

2. 急性闭合性软组织损伤中期

急性闭合性软组织损伤发生 24 ~ 72 小时后为中期，这一时期损伤组织处于再生阶段。此时伤部仍有出血、渗出、肿胀、功能障碍，组织正在修复中。因此，主要目的是促进损伤部位的再生修复过程。

（1）处理原则：改善伤部的血液和淋巴循环，促进组织的新陈代谢，促进淤血和渗出液的吸收，加速再生修复。

（2）处理方法：进行常规热疗、电疗、按摩、针灸、拔罐、药物治疗等的同时，根据伤情进行适当的功能锻炼。此期进行适当的按摩有助于减少组织挛缩，同时，适当的被动和主动运动对于保持关节活动和肌肉长度是非常必要的。

3. 急性闭合性软组织损伤后期

急性闭合性软组织损伤修复基本完成。这一时期损伤组织处于重建阶段。在运动时受伤部位有不适，但是无明显疼痛、力量较弱、活动受限。因此，主要目的是功能恢复。

（1）处理原则：增强肌肉力量、恢复关节活动度，如有瘢痕或粘连，应设法软化瘢痕、松解粘连。

（2）处理方法：以力量、柔韧性练习为主，辅以按摩等，然后逐步恢复正常训练。

（二）过度使用性软组织损伤的处理原则和方法

运动员如有过度使用性软组织损伤，伤部常有酸胀、疼痛，活动受限。现在认为，过度使用性损伤是一种退行性改变，不能通过休息而痊愈。

（1）处理原则：对过度使用性损伤的处理原则是改善受伤部位血液循环、促进组织的新陈代谢、通过合理的训练安排，给局部施加一定的负荷，通过积极性恢复来促进这类损伤的愈合。

（2）处理方法：保持合理训练量和强度，通过增加局部力量练习，改进技术动作来促进恢复。

三、运动损伤的常用处理方法

运动损伤常用的处理方法包括物理疗法和药物治疗，药物治疗又可以分为西药和中医药治疗。

（一）物理疗法

物理疗法是应用天然的或人工的物理因子（如冷、热、声、光、电、磁、力等）作用于人体，以达到预防和治疗目的的方法。物理疗法的种类很多，常用的方法如下。

1. 冷疗法

冷疗法是运用比人体温度低的物理因子（冷水、冰、冷镇痛气雾剂等）刺激来进行治疗的一种物理疗法。

（1）治疗作用

冷疗法能够降低伤部组织温度，使局部血管收缩，减少血流量和减轻充血，减慢周围神经传导速度，因此具有止血、退热、镇痛和防肿的作用。

（2）适应证

冷疗法主要用于急性闭合性组织损伤的早期，如挫伤、肌肉拉伤、关节韧带扭伤等，伤后立即使用，也可用于慢性损伤后的局部治疗。

（3）方法

①冷敷：将用冷水浸透的毛巾敷于伤部，每 2 ~ 3 分钟更换一次，持续 15 ~ 20 分钟。或使用冰袋进行外敷，每次约 15 ~ 20 分钟。如感觉过冷，可在冰袋与治疗部位之间放置一块毛巾。

②冷水浸泡：将伤肢浸泡入 13 ~ 18 摄氏度的冷水中，每次约 20 ~ 30 分钟。

③冰块按摩：用冰块按摩损伤部位，做环形缓慢移动，每次 5 ~ 10 分钟。

④冷镇痛气雾剂喷射：有条件可使用冷镇痛气雾剂喷射损伤部位，常用的为氯乙烷或氟甲烷，这两种物质极易挥发，在挥发时可吸收许多热量，使伤部温度迅速下降。使用时一般在距离皮肤 30 ~ 40 厘米处垂直喷射 5 ~ 12 秒，至皮肤出现一层白霜为止。有时为了加强治疗作用，可在停止喷射 20 秒后再喷射一次。但喷射次数不能过多，以免发生冻伤。

（4）注意事项

冷疗法应在损伤发生后尽快使用，但要严格掌握冷疗的温度和时间，并注意局部组织情况，如出现皮肤麻木、明显疼痛、寒战等应立即停止使用，防止因过冷而发生组织冻伤。此外，冷镇痛气雾剂禁止用于头面部，以免造成局部冻伤。

2. 热疗法

热疗法是运用比人体温度高的物理因子（如传导热）刺激来进行治疗的一种物理疗法。

（1）治疗作用

热疗法能够缓解肌肉痉挛，使局部血管扩张，改善血液循环，增强组织新陈代谢，促进坏死组织的清除，促进淤血和渗出液的吸收，因此具有解痉、镇痛、消肿、散淤、减少粘连和促进损伤愈合的作用。

（2）适应证

热疗法主要用于急性闭合性软组织损伤的中后期和过度使用性损伤。

（3）方法

①热敷：将用热水浸透的毛巾敷于伤部，每 3 ~ 5 分钟更换热毛巾，每次约持续 20 ~ 30 分钟，每天 1 ~ 2 次；也可以用热水袋进行热敷，每次约 20 ~ 30 分钟。此法的优点是简便易行。

②熏洗法：用配好的药物加水煮沸，将伤部直接在蒸气上熏，然后等温度合适后，再放入水中浸泡，每次约 20 ~ 40 分钟，每天 1 次。这样，药物通过局部吸收而起到治疗作用。

（4）注意事项

应用热疗法时要注意避免烫伤。若热疗时伤员出现皮肤过敏反应，应停止治疗。急性闭合性软组织损伤的早期、开放性损伤、高热、有出血倾向者、患有恶性肿瘤、活动性肺结核等疾病者禁止使用热疗法。

3. 拔罐疗法

拔罐疗法是以罐为工具，借助热力排除罐内空气产生负压，使罐吸附在皮肤上来进行治疗的一种物理疗法，俗称拔火罐。是通过机械刺激作用、温热作用和负压作用引起局部毛细血管扩张和皮下淤血以治疗伤病的一种方法。

（1）适应证

拔罐疗法适用于慢性闭合性软组织损伤，如腰痛、坐骨神经痛，慢性关节炎及风寒湿痹症等。

（2）方法

①拔罐部位：一般是在伤部取阿是穴及附近的穴位拔罐。根据拔罐部位，选择大小合适的罐。面积大、肌肉丰满的部位，宜用大罐或中罐；面积小、肌肉较薄的部位，宜用小罐。

②点火方法。

投火法：将薄纸条或酒精棉球点燃后投入罐内，然后将火罐迅速罩扣在应拔的部位上。此法适用于侧面横拔。

闪火法：用镊子夹着酒精棉球，点燃后伸入罐内绕壁一圈后迅速撤出，立即将火罐罩扣在应拔的部位上。此法较为常用，优点是扣罐时罐内无火，可避免烫伤，比较安全。

③拔罐方法。

留罐法：这是最常用的拔罐方法，火罐要留置一定时间，一般为 5 ~ 15 分钟。留罐的时间长短依罐的大小和吸力的强弱来定。罐小、吸力弱，留罐时间可稍长；罐大、吸力强，留罐时间可稍短些。天气炎热时，留罐时间应缩短；天气寒冷时，留罐时间可稍延长。用玻璃罐拔罐时，一般以皮肤颜色变为紫红色为度。通常隔日拔罐一次，5 ~ 7 天为一个疗程。

闪罐法：火罐拔上后，立即起下，反复吸拔多次，至皮肤潮红为止。

推罐法：又称走罐，一般用于面积较大，肌肉丰富的部位，如腰背部、大腿部，宜选择罐口平滑、口径较大的玻璃罐，并在罐口涂一些润滑油。火罐拔上后，用手握住罐底，稍倾斜，把火罐的前半边略提起，慢慢向前推动，将火罐前后、左右来回推动数次，至皮肤潮红为止。

④起罐方法：起罐时，用一只手按压罐口边皮肤，另一只手将火罐向按压对侧倾斜，使罐口漏出缝隙，空气进入罐内，罐子即自然脱落。切忌强力硬拔，以免损伤皮肤。

（3）注意事项

拔罐时伤员体位应舒适，不要移动，以免火罐脱落，并应注意保暖。开放性损伤部位、皮肤过敏、浮肿、患有出血性疾病者及孕妇的腹部和腰骶部不宜拔罐。拔罐动作应快、稳、准，点火时不能烧烫火罐罐口，以免烫伤皮肤；闪火法时，棉球蘸酒精不要太多，以防酒精滴下烧伤皮肤。火罐拔上后，若伤员感到局部紧而痛或有烧灼感，应立即起罐检查，如是烫伤则应更换部位或停止操作；若伤员出现头晕、恶心、面色苍白等征象，应立即起罐，让伤员平卧，服用热饮，休息片刻即可恢复。起罐时只需在罐边按压皮肤使空气进入罐中，罐会自然脱落。

4. 电疗、光疗、磁疗

（1）电疗法

电疗是利用电流对人体的刺激来进行治疗的一种物理疗法。依不同频率和波长又可分为多种，高频电疗法主要用于消炎，可治疗肩周炎、滑囊炎、关节炎、扭挫伤、腰椎间盘突出症、坐骨神经痛等，短波电疗（波长 10 ~ 100 米）以温热效应为主；超短波电疗（波长 1 ~ 10 米）较短波热效应更深、更均匀，生物物理效应更明显，用于深部损伤；微波电疗（波长 1 毫米 ~ 1 米）可穿透至较深部位（穿透组织深度为 3 ~ 7 厘米），生物物理效应也较超短波更显著。

（2）光疗法

光疗法是利用光线的辐射能作用于人体进行治疗的一种物理疗法。包括可见光、红外线、紫外线和激光疗法。

这里主要介绍红外线疗法。红外线又分为短波红外线（波长 760 纳米 ~ 1.5 微米）与长波红外线（1.5 ~ 15 微米）两种。短波红外线透入人体组织较深，可达真皮及皮下组织；长波红外线多作用于表皮组织。红外线疗法主要是通过热效应作用于损伤部位，改善局部血液循环，促进新陈代谢，加快渗出物的吸收，促进肿胀消退，降低感觉神经的兴奋性，缓解疼痛。主要用于亚急性和慢性软组织损伤，如肌肉劳损、扭伤、滑囊炎等。

（3）磁疗法

磁疗法是利用磁场的物理性能作用于人体进行治疗的一种物理疗法。按磁场的类型和作用方式，有静磁场疗法和动磁场疗法。

磁疗法具有止痛、消炎、消肿、促进创面愈合、软化瘢痕、促进骨折愈合等作用。主要用于软组织扭挫伤、肱骨外上髁炎、腱鞘囊肿、骨折愈合迟缓、肩周炎、颈椎病等。

（4）注意事项

根据伤病的性质、阶段及治疗效果，选择不同的物理疗法。有下列情况不宜进行这类治疗：高热、严重的心脏病、严重动脉硬化、肿瘤（除激光疗法外）、有出血倾向者、体内安置心脏起搏器者、身体局部有金属物者等。

（二）西药治疗

运动损伤的治疗应结合发病特点有的放矢地开展治疗，合理运用西药有助于促进某些运动损伤的愈合。运动损伤治疗常用西药及其用法如下。

1. 酒精

消毒使用浓度为 70% ~ 75% 的酒精，浓度过高或过低其消毒杀菌作用都会减弱。

酒精的消毒杀菌作用强，但对伤口有刺激性，一般不宜直接涂于伤口，只宜涂在伤口四周，用于消毒。

2. 碘酒

常用浓度为 2% 的碘酊，消毒作用强，但对组织的刺激性也大，一般不宜直接用于伤口，常用于未破的疖、疮及皮肤消毒。使用时用棉签蘸取少量碘酒，由中心向外均匀涂抹消毒后再用 70% ~ 75% 的酒精脱碘。

3. 碘伏

常用浓度为 1% 的碘伏，消毒作用较强，同时与酒精和碘酒相比，对组织的刺激性很小，可以直接涂于伤口。使用碘伏消毒后不必再用酒精脱碘。

4. 生理盐水

生理盐水为 0.9% 的氯化钠溶液，对组织无刺激性，常用于清洗伤口。

5. 双氧水

常用浓度为 3% 的过氧化氢溶液。双氧水具有杀灭厌氧菌的作用，常用于清洗浅表的伤口、溃疡、脓窦等，深部伤口不宜使用。此外，双氧水还有软化痂皮的作用，可用于去除痂皮。

6. 消毒药膏

消毒药膏具有消炎杀菌作用。常用于面部与关节部的损伤。

7. 封闭

封闭用药包括 1% ~ 2% 盐酸普鲁卡因和肾上腺皮质激素类药物，主要适用于创伤性腱鞘炎、滑囊炎、肌肉拉伤、韧带拉伤、肩袖损伤、网球肘、慢性创伤性关节炎等，方法为痛点局部注射。

（1）1% ～ 2% 盐酸普鲁卡因

此为局部麻醉药，具有麻醉止痛的作用。此外，还可辅助鉴别诊断和判断注射部位是否正确。如果注射部位正确，注射后局部压痛和活动时的疼痛消失。

（2）肾上腺皮质激素类药物

常用的肾上腺皮质激素类药物有醋酸氢化可的松、泼尼松龙和强的松龙等，有维持毛细血管正常的渗透性，减少渗出液，防止水肿及抗创伤性炎症的作用，并能抑制结缔组织增生，减少瘢痕形成。

封闭治疗时是将 1% ～ 2% 盐酸普鲁卡因和肾上腺皮质激素类药物按一定比例混合后作伤部痛点注射，用药剂量根据损伤的种类和部位不同而异。每周注射一次，一个部位注射次数不宜超过 3 次。使用过多，可影响组织修复，使组织韧度降低，易于断裂。伤员有骨折、化脓性炎症、急性损伤有组织断裂，出血和水肿严重等情况时禁用。

（三）中医药治疗

作为我国传统医学的中医组成部分，中医药治疗创伤性疾病，具有独特的治疗法则和内容丰富的治疗方法。

现在应用较多的是对急性闭合性软组织损伤，外敷 1 号新伤药，外敷时间不能超出 24 小时，当感到局部有发痒等不适感觉时应该去除。

对陈旧性损伤宜用温经通络、活血化瘀药，可外用熏洗药。熏洗药使用时，先将药物煎汤，趁热将药汤倒入盆中，先熏后洗；每天 1 ～ 2 次，每次约 30 分钟。

第五节　绷带包扎与运动贴布的使用

运动中发生急性损伤时，立即采用绷带或运动贴布进行包扎急救，可起到保护伤口、压迫止血、防止和限制肿胀加剧、缓解疼痛、固定受伤部位等作用。此外，绷带或运动贴布还可用于预防损伤和在损伤发生后预防再损伤。

一、绷带包扎

常用的绷带有卷带和三角巾，现场还可用毛巾、头巾、衣物等代替，主要用于固定敷料、限制肢体活动和包扎伤口。

包扎时应注意：

（1）应使伤员处于舒适体位，包扎动作应熟练、柔和，不要碰触伤口，并且尽可能不要改变伤肢的位置，以免增加伤员痛苦。

（2）包扎的松紧度要合适，过松将失去包扎的作用，过紧会影响血液循环。

（3）在包扎四肢时，应露出手指或足趾，以便观察血液循环情况，帮助判断包扎的松紧度。

（4）卷带包扎一般应从伤处远心端开始，近心端结束，末端用橡皮膏或别针固定，如需打结固定，打结处应避开伤口。持卷带的正确姿势见图 6–16。

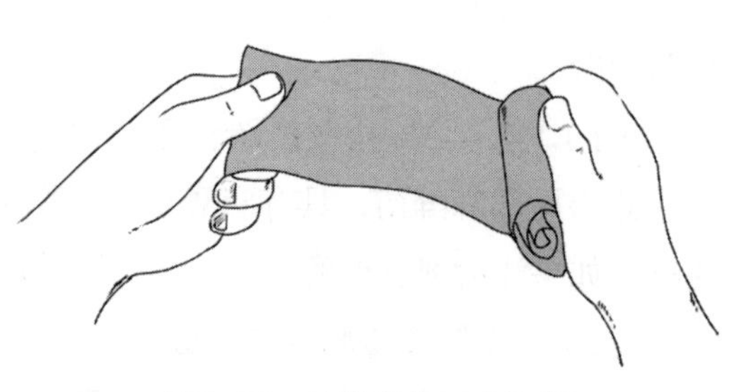

图6–16 持卷带的正确姿势

（一）卷带包扎法

1. 环形包扎法

此法适用于包扎粗细均匀的部位，如额部、手腕和小腿下部，以及其他卷带包扎法的开始与结束阶段。

包扎时张开卷带，将带头斜放在包扎处，用一手拇指压住，在卷带环绕肢体包扎一圈后，再将带头斜放的小角反折过来，然后继续环绕包扎，以后一圈覆盖前一圈，包扎 3 ~ 4 圈即可，最后将带头固定（图 6–17）。

2. 螺旋形包扎法

此法适用于包扎肢体粗细差不多的部位，如上臂、大腿下段。

包扎时以环形包扎法开始，然后将卷带斜行向上缠绕，后一圈盖住前一圈 1 /2 ~ 2/3，将伤处完全包住，最后以环形包扎法结束（图 6–18）。

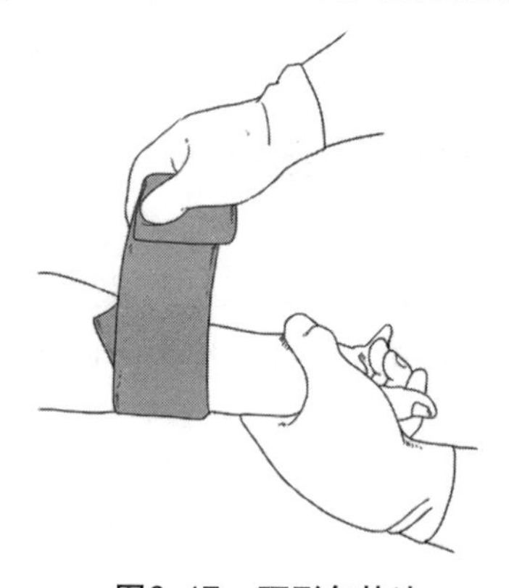

图6–17 环形包扎法

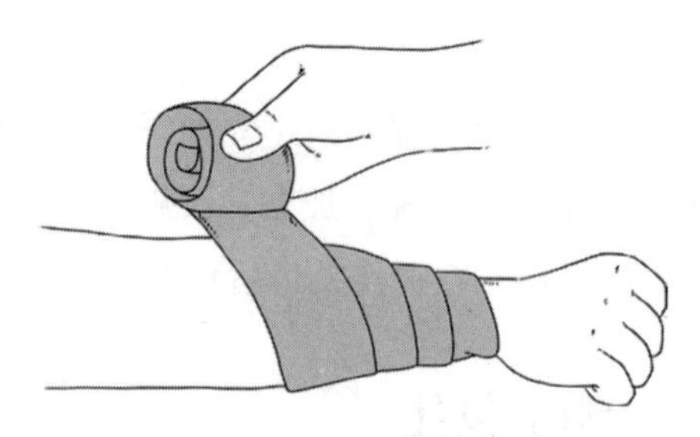

图6–18 螺旋形包扎法

3. 转折形包扎法

此法又叫反折螺旋形包扎法，适用于包括粗细差别较大的部位，如前臂、小腿和大腿上段。

包扎时以环形包扎法开始，将卷带斜行向上时用一手拇指压住卷带将其上缘反折约 45°，并压往前一圈的 1/2 ~ 2/3，每圈的转折线应互相平行（图 6–19）。

4.“8”字形包扎法

此法适用于关节部位的包扎，通常有两种方法。

（1）从关节中心开始

包扎时先以环形包扎法在关节中央开始，然后将卷带斜行缠绕，一圈绕关节的上方，另一圈绕关节下方做“8”字形缠绕，两圈在关节的凹面交叉，反复进行，并逐渐远离关节，每一圈仍然压住前一圈的 1/2 ～ 2/3，最后在关节的上方或下方以环形包扎法结束（图 6–20）。

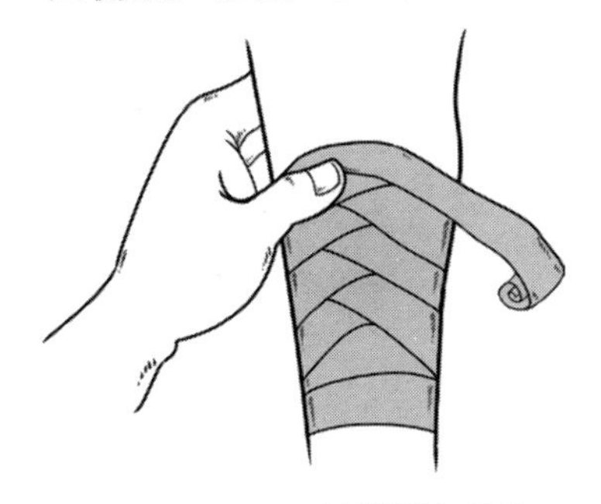

图6–19　转折形包扎法

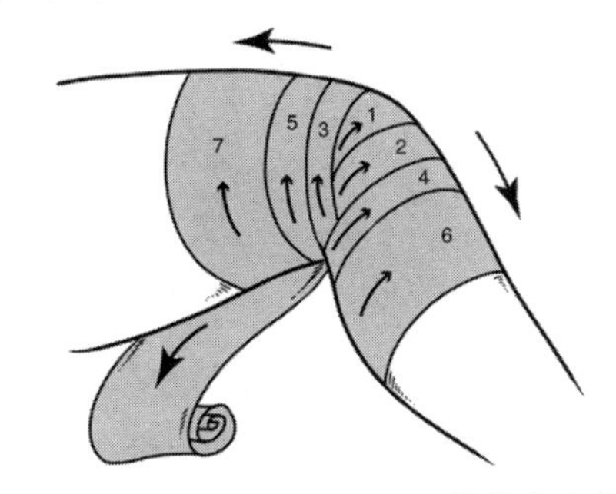

图6–20　“8”字形包扎法——从关节中心开始

（2）从关节下方开始

包扎时先以环形包扎法在关节下方开始，然后卷带由下而上、再由上而下来回作“8”字形缠绕，并逐渐靠拢关节，最后在关节上方以环形包扎法结束（图 6–21）。

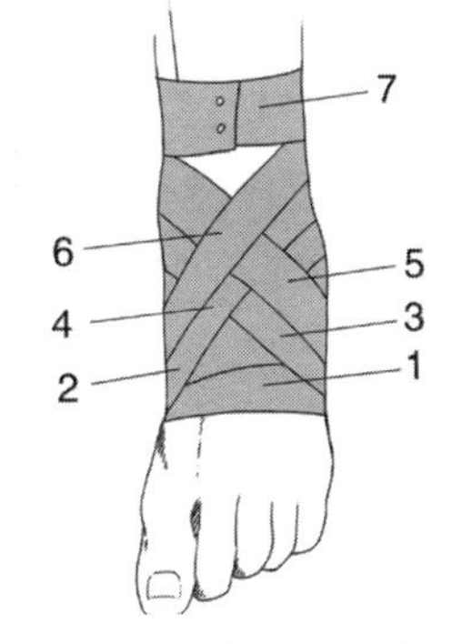

图6–21　“8”字形包扎法——从关节下方开始

（二）三角巾包扎法

三角巾（图 6–22）一般有两种大小，用 1 米见方的白布对角剪开为大三角巾，小三角巾是大三角巾的一半。三角巾依三角形命名，≥ 90° 的角称为顶角，其他两个角称为底角。三角巾的大小可根据需要选定。常用的三角巾包扎法如下。

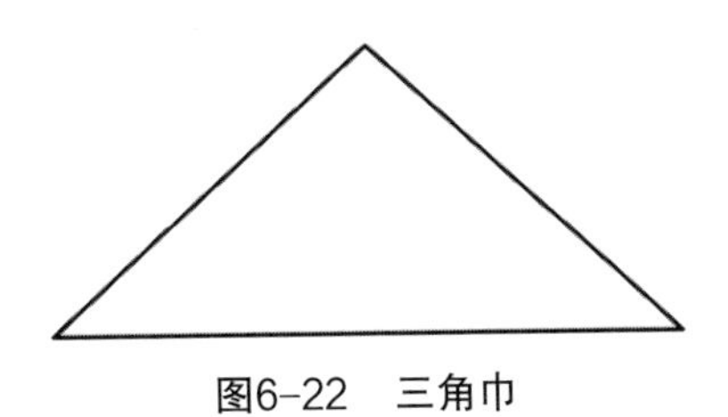

图6–22　三角巾

1. 前臂悬挂法

（1）大悬臂带

包扎时将肘关节屈曲 90° 置于三角巾中央，顶角向外，一底角置于健侧肩上，一底角置于肘下，然后将下底角上折，包住伤肢前臂，在颈后与上底角打结。最后将肘后的顶角向前折，用橡皮膏或别针固定（图 6–23）。此法适用于除锁骨骨折和肱骨骨折之外的各种上肢损伤。

（2）小悬臂带

包扎时将三角巾叠成四指宽的宽带，中央放在伤肢前臂的下 1 /3 处，两端在颈后打结（图 6–24）。此法适用于锁骨和肱骨骨折。

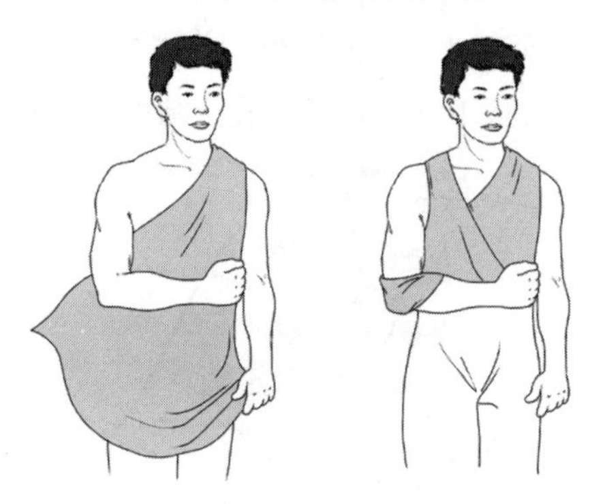

图6–23　大悬臂带

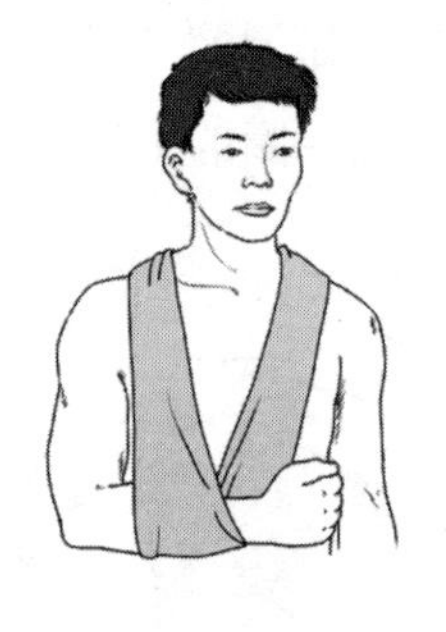

图6–24　小悬臂带

2. 手部包扎法

包扎时将三角巾平铺，将伤员手掌向下平放于三角巾中央，指尖对向顶角，腕掌关节与底边平齐，先将三角巾顶角向上反折朝向肘部，然后将两底角于手背交叉压住顶角，绕至腕掌面交叉后再绕至腕背面打结（图 6–25）。此法适用于手外伤。

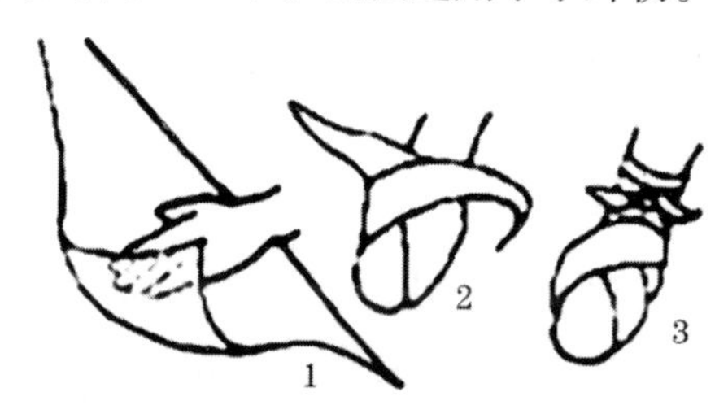

图6–25　手部包扎法

3. 足部包扎法

将足平放于三角巾中央，足趾对向顶角，先将三角巾顶角向上反折朝向踝部盖于足背上，然后将两底角拉向足背，左右交叉压住顶角，绕至踝关节后方交叉后再绕至踝关节前方打结（图 6–26）。此法适用于足外伤。

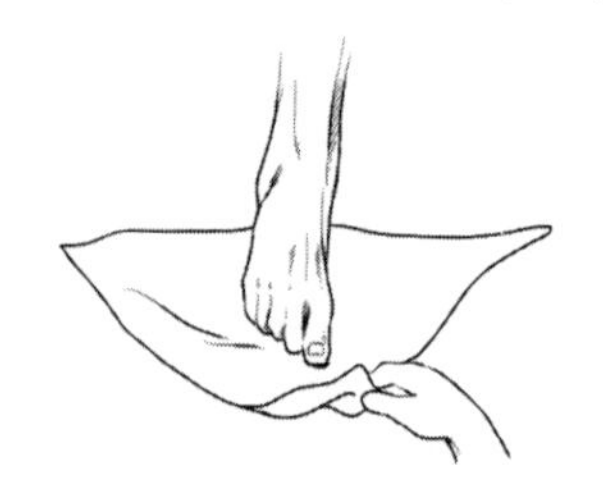
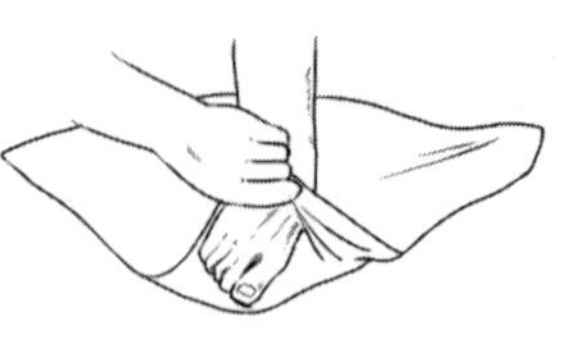
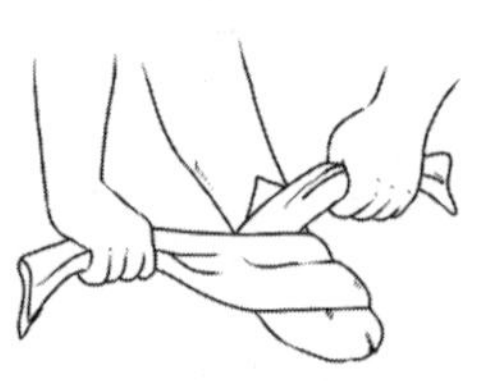
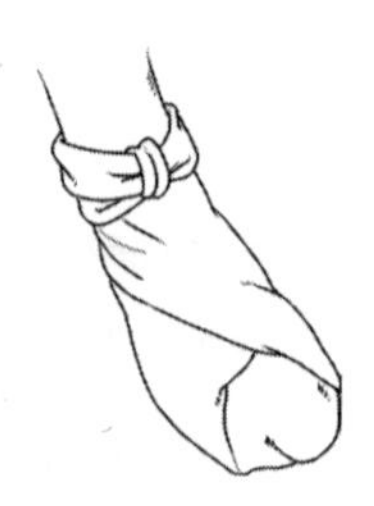

图6–26　足部包扎法

二、运动贴布

运动贴布，又称为粘膏支持带，包括无弹性运动贴布（粘膏带）和弹性运动贴布（弹力粘膏带）（图 6–27）。无弹性运动贴布用布制成且没有弹性，常用的是白贴布，主要用于固定关节和压迫肌肉，增强支撑力量。弹性运动贴布由含弹性材料的布制成，主要用于支撑肌肉、限制活动范围大的关节活动等，包括轻弹贴、重弹贴、肌内效贴等。

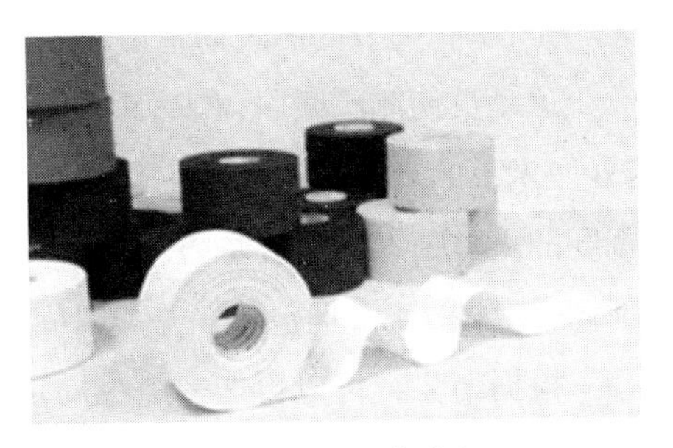

图6–27　运动贴布

根据运动项目和技术动作特点，对运动员的易伤部位采用运动贴布进行包扎以加强其支持力量，有预防运动损伤的效果。在运动损伤发生后，采用运动贴布对受伤部位进行包扎，不仅可以起到固定受伤部位以限制其活动、减轻肿胀和疼痛等作用，而且有替代受伤软组织功能，减轻其运动时所承受的负担，预防运动损伤再次发生的效果。运动贴布在常见运动损伤中的应用举例如下。

1. 手、腕部损伤

（1）指间关节扭伤

用白贴布将伤指与健指固定在一起，中间垫以少许棉花。注意两条白贴布的位置不应妨碍各关节的活动（图 6–28）。

（2）第一掌指关节扭伤

用白贴布绕拇指根部做“8”字形固定，缠绕方向应防止第一掌指关节过伸与外展（图 6–29）。

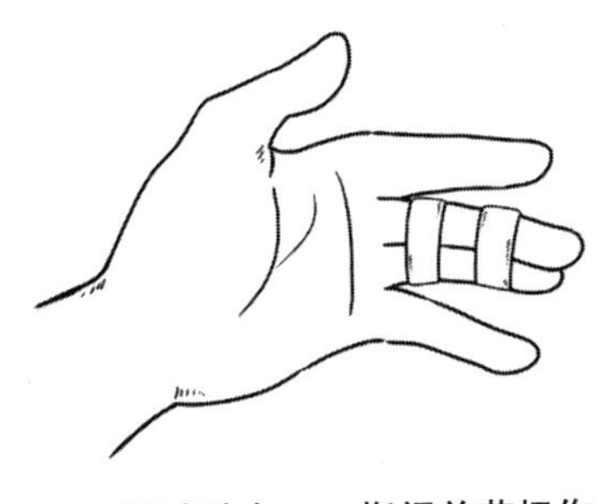

图6–28　运动贴布——指间关节扭伤

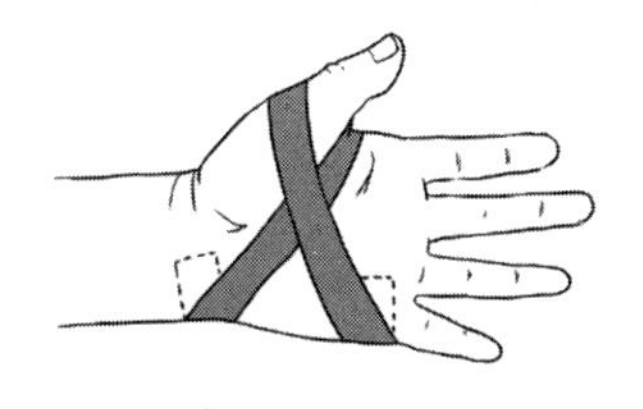

图6–29　运动贴布——第一掌指关节扭伤

（3）腕部损伤

用白贴布在手腕部环形缠绕一圈横行固定（图 6–30）。

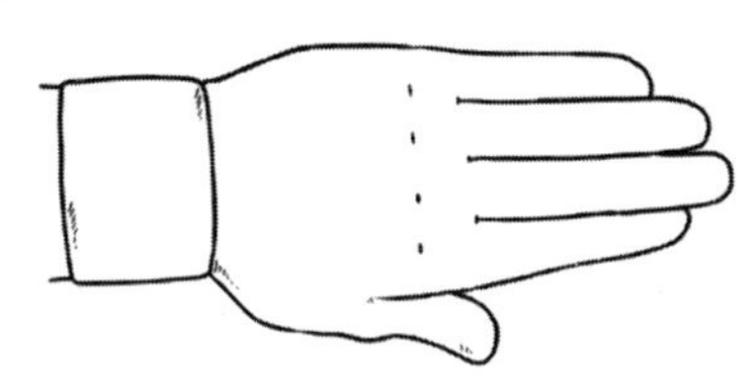

图6–30　运动贴布——腕部损伤

2. 膝关节韧带损伤

（1）膝关节内侧副韧带损伤

运动员伤侧膝微屈，脚后跟垫起，从小腿中部到大腿中部螺旋形缠绕皮肤膜，用3英寸（约7.6厘米）的轻弹贴在大腿中部和小腿中部（皮肤膜的上下两端）分别环绕一圈固定。用同样宽度的重弹贴纵向通过膝内侧副韧带，并把两端固定（图6-31a）。然后再用重弹贴在膝内侧副韧带上做“X”形包扎，并加以固定（图6-31b）。

根据伤势，可以再加一组纵向加“X”形包扎。此后用轻弹贴环绕膝关节做“8”字形包扎覆盖固定（注意露出髌骨）。

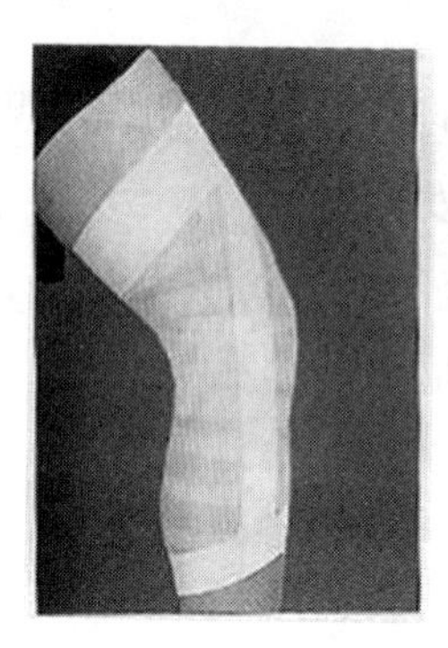

a. 纵向包扎

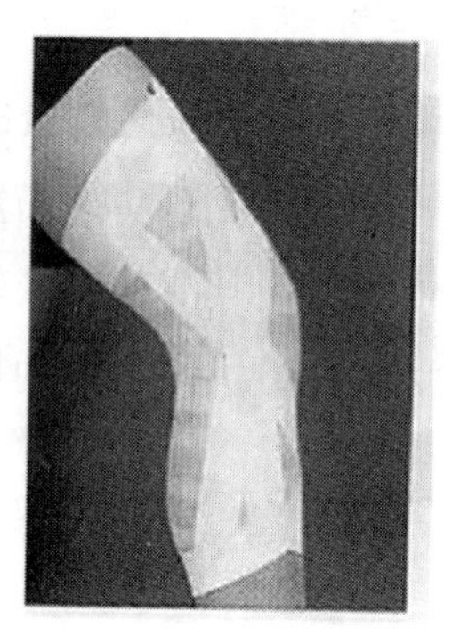

b. “X”字形包扎

图6-31　运动贴布——膝关节内侧副韧带损伤

（2）膝关节前交叉韧带损伤

运动员伤侧膝微屈，脚后跟垫起，从小腿中部到大腿中部螺旋形缠绕皮肤膜，用3英寸的轻弹贴在皮肤膜的上下两端分别环绕一圈固定。用同样宽度的重弹贴从小腿外侧通过髌骨下适度地拽紧并向上止于膝关节内侧，再从小腿内侧同样经髌骨下向上止于膝关节外侧，并加以固定（图6-32a）。接着用重弹贴从小腿外侧经腘窝向上，呈螺旋状缠绕在膝关节内侧加以固定，另一条重弹贴从小腿内侧经腘窝向上至膝关节外侧加以固定（图6-32b）。此后用轻弹贴环绕膝关节做“8”字形包扎覆盖固定（注意露出髌骨）。

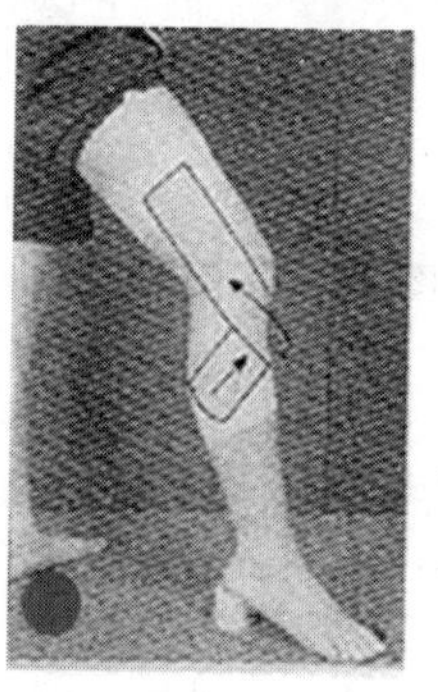

a. 韧带包扎

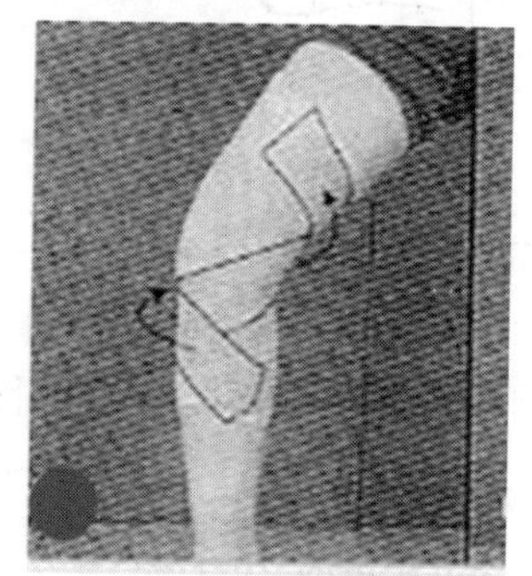

b. 螺旋状包扎

图6-32　运动贴布——膝关节前交叉韧带损伤

3. 肘内侧软组织损伤

运动员伤侧肘微屈，用 2 英寸（约 5 厘米）的轻弹贴在距离肘关节上下等间隔的位置分别环绕一圈固定。用同样宽度的重弹贴在肘关节内侧上下做“X”形包扎并加以固定，然后再做纵向包扎。此后可用轻弹贴环绕肘关节做螺旋状包扎覆盖固定（注意露出尺骨鹰嘴）。

4. 踝关节外侧副韧带损伤

采用编篮式贴扎。运动员坐位，腿伸直，踝关节悬空，脚与小腿角度为 90°。首先从脚背中部到小腿下部之间螺旋形缠绕皮肤膜，用 1.5 英寸（约 3.8 厘米）的白贴布在小腿下部和脚背中部（皮肤膜的上下两端）分别环绕一圈固定。一般小腿下部用 2 条白贴布固定，脚背中部用 1 条白贴布固定。接着用白贴布从踝关节内侧到外侧通过内外踝做 3 组马镫形和马蹄形包扎，然后做“8”字形包扎并锁跟，最后用白贴布环绕固定（图 6–33）。需要注意的是，“8”字形缠绕时白贴布是从脚的内侧向外再向上缠绕，以防止踝关节内翻损伤。

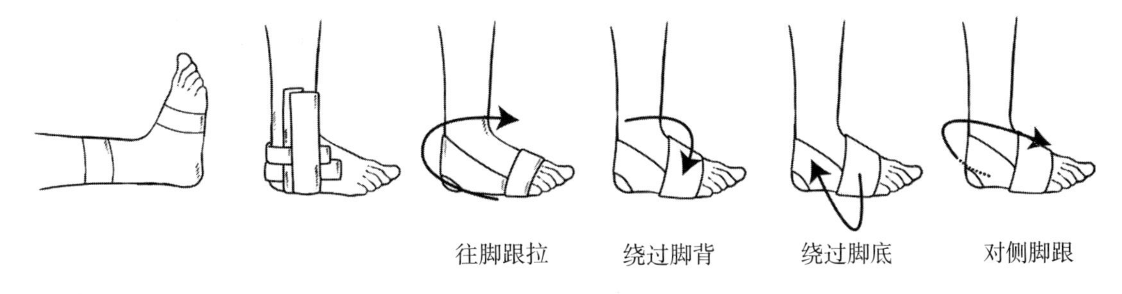

图6–33　运动贴布——踝关节

5. 肌内效贴的应用举例

肌内效贴也叫肌肉贴，是一种特殊的弹性自粘运动贴布，主要用于支撑肌肉，使用时可以直接贴在皮肤上。

（1）网球肘贴法

用 2 英寸的肌内效贴在屈腕状态下从肘外侧粘贴至手腕（图 6–34），用手整理平整。

（2）大腿前群肌肉拉伤贴法

用 2 英寸的肌内效贴在运动员膝关节屈曲状态下从大腿根开始向下粘贴（长度至膝关节下部），在髌骨附近，将肌内效贴的下端从中间剪开至此处，然后将剪开的肌内效贴贴在髌骨的两侧，用手整理平整（图 6–35）。

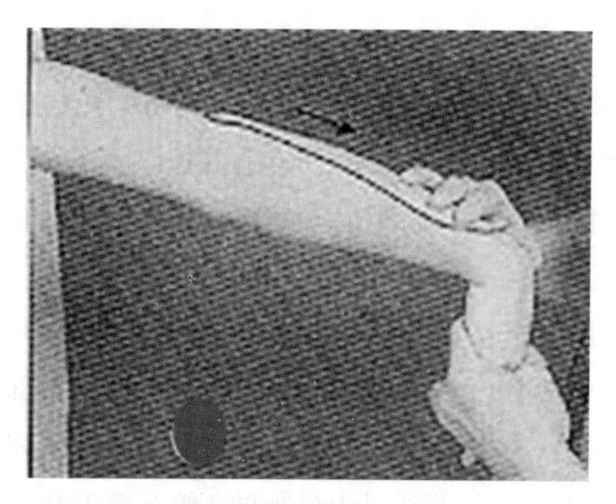

图6-34　网球肘粘法

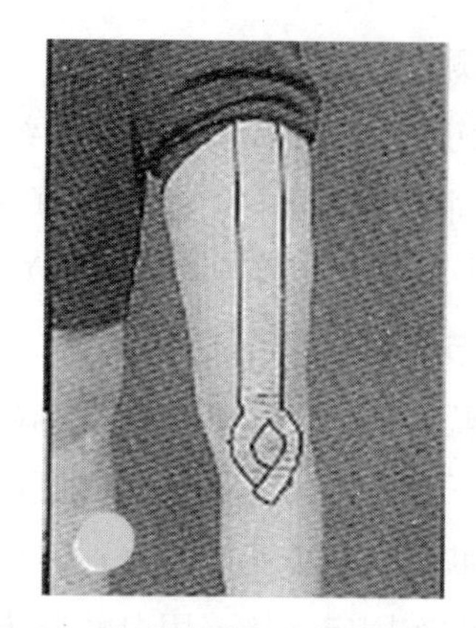

图6-35　大腿前群肌肉拉伤粘法

（3）大腿后群肌肉拉伤

用 2 英寸的肌内效贴在运动员膝关节伸直状态下从大腿根开始向下粘贴（长度至膝关节下部），在约一半的距离处，将肌内效贴的下端从中间剪开至此处，然后将肌内效贴由上到下从腘窝两侧慢慢贴紧，用手整理平整（图 6–36）。

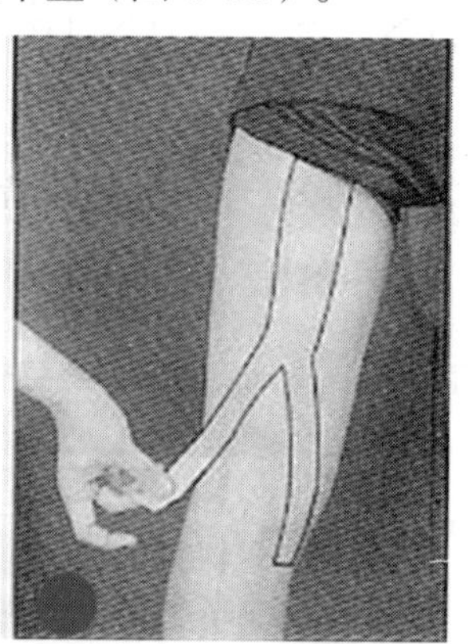

图6-36　大腿后群肌肉拉伤粘法

6. 使用运动贴布的注意事项

（1）包扎部位有体毛时，在使用前应把局部体毛剃去，以免影响运动贴布的黏着力，以及避免在拆除运动贴布时引起疼痛。根据包扎部位的具体情况，在包扎前可选择使用皮肤膜。

（2）选用的运动贴布宽窄应与包扎部位相符，粘贴时要平整、牢靠，不要有皱褶。

（3）一般应避免使用连续环形缠绕的方法，必须使用时，应注意局部的血液循环情况。

（4）运动时使用的运动贴布，要在运动后 30 分钟内拆除。

思考题

1. 简述运动损伤的分类。
2. 什么是开放性损伤？什么是闭合性损伤？
3. 运动损伤的潜在因素有哪些？
4. 简述运动损伤的原因与预防原则。
5. 急性炎症的局部表现有哪些？
6. 简述急性损伤的愈合。
7. 简述现场心肺复苏的方法。
8. 简述出血的分类与特点，以及常用的止血方法。
9. 简述骨折的原因与征象、骨折临时固定的原则。
10. 简述关节脱位的原因、征象与现场急救。
11. 什么是休克？简述休克的原因与现场急救。
12. 简述开放性损伤的处理原则。
13. 简述急性闭合性软组织损伤的处理原则和方法。
14. 运动损伤常用的处理方法有哪些？分别适用于什么损伤？
15. 简述常用的绷带包扎方法及适用情况有哪些？

第七章　运动损伤各论

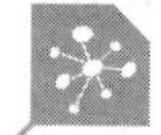

本章教学提示

通过本章学习要掌握常见损伤的原因和机理，在现场如何检查和判断损伤程度及处理方法。需要掌握如下重点：

1. 开放性软组织损伤的定义与处理。
2. 肌肉拉伤、损伤性腱鞘炎的损伤原因与征象以及伤后训练。
3. 肩袖损伤、网球肘、腕纤维软骨盘损伤的征象和伤后训练。
4. 急性腰扭伤的损伤原因及机理，如何确认是否有神经损伤。
5. 下腰痛的损伤原因及机理、伤后训练。
6. 膝关节损伤的种类、损伤原因及机理、伤后训练。
7. 髌骨劳损的损伤原因及机理、主要征象、伤后训练。
8. 跟腱断裂的检查方法及伤后训练。
9. 踝关节扭伤的损伤原因及机理、现场处理及预防。
10. 常用损伤检查法及其意义。

第一节 常见开放性软组织损伤

开放性软组织损伤是指损伤部位的皮肤或黏膜的完整性遭到破坏，伤口与外界相通，容易引起出血和感染。常见损伤有擦伤、裂伤、刺伤和切伤。

一、擦伤

（一）定义

擦伤属于开放性损伤，是皮肤表面受到外力或表面粗糙的物体摩擦或碰撞时引起的皮肤表层损伤。

（二）征象

皮肤的表皮甚至真皮受到损伤，有渗出性出血。

（三）现场处理

1. 清洗伤口。

2. 如果损伤面积小，用清水清洗后再用碘伏涂抹即可；面部擦伤使用 0.1% 的新洁尔灭溶液涂抹伤口。关节部位的擦伤可在消毒后用消炎软膏涂抹，再用创口贴覆盖。

3. 面积大、污染较重的擦伤，要去医院进行清创、消毒和包扎处理。

二、裂伤

（一）定义

裂伤是指局部受到钝性暴力打击，导致皮肤和皮下软组织出现不规则的开放性损伤，有时可达深层组织。体育运动中多见于眉弓、头皮和嘴唇等部位，一般是击打、碰撞所致。

（二）征象

（1）开放性伤口不整齐，常有不同程度的污染和出血。

（2）局部疼痛、肿胀。

（三）现场处理

（1）如果创口较脏，可对创口用生理盐水或者清水冲洗，再涂抹碘伏。

（2）进行压迫止血。

（3）伤口在 1 厘米以内、肿胀不明显的可以采用创口贴或者蝶形胶布进行包扎固定；如果伤口较大，则需要送医院进行缝合处理，并注射破伤风疫苗。

三、刺伤

（一）定义

刺伤是指尖锐长细物刺入皮肤或人体后，引起皮肤或皮下及深层组织器官的开放性损伤。

（二）征象

（1）伤口小、创伤深，伤口内常有污染而形成厌氧环境，可能发展成破伤风。

（2）局部出血、渗出。

（3）刺伤胸、腹有可能出现胸腔、腹腔内脏器损伤。

（三）现场处理

（1）小刺伤出血，无须立刻止血。适度出血有助于将创口深部的污物带出。

（2）用双氧水或 70% ~ 75% 的酒精涂擦清创消毒。伤口内如有异物，当异物刺入较浅时应及时取出再消毒包扎，当异物刺入较深时应到医院再行处理。

（3）应及时送医进行临床处理。

四、切伤

（一）定义

切伤是指由刀器或锐利的物体造成的皮肤或皮下软组织、黏膜等的开放性损伤。

（二）征象

（1）切伤多由刀刃、玻璃片或铁片等造成。损伤范围不同，伤口的长度和深度不同；伤口边缘比较平整。

（2）局部疼痛、红肿。

（三）现场处理

（1）浅表小的伤口用盐水清洁伤口，再用 70% ~ 75% 的酒精消毒外周皮肤。

（2）可用创口贴或者蝶形胶布固定创缘使皮肤完全对合，外加包扎。严重者送医院处理。

第二节　肌肉拉伤

一、定义

肌肉收缩时所遇阻力过大或过度被动拉长所造成的肌纤维拉伤、部分断裂或完全断裂称为肌肉拉伤。肌肉拉伤在田径、球类运动中较为多见，以大腿后群肌肉、股四头肌和腰背部等肌肉多发。

二、局部解剖及病理

（一）局部解剖

骨骼肌是人体进行运动的动力来源，都跨越一个以上关节，其收缩使肢体产生位移运动。

骨骼肌由肌腹、肌腱及肌腹肌腱交界处构成，其中肌腹肌腱交界处是相对薄弱部位，容易发生拉伤。而肌腱与骨骼连接部位被称为骨腱接合部，其结构复杂，是末端病发生的部位。

（二）病理

肌肉拉伤后即刻会出现细动脉短暂收缩，然后扩张，继而血管床开放，导致局部血流加快，血流量和能量供应增加，这是早期拉伤部位发红、发热的原因。拉伤部位还会出现血管通透性增加，导致局部液体和蛋白渗出血管，同时还有白细胞参与反应，聚集在损伤局部，引起损伤组织的肿胀、疼痛反应。肌肉、肌腱组织属于再生能力较差的组织，损伤部位只能进行瘢痕修复，导致该部位容易再次损伤。

三、损伤原因及机理

（一）原因

肌肉拉伤常因准备活动不足、肌肉疲劳、用力过猛或动作错误等原因造成。

（1）肌肉的力量和柔韧性差。肌肉的力量、柔韧性达不到完成动作的要求，容易拉伤。

拮抗肌肌力弱，如股后肌群的肌力一般仅是其拮抗肌（股四头肌）的1/2。如果在训练中只注意股四头肌的训练而忽视股后肌群的训练，容易导致其拉伤。

（2）准备活动不充分。此时肌肉的生理状态尚未达到适应活动所需要的状态，表现为肌肉局部温度尚未升高、肌肉黏滞度较高等。

（3）训练或比赛中不正确的发力或者技术动作不正确。

（4）长时间的训练导致负担重的局部产生疲劳积累也容易发生拉伤。

（5）气温过低、湿度太高、场地不良等原因都可造成肌肉拉伤，以田径运动中发生率最高。

（6）主动肌收缩时用力过猛，这往往发生在开链运动中。

（二）损伤机理

1. 主动拉伤

主动拉伤由完成动作用力过大，肌肉收缩力量超出肌纤维承受能力所致，或由受到外界强烈刺激（如肌肉受到撞击）而产生强烈收缩所致。如杠铃下蹲负重过大、100米起跑、跳远踏跳时均容易造成肌肉拉伤。

2. 被动拉伤

被动拉伤是由于肌肉受牵拉时超过了肌肉本身的伸展性所致。可见于做压腿、前踢腿、跳深等练习中。

四、征象

（1）疼痛：因伤情轻重而不同，轻者肌肉处于休息位不痛，只有在重复损伤动作时疼痛加剧；重者在任何情况下都有明显的疼痛。

（2）局部张力升高。

（3）肿胀。

（4）局部淤血。

（5）局部畸形。一端肌肉断裂者局部可触到一侧凹陷而另一侧异常膨大；肌腹中间断裂则出现“双驼峰”畸形。

（6）抗阻试验阳性：拉伤肌肉主动收缩对抗阻力，疼痛出现或加剧即为抗阻力试验阳性。

五、现场处理

（1）以冷水冲洗浸泡、冷镇痛气雾剂或冰袋冰敷，弹力绷带加压包扎，局部制动。

（2）30分钟后除去冷敷，改用海绵或棉花加压包扎，减少伤肢的活动。

（3）抬高上肢休息。

（4）怀疑完全断裂时，应在局部加压固定患肢的情况下，立即送医院处理。

六、伤后训练

（1）轻度肌肉拉伤，患者只有少量的肌纤维撕裂，不用停止训练，可以边恢复边训练。但应减少运动量和降低运动强度，避免重复受伤动作，以损伤部位疼痛不加剧为限度，逐渐增加运动量至正常训练强度。

（2）中度至重度肌肉拉伤，患者在早期以休息恢复和治疗为主，当局部肿胀消退、疼痛减轻时，即可开始进行恢复训练。恢复期训练遵循以下顺序：①静力性练习；②无负荷的动力性练习；③负重的静力性练习与动力性练习相结合。

（3）在每次康复练习结束后，都必须做充分的牵拉训练，避免损伤局部粘连发生。

七、预防

（1）在进行训练或比赛前做好充分的准备活动，尤其在寒冷季节应适当延长准备活动的时间。

（2）加强局部肌肉的力量训练，不仅要重视专项技术还要增加肌肉力量。例如，羽毛球运动员的膝关节、踝关节和肩关节损伤的发病率很高，增加这些关节相应部位的肌肉力量，可以有效预防肌肉拉伤的发生，而且还可以起到保护关节的作用。

（3）训练或比赛结束后即刻进行放松活动，可以采取静态和动态交替的放松拉伸方式，有利于肌肉疲劳的快速消除。

第三节　肌肉挫伤

运动时的相互冲撞、踢打以及身体撞到运动器械均可发生局部肌肉挫伤，多发生于对抗性项目中，如足球、篮球、散打、拳击、跆拳道等。

一、定义

肌肉挫伤是指体表的部位受到钝性物体的撞击或者打击而导致的局部软组织的闭合性损伤。

二、局部解剖及病理

（一）局部解剖

挫伤可涉及皮肤、皮下组织（血管、神经等）和肌肉。肌肉因挫伤的部位不同可伤及肌腹、肌腱、肌腱止点等。

（二）病理

肌肉挫伤以局部急性炎症反应过程为主，类似于肌肉拉伤，局部出现明显的红、肿、热、痛以及功能障碍的炎症反应。如果挫伤涉及深层大血管，可导致血管破裂，形成较大血肿甚至造成失血性休克。

三、损伤原因及机理

（一）原因

（1）运动中的身体接触或撞击。

（2）球棒、球等运动器械的撞（打）击。

（二）机理

（1）外力直接撞击导致局部软组织、肌肉等发生挤压伤，严重时可以导致肌肉撕裂或者断裂。

（2）肌肉紧张时造成的挫伤往往比放松时的表浅，这是因为紧张的肌肉缓解了外力传导至骨面的力度，减轻了对深部组织的创伤。

四、征象

（1）轻度挫伤：压痛局限，局部出现疼痛、肿胀。肢体活动基本正常。

（2）明显挫伤：局部明显肿胀，出现皮下淤血，关节活动障碍，局部可以摸到肿块，血肿严重者可出现波动感。四肢挫伤时在关节处不能屈曲 90° 位；下肢跛行，起立或爬楼梯都会有疼痛。

（3）严重挫伤：广泛肿胀，摸不到肌肉的轮廓，关节屈曲更受限，下肢跛行明显，非用拐不能走路，有时关节内出现积液。

（4）需要特别注意的特殊部位挫伤：

① 股四头肌下血肿：损伤大腿局部皮肤灼热，肿胀充血，腿围增加，股四头肌紧张，有压痛隆起处深压可有波动感。

② 胫前间隔综合征：训练或比赛后出现；胫前上中部肌腹处明显疼痛，局部肿胀压痛；在第Ⅰ和第Ⅱ趾间背侧出现知觉障碍；胫前肌被动牵拉试验和被动屈膝、屈趾试验阳性；足背伸和伸膝伸趾肌力下降。

③ 腹部挫伤合并内脏破裂：腹部受到撞击后，尤其是出现面色苍白、头晕、腹部疼痛明显的症状时，有内脏破裂的可能。

五、现场处理

（1）单纯肌肉挫伤者，立即在局部使用冷镇痛气雾剂或冰块冰敷，后用新伤药、弹力绷带加压包扎。轻度挫伤可在采取保护措施下继续训练或比赛；挫伤严重伴有局部血肿明显者，应局部冰敷并加压包扎之后送医院进一步处理。

（2）股四头肌受到撞击后，局部肿胀、疼痛明显的要考虑发生股四头肌下血肿的可能，需要去医院进行进一步诊断和处理。

（3）小腿前外侧受到撞击后局部肿胀明显者，要注意检查 第Ⅰ趾与第Ⅱ趾根部下方的区域是否感觉麻木或者感觉异常，如有需要考虑发生胫前间隔综合征的可能。这是由胫前间隔部位压力过高导致腓神经受到压迫、受损所出现的症状。这种情况也需要到医院进行进一步处理。

（4）伴有并发症的肌肉挫伤者，如严重休克或者内出血，应立即送往医院救治。

六、伤后训练

（一）一般挫伤

（1）限制活动：避免重复损伤动作 24 ～ 48 小时。

（2）恢复活动期：伤后 2 ～ 3 天可以进行行走、慢跑，恢复肢体活动范围，以不引起明显伤部不适为度。

（3）功能恢复期：疼痛基本消失后，加入肌肉力量训练，恢复两侧肌肉力量平衡，注意局部损伤肌肉的柔韧性练习，逐步恢复训练大概需要 1 ～ 2 周。

（二）合并严重损伤

如果肌肉挫伤导致肌肉断裂、内脏损伤、脑震荡、股四头肌下血肿、胫前间隔综合征等，则需要根据其治疗情况进行具体安排。

七、预防

（1）在对抗性项目中注意自我保护，身体接触的瞬间收缩肌肉可以有效地缓解冲击力对局部造成的损伤。

（2）在使用器械训练中，掌握正确的使用方法，需要他人协助的项目必须在有专人保护的情况下进行训练。

（3）使用合格的护具对减少此类损伤有一定效果。

第四节　损伤性腱鞘炎

腱鞘炎是关节周围的腱鞘组织发生炎性改变，其发生与局部过劳有密切关系。其多见于举重、射击、体操、竞走等运动项目，好发的腱鞘有桡骨茎突部腱鞘炎、手指屈肌腱鞘炎、肱二头肌长头腱腱鞘炎、踝部腱鞘炎。

一、定义

损伤性腱鞘炎是指肌肉反复收缩牵拉肌腱，导致腱鞘受到过度摩擦或挤压而发生的损伤。

二、局部解剖及病理

（一）局部解剖

腱鞘是包围在肌腱外面的鞘管，存在于肌腱经过关节而容易受到摩擦或者挤压的部位，例如腕、踝、手指等处（图 7-1）。腱鞘可分为纤维层和滑膜层两部分。纤维层又称腱纤维鞘，位于腱鞘外层，为深筋膜增厚所形成的纤维性管道，起到滑车和约束肌腱的作用；滑膜层又称腱滑膜鞘，位于腱纤维鞘内，是由滑膜构成的双层圆筒形鞘。其内层包在肌腱表面，称为脏层；外层紧贴在纤维层的内面和骨面，称为壁层。脏、壁两层相互移行，形成腔隙，内含少量滑液，使肌腱能在鞘内自由滑动。

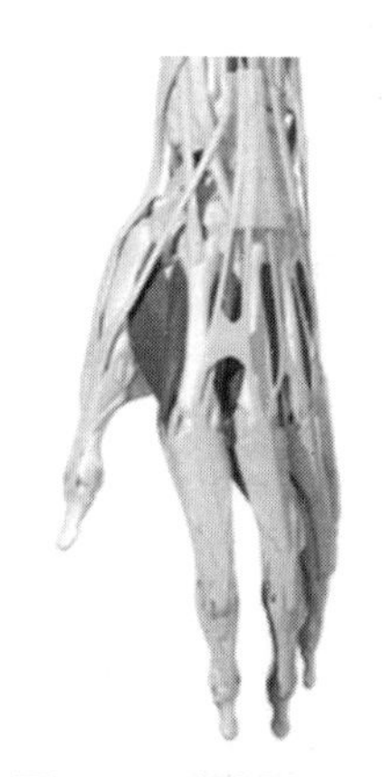
图7-1　腱鞘解剖图

（二）病理

肌腱反复收缩与腱鞘之间长期发生摩擦，导致局部组织出现炎症。有组织液渗出，局部肿胀，纤维组织增生形成粘连，最后腱鞘肥厚、纤维化、狭窄，使得肌腱在鞘管中的活动受限，引发疼痛。

三、损伤原因

（1）训练负荷安排不当或者超出机体承受能力导致损伤。如在训练中动作重复过多、肌腱在拉紧情况下滑动、肌肉反复牵拉肌腱，导致磨损和发生炎症，长期积累导致粘连发生。

（2）腱鞘部位受到撞击或者由于动作过猛致腱鞘发生急性挤压、牵拉损伤。

四、征象

（一）症状

常见症状包括局部疼痛、明显压痛，有时可见肿胀，根据部位不同而有所区别：

（1）肱二头肌长头肌腱腱鞘炎：发生部位在肱骨结节间沟。网球发球，吊环、单杠、高低杠中的转肩，举重运动员抓举提铃是常见致伤动作。

（2）腕伸肌腱腱鞘炎：在桡骨茎突部位出现疼痛或加重。举重运动员的锁握、标枪运动员的持枪手，以及电脑工作者操作鼠标是常见致伤动作。

（3）指屈肌腱鞘炎：在掌指关节掌侧部位出现疼痛或加重。柔道、中国式摔跤项目中的抓摔对手是常见致伤动作。

（二）检查法

（1）肱二头肌长头肌腱腱鞘炎：肩关节结节间沟及其上方肱二头肌长头肌腱出现压痛是损伤的主要特征。做抗阻屈肘及前臂旋后动作时，在肱二头肌长头肌腱处出现剧烈疼痛，为叶加森征（Yergason 征）阳性（图 7–2），是判断肱二头肌长头肌腱腱鞘炎的主要依据。

（2）桡骨茎突腱鞘炎：完成患肢屈拇、握拳、腕关节尺侧倾动作时在桡骨茎突部位出现明显疼痛，即为芬氏征（Finkelstein 征）阳性（图 7–3）。这种方法又称芬氏征检查法，是桡骨茎突腱鞘炎的临床检查方法。

（3）指屈或指伸肌的腱鞘炎：损伤手指屈伸活动受限，出现疼痛。在掌指关节掌侧出现压痛，手指做屈伸运动时会发生弹响，称为弹响指或扳机指。

（4）其他部位的腱鞘炎局部有明显压痛，活动受限。

（5）抗阻试验呈阳性。

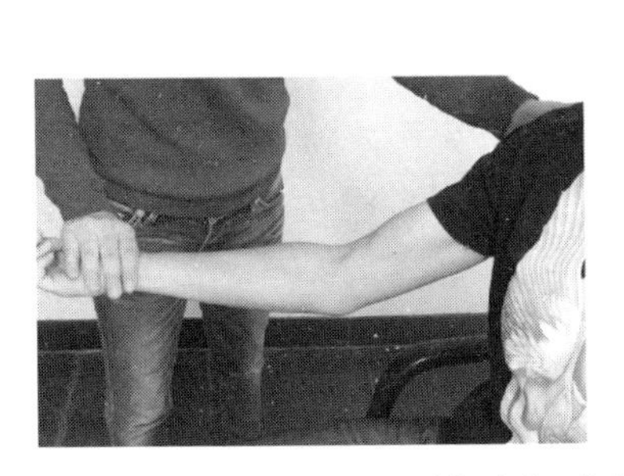
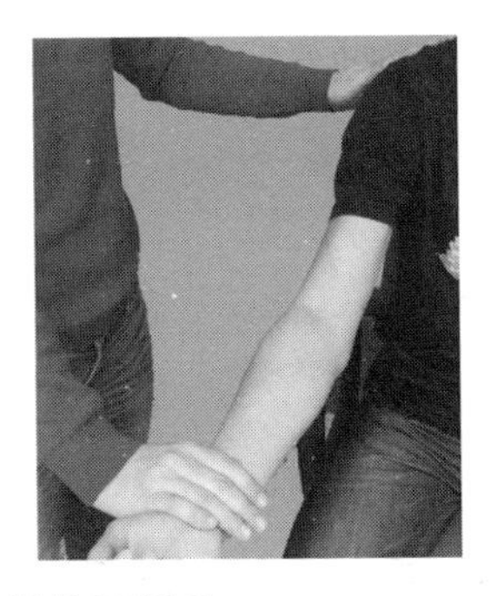

图7–2　叶加森征试验操作示意图

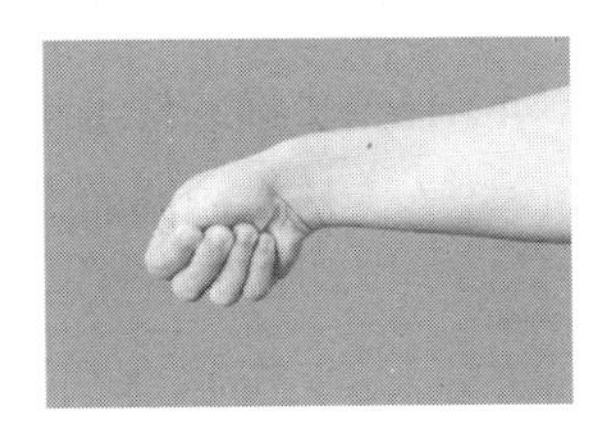

图7–3　芬氏征试验操作示意图

五、现场处理

（1）损伤急性期应即刻冰块冷敷止血，后期外敷新伤药消肿止痛，局部制动、休息。

（2）避免或者减少导致损伤动作的练习。

六、伤后训练

（一）急性损伤

（1）损伤性腱鞘炎在急性期局部制动，损伤相应部位和关节避免活动。

（2）2 ~ 3天后，局部炎症减退，疼痛减轻，进行活动度恢复练习，在不引起明显疼痛情况下进行小力量练习。

（3）必要时可以在佩戴保护支持带（如护腕、护踝等）的情况下开始进行康复练习。

（二）慢性损伤

（1）伤后训练时以不加重疼痛或导致疼痛重复出现为原则，可逐渐增加局部关节的活动范围。

（2）在训练中多以静力性拉伸动作为主，减轻局部粘连，逐渐恢复关节的活动度。

（3）每次伤后训练结束后，都必须配合局部的按摩放松。

（4）在训练中加入小重量力量练习，提高力量和相关关节的稳定性。

七、预防

（1）合理安排训练，防止局部关节过度负荷。

（2）运动前做好充分的准备活动和局部放松活动，同时配合运动后按摩和热敷对预防损伤性腱鞘炎有积极作用。

（3）加强局部肌肉的力量训练。

（4）保持正确的技术动作。

（5）在寒冷、潮湿的天气要注意保暖。

第五节　肩袖损伤

肩袖损伤多发于肩部需要进行大范围活动的运动项目，如标枪、仰泳、排球、体操等，多是负荷过度所致。轻者可发生肩袖损伤，重者可发生肌肉断裂。

一、定义

肩袖损伤是指肩袖结构急性或者长期超范围活动所导致的创伤。肩袖是由冈上肌、冈下肌、肩胛下肌、小圆肌的肌腱在肱骨头前、上、后方形成的袖套样肌样结构。与此关系密切的另一损伤是肩部撞击综合征。

二、局部解剖及病理

（一）局部解剖

1. 骨结构

肩关节是由近似圆球的肱骨头和浅而小的关节盂构成，虽然关节盂周缘有纤维软骨构成的盂唇来加深关节窝，仍仅能容纳关节头的 1 / 4 ～ 1 / 3。肩关节的这种骨结构形状增加了关节的运动幅度，但也减少了关节的稳定性。因此关节周围的肌肉、韧带在稳定关节中发挥了很大作用，相应地也承担了较多的运动负荷，造成肩关节周缘附属韧带、肌肉等的损伤机会增加。

2. 肌肉

肩关节的深层肌肉的肩胛下肌、冈上肌、冈下肌和小圆肌的肌腱在经过肩关节囊前面、上面和后面时，与关节囊紧贴，并有许多腱纤维编入关节囊内，形成“肌腱袖”，对肩关节的稳定起重要作用。其中，冈上肌、冈下肌和小圆肌分别起自肩胛骨冈上窝、肩胛骨冈下窝和肩胛骨外侧缘上 2/3 背面，共同止于肱骨大结节，主要作用是使肩关节旋外和外展。肩胛下肌起自肩胛下窝，止于肱骨小结节，作用是使肩关节内收、旋内（图 7–4）。

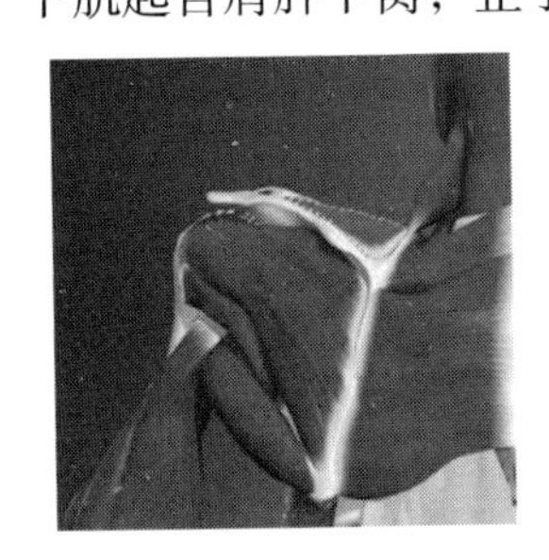
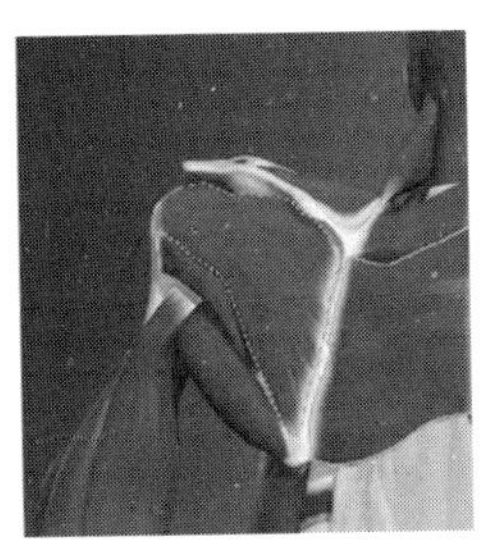
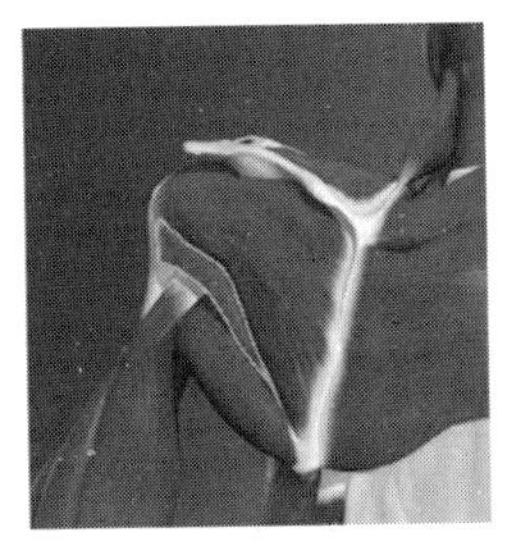
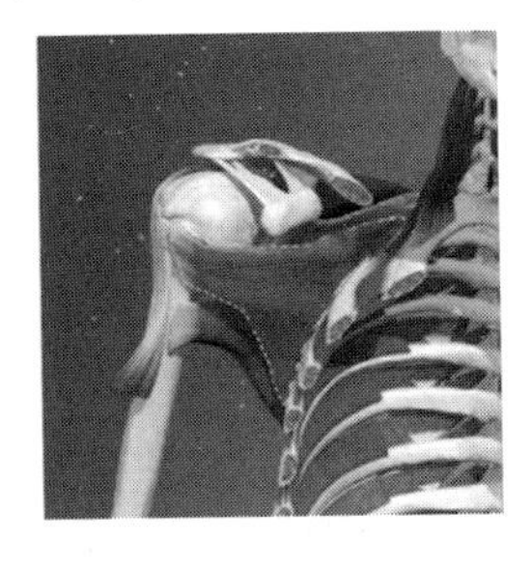

图7–4　肩关节和肩袖解剖示意图

（二）病理

肩关节过度使用性损伤后出现肌腱的胶原纤维排列次序紊乱，胶原纤维增生，导致局部粘连、血管增生及瘢痕形成，这使得肩袖容易发生撕裂和反复损伤。

三、损伤原因及机理

（一）损伤原因

（1）准备活动不合理。

（2）肩部力量弱。

（3）肩部长期超范围活动。

（4）肩袖局部解剖特点导致其容易受到反复挤压和摩擦。

（二）机理

（1）肩关节反复超范围活动造成肌腱受到挤压。如体操转肩、排球扣球等。

（2）肩关节不稳，反复发生撞击，造成肌腱滑束损伤。

（3）上臂遭受暴力直接牵拉或受外力作用突然过度内收，以及在肩袖上方或者下方的对冲性损伤都可能使肩袖受到牵拉而发生损伤。

四、征象

（一）症状

（1）多有急性损伤或反复、累积性损伤史。

（2）肩前方或肩峰处疼痛，不少人有撕裂或折断感，急性期疼痛剧烈，慢性期表现为自发性钝痛。

（3）肩部活动后疼痛加重，有时夜间疼痛加重，不能卧向患侧。

（二）检查法

（1）局部压痛可发生在大结节顶部、顶部的外侧、结节间沟处。

（2）肩关节外展功能受限制。患者抬臂力量减弱，虽然患者可以自由外展上臂，但只要外加轻微阻力，外展或前屈就有困难。

（3）肩痛弧试验：主动或被动使上臂外展时，60°以内不痛，60°～120°的弧度内疼痛出现或者加剧，超过120°疼痛减轻或者消失；若再将上臂内收，在60°～120°的弧度内疼痛再次出现或者加剧，小于60°后疼痛又会减轻或者消失。

（4）可以出现冈上肌、冈下肌萎缩，冈下肌萎缩明显。病程长者小圆肌和斜方肌也有明显萎缩。

五、现场处理

（1）轻微损伤者可进行冷敷、加压包扎、制动。

（2）部分撕裂者，其治疗主要是对症治疗，给予镇痛、止血、脱水、活血化瘀等药物治疗。同时配合局部痛点封闭、理疗，使其损伤肩外展、前屈、外旋位予石膏或外展架 3 ~ 4 周。

六、伤后训练

（一）尽早开始活动，减少粘连

（1）轻微损伤在伤后 2 ~ 3 天即可进行活动，要控制运动量和运动强度，避免重复动作。

（2）部分撕裂在制动 2 周左右就会有部分纤维结缔组织粘连融合，导致关节活动范围受限。因此在伤后应尽早开始恢复活动，根据损伤程度的不同恢复活动时间也有所不同。

活动方式包括：早期的肩关节被动屈伸、外旋，体前屈使上半身与地面平行，在健侧手臂保护的情况下前后、左右摆动患侧肩关节，绕环（画圈）动作，并逐渐增大活动范围，但不超过 90°。

（二）恢复训练

（1）恢复活动范围。通过主动活动，在不负重情况下，完成肩关节各个方向的屈伸、外展内收、绕环。

（2）恢复肩关节稳定性力量。利用小力量、多次数训练模式，提高肩关节稳定性力量，可以利用哑铃操进行肩关节屈伸、外展、绕环运动，在不稳定界面上进行腹桥练习，既锻炼核心区域力量又提高了肩关节控制能力。

（3）提高肩关节动力性力量。加入重量较大的负重，完成扩胸、外展、投掷挥臂等动作，提高肩部力量，完成功能恢复过程。

七、预防

（1）加强准备活动。

（2）加强肩关节周缘肌肉力量及肩部柔韧性训练：可用一定重量的物品置于肘部，平举至与肩同高，持续 1 ~ 2 分钟为一组，每次 4 ~ 6 组，每组间歇时注意放松，放松时肩部进行正压、反拉及前后绕环练习。

（3）控制训练中的肩部负荷，注意训练后的局部反应。

（4）掌握正确的技术动作。

（5）重视训练后整理活动。

（6）肩关节在外展位时肩峰与肩袖之间的磨损最大，因此在这个体位练习要提高肌肉力量，减少在运动中关节活动对肌腱的牵扯，从而起到保护肩袖的作用。

第六节　网球肘

一、定义

网球肘（又称肱骨外上髁炎）是肘关节外侧前臂伸肌起点处发生的肌腱损伤，是前臂伸肌的反复牵拉导致的局部过度使用性损伤。网球肘多见于网球、羽毛球运动员。

二、局部解剖及病理

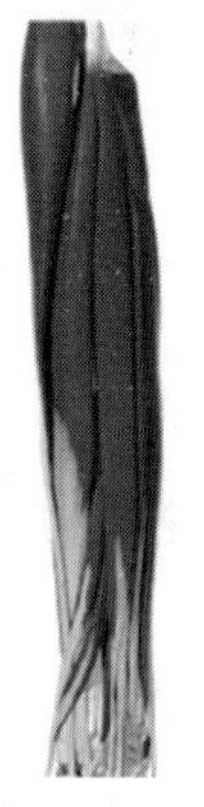

图7–5　肘关节外侧髁解剖图

大部分做伸腕动作的肌肉都附着在肱骨外上髁及邻近深筋膜，其中桡侧腕长伸肌、桡侧腕短伸肌、指伸肌、小指伸肌和尺侧腕伸肌都起自肱骨外上髁及邻近深筋膜，分别止于第 2 掌骨底、第 3 掌骨底、第 2 ～ 3 指中节和远节指骨底、小指中节和远节指骨底以及第 5 掌骨底（图 7–5）。这些肌肉主要作用是伸腕、伸指以及外展腕关节。

网球肘的基本病理变化以退行性改变为主，局部反应多有肿胀或渗出、粘连等。

三、损伤原因及机理

（一）损伤原因

（1）力量不足或者负荷量超出肌腱止点承受能力。

（2）训练水平低、准备活动不充分、天气寒冷等。

（3）训练单调，简单动作重复过多。如网球的单反、羽毛球反手击球在训练中练习过多；一些工厂流水线上的工人长期进行单一动作劳作。

（4）负荷强度突然增大。

（二）机理

（1）过度使用。在肘关节部位，屈肌力量明显大于伸肌，即伸指伸腕肌力相对较弱，反复屈伸、旋外活动的牵拉导致微细损伤不断积累，使附着部位的肌腱止点、筋膜发生损伤。

（2）退行性变。随着损伤时间的延长，如果导致损伤的应力特性得不到改善，局部的损伤部位将发生组织学改变，并伴随有肌腱和止点功能的退化。

病理改变包括局部的细胞数量增多、排列紊乱、胶原纤维比例改变，血管增生、骨质增生，这些改变导致局部出现疼痛等相应症状。

四、征象

（一）症状

（1）肘关节外髁处疼痛，并向前臂放射，尤其是在前臂外旋时疼痛明显。

（2）局部压痛。

（二）检查法

（1）伸指伸腕抗阻试验阳性。

（2）米尔氏征（Mills 征）检查阳性（图 7–6）。

检查方法是要求被检查者先屈肘、屈腕、握拳，然后前臂内旋的同时伸肘、伸腕，这时如果出现肱骨外侧髁处疼痛，即为阳性。

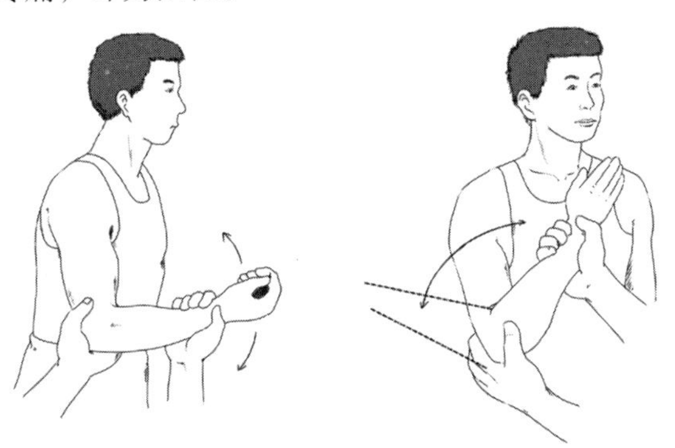

图7–6　米尔氏征检查法操作示意图

五、现场处理

（1）急性损伤按照急性闭合性软组织损伤处理原则和方法进行即可。

（2）避免反拍击球动作 2 ～ 3 天。

六、伤后训练

伤后待症状明显减轻后开始恢复训练。

（1）从静力性练习开始：①保持屈肘负重伸腕的动作，时间逐渐延长；②保持屈肘负重屈腕的动作，时间逐渐延长；③保持屈肘负重外展手腕的动作，时间逐渐延长；④保持屈肘负重内收手腕的动作，时间逐渐延长。

（2）逐渐过渡到动力性练习，同样的动作按照徒手到负重的顺序进行，并且注意每次练习后都要做相应肌肉的拉伸练习。

（3）练习时在前臂肌肉最粗的部位使用运动贴布，如果练习后出现疼痛加剧或者感觉肿胀，应进行 1 或 2 次冰敷。

七、预防

（1）掌握正确的技术动作，并选择适合自己能力的技术动作，如网球运动员尽可能采用“双反”。

（2）选择合适的护具或者器材，需要考虑护具或器材的弹性、硬度、重量、平衡点等。

（3）注意训练中和训练后的牵拉、放松活动。

（4）训练前预防损伤的练习动作：

① 握捏网球练习。用伤侧手握捏网球 2 ~ 3 分钟，每天 3 或 4 次。

② 屈腕练习。保持伤臂伸直，手掌向下，另外一只手向下压伤侧手背部，使伤部感受到明显牵拉，但是不要产生明显疼痛。

③ 转腕练习。双手握拳，屈肘于身体两侧，手腕向不同方向旋转 5 次；肘关节伸直，重复上述转腕动作。

第七节　三角纤维软骨盘损伤

一、定义

三角纤维软骨盘损伤又称三角纤维软骨复合体损伤，常伴有下尺桡关节不稳，多见于体操、乒乓球、网球、击剑、摩托车项目等。

二、局部解剖及病理

三角纤维软骨盘为三角形纤维软骨复合体，软骨基底部附着于桡骨远端关节面的尺侧缘，软骨尖端附着于尺骨茎突基底部，软骨的掌侧缘与背侧缘均与腕关节囊相连，因而把腕关节腔与桡尺远侧关节腔隔开。

三角纤维软骨盘（图 7-7）具有限制前臂过度旋转的功能，故当腕关节遭受突然的过度旋转暴力时，可引起三角纤维软骨盘的损伤或破裂。三角纤维软骨盘损伤可并发于桡骨远端骨折或腕部的其他损伤，故其早期症状常被其他严重损伤所掩盖。

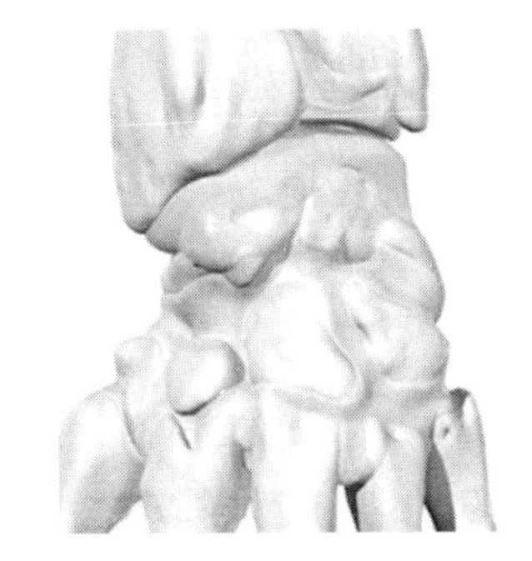

图7-7　三角纤维软骨盘解剖图

三、损伤原因及机理

（1）当前臂极度旋转、手掌撑地或手腕屈曲活动范围过大，可导致下尺桡关节韧带损伤、脱位和三角纤维软骨盘损伤，有时可合并桡骨远端骨折。

（2）长期在腕背伸支撑下做旋转动作，使三角纤维软骨盘受到长期磨损和牵拉，也可造成三角纤维软骨盘的慢性损伤、退变破裂或发生创伤性炎症和劳损。如体操的鞍马支撑、单杠转体等动作，手腕长期处于背伸尺倾支撑下旋转，以致逐渐疼痛，出现症状。

四、征象

（一）症状

（1）多数有明显外伤史。如摔倒时手腕撑地。

（2）腕尺侧疼痛或伴轻度肿胀。

（3）手腕尺侧倾、旋转、背伸时疼痛加重，腕部无力。

（4）伴有尺桡远侧关节损伤时，可有关节松弛感，发生三角纤维软骨盘损伤者可出现腕尺侧响声、关节交锁等症状。

（5）局部压痛明显，活动功能受限。

（二）检查法

（1）屈腕、伸腕抗阻试验呈阴性。

（2）三角纤维软骨盘挤压试验呈阳性。

五、现场处理

（1）冷敷 15 分钟，制动，加压包扎。

（2）外敷新伤药。

（3）3 天后可进行轻微活动。

六、伤后训练

（1）急性损伤：伤后 2 ~ 3 天可在弹力绷带固定下练习腕屈伸活动，以不引起腕尺侧疼痛为度。在腕关节屈伸和支撑动作无疼痛后，可逐渐加入腕与前臂的旋转动作，练习时必须佩戴护腕等护具。

（2）慢性损伤进行练习时使用护腕、弹力绷带、粘膏支持带等限制腕关节背伸和旋转活动。控制双杠上支撑动作练习，增加腕关节周围肌肉力量练习。

七、预防

（1）加强腕关节肌肉力量练习，提高关节稳定性。

（2）控制训练负荷量，合理分配训练中的练习动作，避免手腕长时间频繁地屈伸发力运动。

（3）练习结束后进行局部的按摩和冰敷，促进恢复。

第八节　急性腰扭伤

一、定义

急性腰扭伤是指各种原因（如跌倒、突然变向或者其他损伤）导致的腰部疼痛，多持续不超过 6 周。这类损伤往往比较复杂，可以累及肌肉、筋膜、韧带和关节，有时不容易区别。运动员由于训练的需要，腰部要承受很大的扭转、牵拉、挤压甚至是撞击，导致更高的损伤发生率，其中急性损伤占 5% ~ 10%，其余的是慢性损伤。在此讨论的是软组织损伤，不包括脊柱损伤。

二、局部解剖及病理

（一）局部解剖

1. 骨结构

腰背部由 12 块胸椎和 5 块腰椎组成。另外有 7 块颈椎。

2. 稳定系统

被动稳定系统包括椎间盘、椎间韧带和棘间韧带；主动稳定系统是相关的深层肌肉。

3. 肌肉

深层肌肉包括骶棘肌、半棘肌、多裂肌和回旋肌、横突间肌、棘突间肌等，这些肌肉也被称为稳定肌，作用是在躯干产生运动前收缩，以保证脊柱的稳定性（图 7–8）。浅层肌肉包括斜方肌、背阔肌，是腰部运动的动力，也称原动肌（图 7–9）。

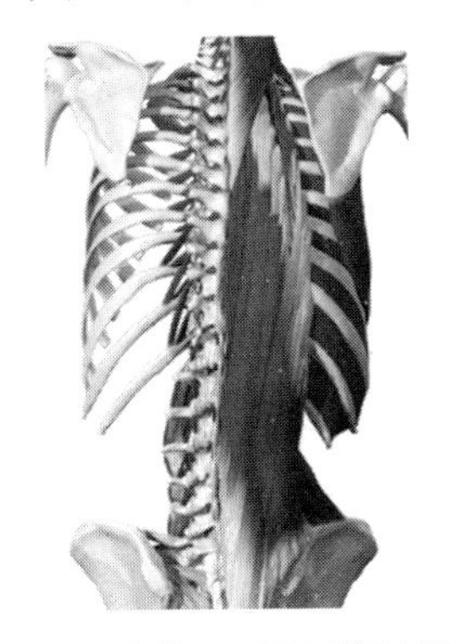

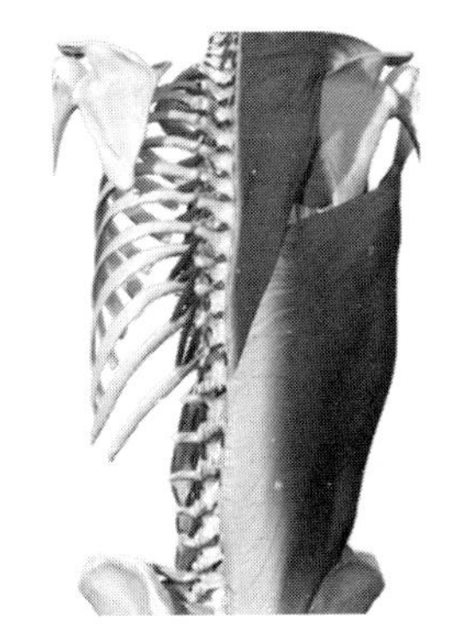

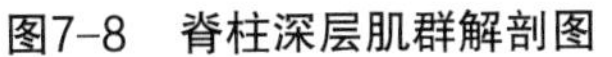

图7–8　脊柱深层肌群解剖图

图7–9　脊柱浅层肌群解剖图

（二）病理

急性腰扭伤的病理变化以局部炎症反应为主，1 ～ 2 天后炎症逐渐消退，肉芽组织成熟为胶原纤维，形成瘢痕组织，这一成熟过程大约需要数周的时间。由于瘢痕组织的强度低于正常组织，所以容易再次发生损伤。

三、损伤原因及机理

（1）核心稳定性力量不足，导致训练负荷超出机体负担能力而发生损伤。

（2）提拉重物动作错误、用力过猛：由于提起的重物离身体较远，重心不稳时发力导致损伤；抬、拉过重的物体也容易导致急性腰扭伤发生。

（3）场地湿滑：如场地有水、沙土、冰雪导致失去重心。

（4）有身体接触项目中的相互碰撞：碰撞导致身体失去重心往往是急性腰扭伤的重要原因。

（5）非身体接触项目中的突然转身、变向起动：如篮球防守中的移动、排球的防守救球。

四、征象

（1）局部压痛：根据部位可以大致区分损伤组织，发生在棘突部位（图 7–10）多为韧带损伤；发生在腰背部两侧、髂骨翼的多为肌肉和筋膜损伤。

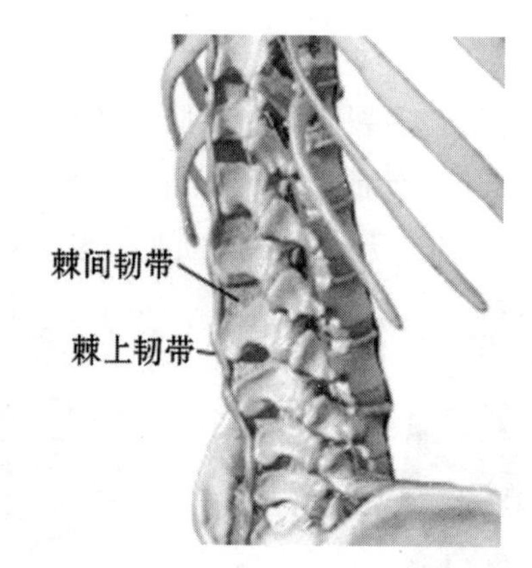

图7-10 脊柱棘间、棘上韧带解剖图

（2）疼痛。

（3）活动受限。

（4）背部肌肉紧张：在急性损伤时明显。

（5）背伸抗阻试验呈阳性。

（6）没有串麻现象。

五、现场处理

（1）局部冷敷、制动。

（2）卧床休息1周，不要睡软床，在下腰部位垫一个小枕头或者毛巾卷。

六、伤后训练

（1）开始时可以进行慢跑，以适应为主。

（2）训练1周后，开始进行直立体位下小重量负重行走练习。

（3）通过核心力量练习提高身体控制能力。

（4）恢复训练的前2周避免重复损伤动作，完成动作以不引起明显疼痛为度。

七、预防

（1）重视准备活动时的腰部活动，避免突然用力的动作。

（2）采用合理技术动作和用力方式，提拉重物时尽量靠近身体，尽量避免脊柱超范围活动（如过度旋转、后仰）。

（3）避免长时间坐位不动。

（4）注意用力过程中呼吸的控制。

（5）加强核心稳定性力量训练，提高身体控制能力。

（6）注意场地设施的安全性检查，地面上有水、沙子要立即清理。

第九节　下腰痛

下腰痛有急性和慢性两种情况，发生原因复杂，可以由多种疾病和损伤所致。下腰痛可以涉及肌肉、韧带、筋膜、神经等多种组织。

运动员的慢性腰痛的特点：较常人多发并且严重，这是由于训练容易导致这类损伤发生，另外，多数运动员由于各种原因不愿意减少或停止训练来进行治疗。

一、局部解剖及病理

（一）局部解剖

下腰部主要指腰椎部分，损伤可以涉及肌肉、筋膜、韧带、小关节。腰椎具有前凸的生理弯曲结构特征，是腰部受力最大的部位。

（二）病理

1. 损伤性质

将腰痛分为急性损伤和慢性损伤是不合理的，因为所谓的慢性腰痛并非持续存在，而是以一个长期波动的形式存在。

2. 损伤组织

下腰痛的情况要比急性腰扭伤复杂，可以由坐骨神经痛、韧带损伤、腰椎间盘退行性变、椎管狭窄、脊柱骨折、肌肉韧带拉伤等引起。坐骨神经痛、腰椎间盘突出、椎管狭窄、脊柱骨折等属于临床治疗的范畴。

3. 病理改变

下腰痛被认为是一种退行性改变，结构改变、组织增生、粘连，导致局部活动度下降、没有血管部位出现血管、神经增生疼痛出现，往往伴随有组织强度、肌肉力量下降。

二、损伤原因及机理

（1）肌肉、筋膜、韧带退行性改变：长期过度负重或长期腰部姿势不良，使腰部肌肉、韧带持久地处于紧张姿态。如自行车运动中的持续弯腰，射击运动中的经常脊柱侧弯姿势。这种长期积累性劳损或者反复损伤使肌肉韧带弹性下降、功能退化、恢复能力降低而出现相应症状。

（2）各种结构及功能改变导致局部代偿和受力改变：脊柱生理弯曲改变、侧弯等造成腰部肌肉、韧带的受力改变，引起慢性腰肌劳损。

（3）各种原因导致的小关节功能紊乱，导致局部急性炎症反复发作、肌肉痉挛。

（4）核心区域力量差：力量不足导致完成动作中发生微细损伤（延迟性肌肉酸痛也可以被认为是一种微细损伤的表现），如果在训练后没有足够的恢复时间，积累到一定程度也可能导致下腰痛发生。

三、征象

（1）无明显的外伤史。

（2）腰部经常感到酸痛或胀痛：弯腰有时较困难，长时间保持一个姿势疼痛会加剧，适当活动或经常变换体位可减轻。

（3）脊柱生理弯曲改变。

（4）压痛：痛点在脊柱两侧或髂嵴后部或骶骨后面的肌肉附着点；棘间、棘突部位。

（5）腰部活动功能多无障碍，严重者可稍有受限。

（6）直腿抬高试验呈阴性。

（7）无放射性疼痛或者串麻向下超过膝关节现象。

四、现场处理

下腰痛不是急性损伤，偶有急性发作可以参照急性腰扭伤处理。

五、伤后训练

（一）功能退行性改变的下腰痛需要通过合理训练来改善

（1）避免超负荷训练，尽量采用小重量、多次数的深蹲练习。如果需要采用大重量练习，要加强互相保护和使用保护腰带。

（2）通过核心区域“弱链”评价，诊断主要力量薄弱点，设计有针对性的力量训练方法。

（3）重视在训练后进行充分的整理活动：通过牵拉、疲劳部位按摩、温水浴等消除局部疲劳，促进肌肉疲劳消除。

（二）对脊柱结构有先天性或者后天性损伤者需要请医生进行诊断，并给出具体建议

（1）根据具体情况决定是否继续训练。

（2）可以训练者，需要全面加强核心区域和髋关节、膝关节相关区域的稳定性力量练习。

（3）小关节紊乱复位后一般休息 1 ～ 2 天即可恢复训练。

六、预防

（1）合理控制训练量和局部负担，通过合理安排训练内容来减轻下腰部负荷量。

（2）充分的准备活动和整理活动，避免局部疲劳积累和反复损伤。

① 准备活动部分要有充分的腰部前屈、后仰、侧向运动和不同方向的绕环，但是要注意避免在体前屈位置下的转体，这个动作容易导致小关节错位、筋膜撕裂。

② 整理活动需要包括准备活动时的各方向活动，同时需要加强背部肌肉的牵拉，可以通过坐位并腿体前屈、分腿体前屈的动作进行牵拉放松。

③ 改进技术动作，减少腰部负担。

提拉重物时尽量靠近身体，尽量多使用下肢力量来作为上拉重物的起动力量。

通过动力性背肌练习，提高背肌力量，减轻腰部负荷的相对强度。

④ 通过“弱链”诊断，有针对性地加强核心稳定性力量训练。

通过功能性动作筛查（functional movement screen，FMS），结合专项特点诊断“弱链”，制订有针对性的加强训练方案。此筛查用于运动员时，需结合专项特点进行评价。

根据条件，通过创造不稳定支撑面来提高身体控制能力，获得核心力量的提高。

核心力量的提高要与肩关节、髋关节稳定性力量提高相结合，获得“核心柱”力量整体的全面改善。

第十节　骶髂关节损伤

骶髂关节损伤也称骶髂关节功能紊乱，是指由于此关节活动度异常、关节面位置发生改变，周围组织受到挤压而出现局部疼痛的现象。

骶髂关节损伤在运动员中的发生率明显高于普通人，其中划艇运动员、越野滑雪运动员的发病率高。在实践中，骶髂关节损伤导致的腰痛占到下腰痛的 20% 左右。

一、局部解剖分析

骶髂关节（图 7–11）位于骨盆后部，是连接骨盆和脊柱的关节，承受主要的脊柱向下的力量，在运动中它会承受更大的负荷。此关节面由骶骨侧方的耳状面与骨盆后部的耳状面构成，骶骨的关节面朝向后外，其前面较后面宽。相对的关节面之间的间隙很小，关节面粗糙不平使两关节面密切相嵌，此关节活动度很小，属于滑车关节；前后有骶髂前韧带、骶髂后短韧带、骶髂后长韧带、骶髂骨间韧带、骶结节韧带和骶棘韧带进行固定。

骶髂关节是微动关节，虽然周围有许多肌肉，但是起固定作用的主要是韧带。

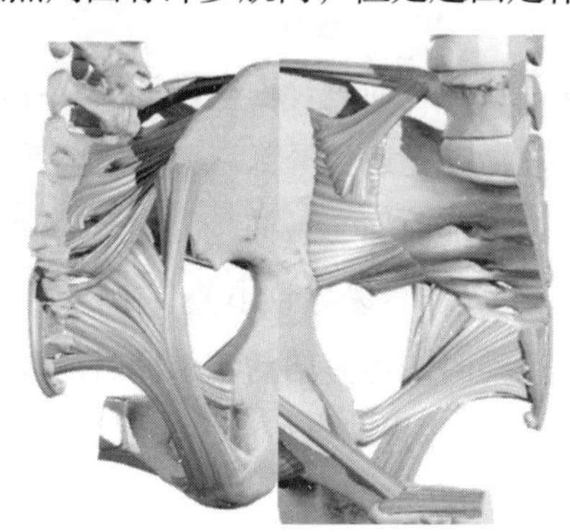

图7–11　骶髂关节解剖图

骶髂关节损伤多为急性损伤，局部可发生炎症、肿胀并伴随神经刺激症状。

二、损伤原因及机理

（1）剧烈运动、撞击、外伤等导致骶髂关节半脱位。

（2）长时间姿势不良情况下工作：如皮划艇中的上体大幅度摆动和用力；越野滑雪中的下肢向后外侧用力蹬雪。

（3）骶髂关节活动度异常：过度松弛或者活动过度受限，导致受力时发生关节面移位或者周围软组织拉伤。

三、征象

（1）急性发作期，在下腰部一侧可出现疼痛，大多较为严重，放射至臀部或腹股沟区；但一般不会放射到坐骨神经的小腿分布区。

（2）患侧脚不敢着地，臀部不能坐凳子。

（3）骶髂关节处可有局限性压痛。

（4）直腿抬高患侧受限，并有骶部疼痛。

（5）骨盆分离试验（“4”字试验）呈阳性。

（6）髋外展抗阻试验呈阳性。

四、现场处理

（1）卧硬板床休息。
（2）疼痛明显者找医生进行检查和处理。
（3）按摩、冷敷、理疗可以缓解症状。通过手法整复可以很快缓解症状。

五、伤后训练

（1）急性期过后可开始恢复训练，注意控制腰部用力动作的幅度。
（2）增加脊柱活动度功能练习，恢复活动范围，提高柔韧性。
（3）通过骨盆稳定性练习，提高机体下腰部、髋关节的控制能力。
（4）注意核心区域力量练习，消除“弱链”，矫正脊柱生理弯曲异常。

六、预防

（1）避免腰部过度负重。
（2）加强腰部稳定性力量练习，提高身体功能性控制能力，此能力涉及躯干，肩带，骨盆力量的协调性、均衡性。
（3）训练后通过放松跑、牵拉来消除肌肉疲劳，恢复结构间的正常关系。

第十一节　膝关节急性损伤

膝关节急性损伤包括半月板撕裂、十字韧带撕裂和侧副韧带撕裂三种常见损伤，由于膝关节结构的复杂性和相关性，上述三者可能单独发生，也可能合并发生。

一、半月板撕裂

（一）局部解剖及病理

1. 局部解剖

半月板位于膝关节内，起到加深关节窝、缓冲关节所受冲击力的作用。半月板损伤的关键是其矛盾运动的解剖特性，多发于足球、篮球这类需要急转、急停的项目。

半月板位于胫骨平台与股骨之间，外厚内薄，上面稍呈凹形，下面为平面（图 7-12）。内侧半月板较大呈“C”形，外侧半月板较小呈“O”形。

膝关节屈伸运动时，半月板上面与股骨髁形成关节，当膝关节进行旋转运动时，半月板下面与胫骨平台形成平面微动关节。半月板具有增加球形的股骨髁关节窝深度和关节稳定性的作用。半月板的前后端分别附着在胫骨平台中间部非关节面的部位，在髁间棘前方和后方。这个部位又可称作半月板的前角和后角。

2. 病理

半月板撕裂为急性损伤，急性损伤时以局部出血、渗出、急性炎症为主。由于半月板撕裂不需要尽早手术，形成慢性损伤后，局部的病理变化主要是形成滑膜炎，导致关节积液，有时会发生关节交锁，进一步加重滑膜炎和关节软骨损伤。根据撕裂形状不同，其对半月板的影响也有所不同（图 7–13）。

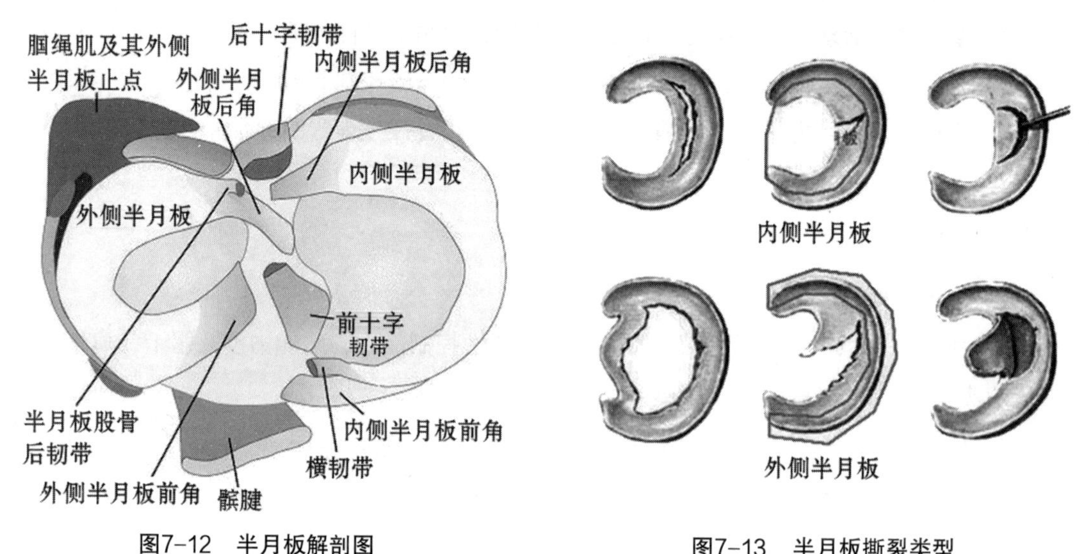

图7–12　半月板解剖图

图7–13　半月板撕裂类型

（二）损伤原因及机理

1. 损伤原因

（1）半月板前角受到挤压，如踢球踢空。

（2）膝关节屈伸的同时加扭转导致半月板产生矛盾运动，受到挤压和碾挫，如变向移动时没有将脚跟抬起而直接转体、起动可能会导致半月板受到挤压而发生撕裂。

（3）内侧副韧带拉伤往往会合并内侧半月板内侧缘撕裂，因为内侧副韧带往往和内侧半月板相连。

2. 机理

当膝关节屈伸时，半月板在膝关节内上面与股骨关节面成关节；当膝关节半屈曲位做内旋或者外旋时，半月板的下面与胫骨面形成关节，当膝关节快速完成屈伸加旋转动作时会导致半月板产生不协调运动而受到挤压和碾挫，导致发生损伤。

（三）征象

（1）疼痛、压痛。

（2）感觉膝关节不稳。

（3）绞锁。

（4）肿胀为滑膜炎的表现，说明有关节积液，浮髌试验呈阳性，积液膨出诱发试验呈阳性。

（5）股四头肌萎缩。

（6）麦氏征呈阳性。完成膝关节内旋或者外旋的同时屈伸过程中出现疼痛和响声为麦氏征阳性，说明有半月板撕裂。

（四）现场处理

（1）局部冷敷、加压包扎、制动、抬高伤肢。

（2）如果疼痛和运动障碍比较严重，禁止运动员用伤肢走路，用夹板将膝关节固定在最舒适的位置，送医院进行进一步处理。

（五）伤后训练

（1）半月板撕裂一般不需要立即手术，是否需要手术应根据项目、症状和训练后反应来决定。

（2）疼痛、肿胀基本消失后开始进行恢复关节活动度训练。

（3）尽早开始进行功能恢复训练。早期以静力性力量为主，如靠墙静蹲、慢跑；而后加入半蹲负重练习、变向起动练习。

（六）预防

（1）训练中合理使用护具。

（2）注意避免损伤动作，如负重深蹲起时不要膝关节内扣。

（3）让运动员在赛季前进行合理的膝关节力量和柔韧性训练。

二、十字韧带撕裂

十字韧带也叫交叉韧带，是膝关节内限制小腿前后运动和旋转的两条主要韧带。十字韧带撕裂多发于小腿受到向前或者向后方向的猛烈撞击，如足球比赛中被绊倒导致膝关节下方着地跌倒，两人对脚力量过大导致交叉韧带拉伤，女子篮球运动员落地的特殊受力情况导致前交叉韧带撕裂甚至断裂。

（一）局部解剖及病理

1. 局部解剖

前交叉韧带起于外上的股骨外上髁内侧，向前向下止于内下的胫骨平台内侧髁，限制小腿向前移动和内旋；后交叉韧带起于内上的股骨内侧髁，向后向下止于外下的胫骨平台外侧髁，限制小腿向后移动和外旋（图 7-14，图 7-15）。

2. 病理

局部出血、渗出、关节滑膜炎。

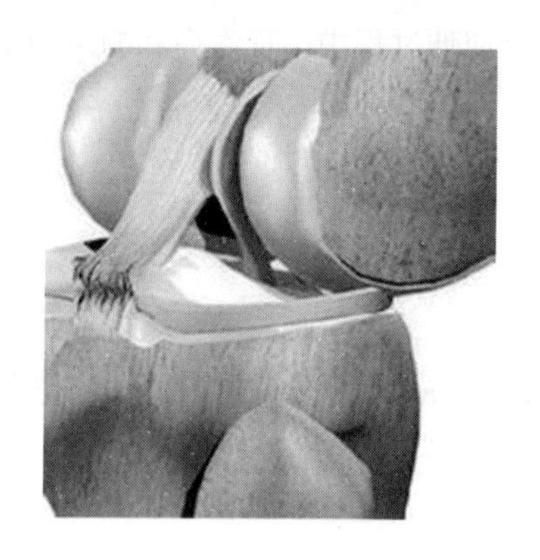

图7-14　前交叉韧带解剖图

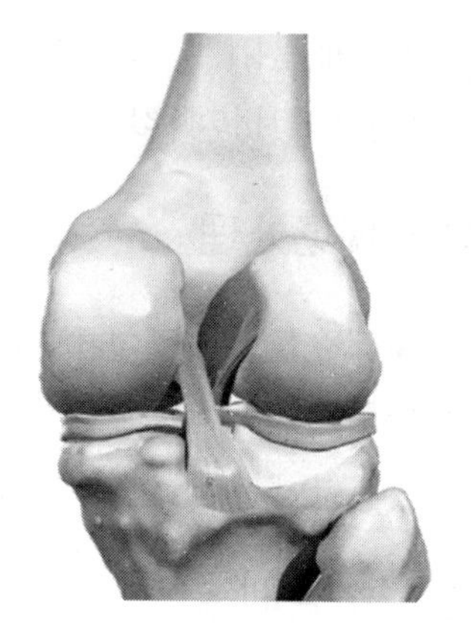

图7-15　后交叉韧带解剖图

（二）损伤原因及机理

（1）暴力撞击。膝关节下方受到猛烈向前或者向后的撞击，当撞击力超过韧带的承受力水平，导致撕裂发生。其多见于足球这类有身体接触项目，主要是犯规动作所致，如蹬踏、铲球、对脚等。

（2）落地应力。多见于女性，女性的骨盆宽导致落地时膝关节、踝关节的角度与男性不同，落地时膝关节受到的剪切力增大，加上髋关节和下肢力量的不足、膝关节屈肌与伸肌力量不均衡，导致前十字韧带撕裂甚至断裂。

（3）急停转身。此动作导致小腿固定，但是股骨在身体力量的推动下向前运动，导致前十字韧带拉伤。

（三）征象

（1）损伤时有些人有撕裂感。

（2）关节不稳。

（3）关节剧烈疼痛。

（4）关节肿胀，这往往提示有关节内出血。

（5）膝关节活动受限。

（6）抽屉试验呈阳性：膝关节屈曲 90° 或者 120° 情况下，两手握住小腿上端，用力向前拉或者向后推，分别检查前、后十字韧带。如出现活动范围增大和疼痛，说明有十字韧带损伤或者断裂。

（7）陈旧性损伤多者可见到股四头肌萎缩。

（四）现场处理

（1）检查疼痛位置是否肿胀，进行抽屉试验检查。如果断裂或者部分撕裂，需找急救人员进行处理。

（2）冷敷 15 ~ 20 分钟，等待急救人员到来。

（3）如有撕裂或者断裂，需用石膏固定数周或者尽早手术缝合。

（4）如果抽屉试验呈阴性，没有部分断裂和全断，则需要减少活动，休息时抬高患肢。

（五）伤后训练

手术后的休息时间需要根据医生的要求确定，恢复训练的第一步是进行关节活动度恢复，然后进行功能训练，主要是恢复股四头肌力量、小腿三头肌力量。恢复训练需要 6 个月左右的时间。

（六）预防

（1）通过跳深练习提高下肢协调性和耐力。

（2）通过灵敏性练习提高下肢灵活性。

（3）通过核心稳定性训练提高身体控制能力。

（4）动态神经肌肉控制训练对提高膝关节稳定性有益。

（5）通过力量训练提高股四头肌与腘绳肌之间的力量平衡性，加强髋、膝、踝关节周围肌肉力量。

（6）提高单腿控制能力主要涉及臀部肌肉（特别是臀中肌）。

（7）提高突然减速能力。

三、膝关节侧副韧带撕裂

（一）局部解剖及病理

1. 局部解剖

膝关节侧副韧带包括内侧副韧带和外侧副韧带。内侧副韧带呈三角形，分为前纵束、后上斜束和后下斜束；外侧副韧带为束状。膝关节伸直时拉紧，屈曲时松弛，所以在半蹲位容易拉伤（图 7-16，图 7-17）。

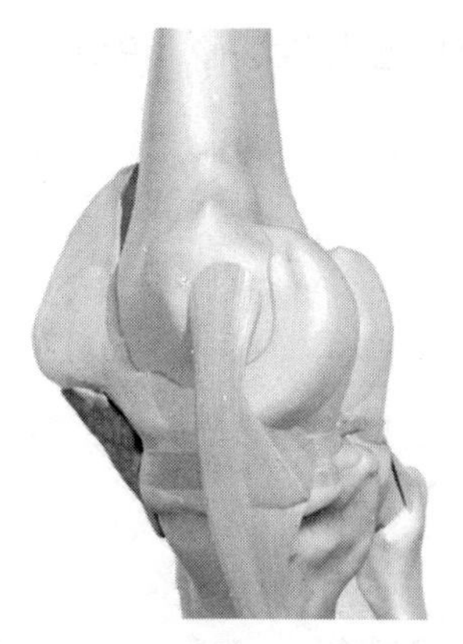

图7-16　膝关节内侧副韧带解剖图

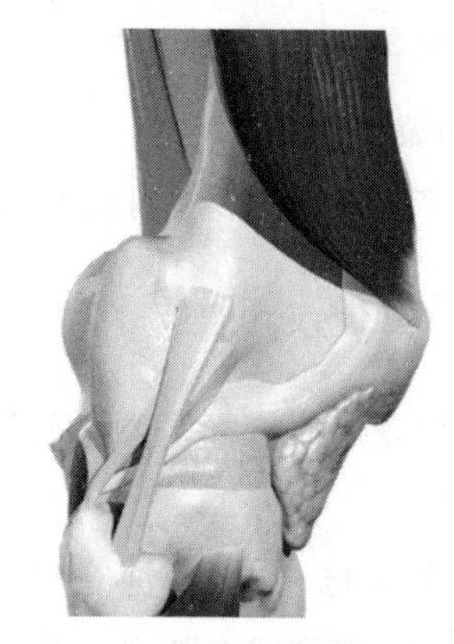

图7-17　膝关节外侧副韧带解剖图

2. 病理

膝关节侧副韧带撕裂为急性损伤，局部会有出血、渗出，进而导致炎症反应。损伤局部的出血部位在伤后 12 小时开始有肉芽组织长入，进而通过机化过程完成瘢痕修复。

（二）损伤原因及机理

（1）膝关节外侧受到撞击会导致内侧副韧带损伤；膝关节内侧受到撞击（少见）致使小腿内翻，导致外侧副韧带损伤。

（2）韧带受到直接撞击。

（3）小腿被动外翻或者内翻。如足球运动中对脚、滑雪运动中板内侧碰到障碍物。

（三）征象

（1）局部疼痛，可有肿胀。

（2）侧副韧带位置压痛。

（3）侧扳试验呈阳性。

（四）现场处理

1. 判断损伤

（1）根据损伤动作判断可能的损伤。

（2）寻找压痛点确认损伤韧带。

（3）进行侧扳试验。膝关节内侧或者外侧局部出现疼痛说明有韧带损伤；同时注意关节活动度是否有异常增大，如果有增大说明有部分撕裂的可能，如果有开口说明韧带断裂，如果有部分撕裂或者完全断裂的可能要尽快找医务人员来进行处理。

2. 冷敷

完成上述检查后，进行 15 ~ 20 分钟冷敷。

3. 加压包扎

利用弹力绷带进行加压包扎，以减轻肿胀，加速恢复。

4. 制动和抬高伤肢

将伤肢加以固定，并抬高。

（五）伤后训练

伤后训练的开始时间取决于侧副韧带的损伤程度。

（1）轻度撕裂现场处理后休息 2 ~ 3 天，开始慢跑等轻微活动，活动强度以不引起伤部明显疼痛为标准，1 周后佩戴护膝或者用肌内效贴贴扎保护后基本可以进行正常训练。

（2）部分撕裂、全断需要石膏固定或者手术缝合，恢复训练时间听从医生的建议。

（六）预防

（1）充分的准备活动可以使韧带的温度升高，逐渐适应负荷强度。

（2）避免动作粗野，学会自我保护。

（3）需要时使用护膝、贴扎来保护膝关节。

第十二节 髌骨劳损

髌骨劳损包括髌腱止点损伤和髌骨软骨损伤两个方面，前者是起跳、落地、起动、急停时所产生的强烈牵拉导致的肌腱止点损伤，后者则是膝关节半蹲位变向活动所产生的摩擦导致的关节软骨损伤。

肌腱止点由于结构复杂，所以损伤后的修复愈合很困难；关节软骨由于没有再生能力，一旦损伤发生愈合也非常困难。

髌腱止点损伤是常见的末端病之一，可以发生在髌尖部，也可以发生在髌腱的胫骨结节止点。这类损伤多是反复牵拉所产生的微细损伤积累所致。

一、局部解剖及病理

（一）局部解剖

（1）髌骨是人体最大的籽骨，位于股骨下端的前方，与股骨的髌面相接，此面覆盖有关节软骨。它为三角形的扁平骨，底位于上端，髌尖在下，上端与股四头肌相连接，下端为髌腱上端的止点。

（2）髌骨具有增大力矩、提高股四头肌伸膝力量的重要作用，当膝关节处于不稳的屈曲位时还可以起到增加膝关节稳定性的作用（图 7–18）。

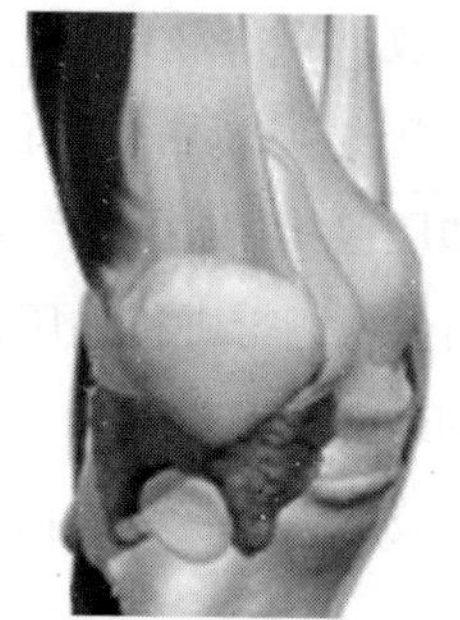

图7–18　髌骨解剖图

（二）病理

现在认为髌骨劳损病理变化是一种退行性改变，而不是过去所说的慢性炎症。退行性改变导致局部组织结构的成分发生改变，钙化的纤维软骨增多，出现细胞数量改变、排列紊乱，潮线“涨潮”，但是没有炎性细胞出现。

二、损伤原因及机理

（一）髌腱止点损伤

（1）直接暴力：此部位受到直接撞击。

（2）间接暴力：起跳、落地、制动、转向时髌腱止点会受到反复牵拉而导致微细损伤发生和积累，超出机体承受能力时将导致过度使用性损伤发生。

（二）髌骨软骨软化症

（1）直接暴力：髌骨前方受到暴力撞击，如冲撞、跪倒等。

（2）间接暴力：膝关节屈曲位移动导致髌骨软骨面与股骨髌面间反复摩擦。

三、征象

（一）髌腱止点损伤

（1）髌尖部明显压痛。

（2）伸膝抗阻试验呈阳性。

（3）长时间病例可见到髌尖骨质增生。

（4）单腿下蹲痛。

（二）髌骨软骨软化症

（1）上下楼出现膝软、膝痛。

（2）髌骨抽动痛。

（3）髌骨压迫痛。

（4）部分伤者浮髌试验呈阳性，提示有关节积液。

（5）可见关节交锁，多是有软骨脱落，形成“关节鼠”所致。

四、伤后训练

（1）伤后训练以控制运动负荷，提高膝关节的稳定性为基本原则。

（2）通过靠墙静蹲、气垫上蹲起练习提高关节的稳定性。

（3）提高核心稳定性及髋关节的稳定性，减轻膝关节的负担。

五、预防

（1）准备活动要充分。

（2）训练中合理使用护具。

（3）改进落地技术，提高缓冲程度。

（4）训练后对股四头肌等膝关节周围肌肉进行充分放松。

（5）增加膝关节静力性力量练习。

（6）注意观察训练后关节是否有肿胀，合理控制训练负荷。

第十三节　跟腱损伤

跟腱损伤在跑跳类项目运动员多见，多发于网球、羽毛球、跨栏、跳远、跳高项目。跟腱损伤可分为跟腱末端病和跟腱拉伤，前者是由于过度使用而导致的慢性退行性改变，后者为急性部分撕裂和完全断裂，如网球腿就是腓肠肌肌腹与肌腱间连接处的撕裂。

一、局部解剖

跟腱长约 15 厘米，为人体最粗壮的肌腱之一，由小腿三头肌（比目鱼肌、腓肠肌内、外头）肌腱汇合而成。跟腱的主要功能是屈小腿和足跖屈，如果断裂，人的提踵功能会受限或者丧失（图 7–19）。

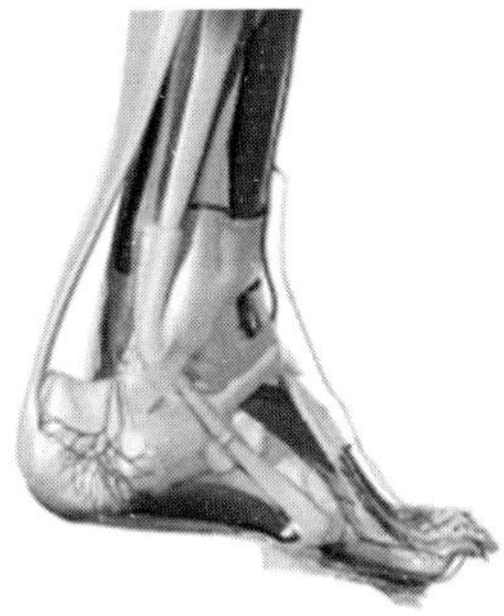

图7–19　跟腱解剖图

二、损伤原因及机理

（1）局部撞击：由局部受到外力的直接撞击所致。如在足球运动中被铲球所伤。

（2）反复牵拉：反复起跳、落地、转向、起动所产生的牵拉导致跟腱止点、肌腱发生急性拉伤，或者是反复微细损伤的积累。

（3）准备活动不充分、柔韧性差。

（4）负荷量增加过快，导致恢复不充分而形成过度使用性损伤。

（5）切割伤：受到锐利器械切割，导致跟腱开放性损伤。

三、征象

（一）急性损伤

（1）局部疼痛、压痛、肿胀。

（2）肌肉张力升高。

（3）跖屈抗阻试验呈阳性。

（4）踝关节背伸活动受限。

（二）跟腱断裂

（1）如果发生断裂，多感到脚跟部位受到用力打击。

（2）有时可以听到响声，出现剧烈疼痛。

（3）局部可以摸到凹陷。

（4）不能用脚尖行走。

（5）捏小腿三头肌试验呈阳性。

（三）过度使用性损伤

（1）跟腱部位压痛，跟腱变宽。

（2）力量下降。

（3）背屈活动度下降。

（4）训练开始时疼痛明显，活动开以后疼痛减轻。

（四）跟腱腱围炎

在跟腱腱围发生的过度使用性损伤，除了有压痛、发紧之外，以跟腱明显增宽为特征。

（五）网球腿

网球腿不是一个正规的定义，它是指比目鱼肌肌腹与跟腱交界处的拉伤，可以有轻微拉伤、部分撕裂和完全断裂，属于肌肉拉伤。

（六）跟腱损伤阶段划分

根据跟腱不适与运动的关系，可以将跟腱损伤分为四个阶段。

阶段 1：训练时不疼，但是早期下地时跟腱感到不适，稍微活动后不适消失；跟腱没有压痛。

阶段 2：训练开始时疼痛，但是不影响运动能力；跟腱有轻微压痛。

阶段 3：训练时跟腱疼痛，影响运动能力。早期疼痛，发紧，活动开以后减轻，训练后疼痛重新出现；在训练前、训练后有轻微跟腱压痛。

阶段 4：明显影响跑跳能力，跟腱发紧和疼痛在全天的大部分时间存在；跟腱压痛持续存在。

四、现场处理

（一）急性拉伤

（1）进行保护、局部制动、冷疗、加压包扎和抬高伤肢处理。

（2）垫高鞋跟，减轻跟腱受到的牵拉。

（3）恢复训练时间取决于损伤程度。

（二）完全断裂

尽早送医院进行处理，是否手术取决于断裂位置。

五、伤后训练

（一）慢性损伤

（1）通过牵拉训练提高柔韧性，恢复踝关节活动度。

（2）通过提踵、斜坡行走、上下台阶提高跟腱承受负荷能力。

（3）改变落地方式、更换运动鞋有时也会获得效果。

（二）跟腱断裂

1. 保守疗法

（1）石膏固定 8 周，踝关节固定在略微跖屈位，避免跟腱受到牵拉。

（2）拆石膏后，在足跟部垫鞋垫开始下地活动，每周降低鞋垫高度，持续 6 ~ 8 周。

（3）进行超声波、冰敷的物理治疗，恢复由石膏固定导致的跟腱缩短，并开始通过柔韧练习来拉长跟腱。

（4）当运动时疼痛降低到可以忍受的程度时，开始进行力量和伸展练习，以提高跟腱的强度和柔韧性。

（5）开始时力量练习以缓慢的等长收缩为主（对跟腱施加应力，同时减小跟腱拉长的危险），以后逐渐过渡到离心收缩（提高小腿后部肌肉的力量）。

2. 手术治疗

（1）手术后石膏固定 6 ~ 8 周。

（2）使用拐杖或者其他辅助器械下地行走，行走距离取决于个人情况。

（3）去除石膏后的恢复过程与保守疗法相同。

总体来讲，跟腱断裂后的恢复过程应遵循早期活动的原则，但是活动到什么程度应因人而异，活动的主要目的是改善血液循环，但是不能导致再次损伤。个人必须通过自我感觉来控制这一过程，如果没有把握一切以保证不发生再次损伤为前提。

六、预防

（1）运动前进行充分的准备活动，重视进行小腿后肌群的牵拉。

（2）重视整理活动中的牵拉、慢跑。

（3）重视训练后小腿肌肉的放松。

（4）避免从事超出自身能力的运动，不要勉强完成动作。

（5）不要穿平底鞋运动。

第十四节　踝关节损伤

踝关节损伤以韧带撕裂为多见，可以发生在许多运动项目中，踝关节内翻伤明显多于外翻，最常见的是导致外侧距腓前韧带、跟腓韧带损伤。

一、局部解剖及病理

（一）局部解剖

1. 骨结构

踝关节由胫骨、腓骨下关节面与距骨滑车构成。胫骨下关节面及内、外踝关节面共同形成“冂”形的关节窝。距骨滑车关节面前宽后窄，当足背屈时关节稳定；但在跖屈时关节隙增大，容易扭伤。由于外踝比内踝长而低，因此可阻止距骨过度外翻，但是容易发生内翻伤（图 7–20）。

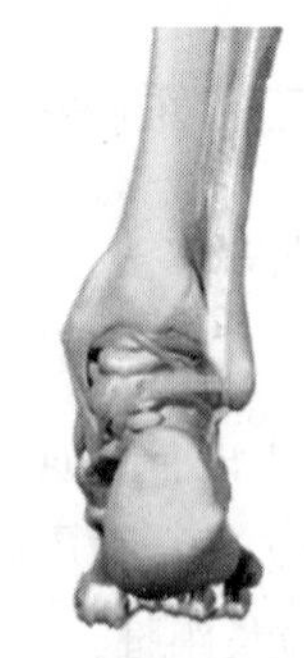

图7–20　踝关节解剖图

2. 韧带

踝关节内侧副韧带为关节囊的增厚所形成的三角形结构。起自内踝，呈扇形向下止于距骨、跟骨、舟骨 3 骨（图 7–21）。外侧副韧带有 3 条，从前往后是距腓前、跟腓、距腓后韧带，位于外踝与距、跟骨之间（图 7–22）。当足内翻时，易损伤距腓前韧带及跟腓韧带。

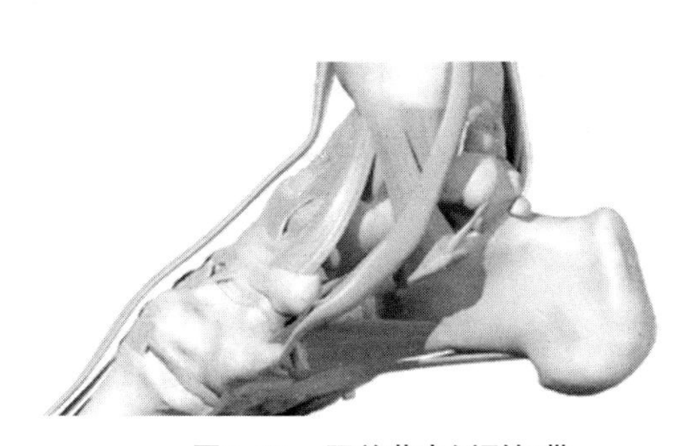

图7–21 踝关节内侧副韧带

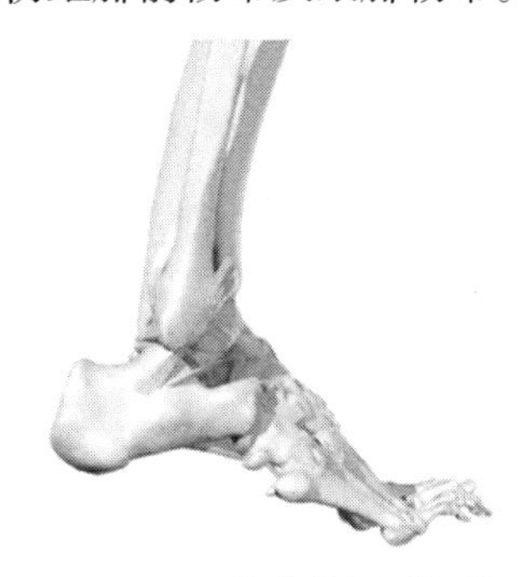

图7–22 踝关节外侧副韧带

3. 肌肉

内踝后方有足趾屈肌腱经过，外踝后方有足趾伸肌腱经过。从力量来说，内踝后方的屈肌腱力量要强于外踝后的伸肌腱，导致踝关节容易内翻。

（二）病理

与十字韧带所描述的急性韧带拉伤相类似。

二、损伤原因及机理

（一）损伤原因

（1）地面不平导致落地不稳：如排球、篮球运动中落地时踩到对方的脚上。
（2）支撑面过软：如跆拳道支撑腿的扭伤、摔跤垫上蹬地时发生的踝关节扭伤。
（3）落地时踝关节过于放松而处于跖屈位置落地：如跳远腾空落地时踝关节过度放松。
（4）足外侧受力过度：如足球运动中用外脚背踢球。

（二）机理

踝关节超出正常范围的内翻或者外翻所致。踝关节内翻伤远远多于外翻伤，这与踝关节的结构特点有关，因为：

（1）踝关节外踝比内踝长；
（2）外侧副韧带比内侧副韧带薄弱；
（3）外踝后的伸肌力量弱于内踝后的屈肌力量。

上述三个方面原因的共同作用导致踝关节容易内翻。

三、征象

（1）韧带损伤部位疼痛、压痛、肿胀。

（2）活动受限。

（3）踝关节强迫内翻实验呈阳性。方法是：伤员平卧，两下肢伸直，检查者位于伤员脚底下方，两手握住足底使足内翻，比较内翻程度的差异，判断外侧副韧带损伤程度。

（4）踝关节抽屉试验呈阳性。两手分别握住踝关节上方和足跟部，握足跟部手向前拉，感觉踝关节活动度是否有增大。

（5）皮下淤血明显，说明有明显血管损伤。

（6）损伤程度分级：

一度拉伤：轻微拉伤或者撕裂，没有关节活动度增大现象。

二度拉伤：部分撕裂，活动度加大。

三度拉伤：完全断裂，有明显的开口感。

四、现场处理

（一）判断损伤程度

通过进行强迫内翻实验、踝关节抽屉试验检查损伤程度，如为二度、三度拉伤，需要尽早送医院处理。

（二）现场处置

（1）进行冷敷15分钟。

（2）进行保护、局部制动、冷疗、加压包扎和抬高伤肢处理。

（3）注意损伤部位的肿胀、淤血程度，如果肿胀、淤血明显，可增加冷敷时间和次数，以达到减轻肿胀、疼痛的作用。

五、伤后训练

（1）二度、三度拉伤的恢复训练时间取决于手术情况或者石膏固定时间。

（2）一度拉伤后或者是恢复到可以下地活动时，应循序渐进地恢复踝关节的功能。伤后训练包括以下几种方法。

1. 恢复关节活动度及柔韧性

（1）站位腓肠肌牵拉术：离墙约一臂距离站立，身体前倾，两手与肩同宽撑墙，两腿呈弓箭步，伤腿在后，髋关节向前直到感到腓肠肌受到牵拉，维持30秒；将后脚位置后移可以获得进一步的牵拉。

（2）跟腱牵拉术：准备动作同上，牵拉时膝关节略微屈曲，脚跟着地，身体缓慢下沉，可以牵拉到跟腱。

2. 关节活动练习

（1）脚尖绕环：让踝关节进行各个方向的运动（上下、左右绕环）。

（2）“8”字练习：膝关节伸直，让脚尖做“8”字形运动。

3. 踝关节力量练习

踝关节活动度已经恢复，肿胀消失，疼痛减轻后可以开始力量练习。

（1）登台阶练习：从矮台阶开始，上台阶时缓慢用力，控制好身体，将注意力集中在腿部、踝部和足部肌肉的用力过程上。然后转身采用类似方式下台阶。每天根据情况重复数组，每组 20 次。

（2）抓毛巾练习：在地上铺一条小毛巾，将伤脚放在上面，脚跟不动，用脚趾把毛巾扒近自己。

（3）等长练习：用脚向上、下、内、外推不能移动的物体，每次持续 5 秒，10 次 1 组，每天练习数组。

（4）弹力带练习：在踝关节进行背伸、跖屈、内收、外展活动时施加阻力来提高力量。每组每个方向 15 次，做 3 组。

（5）足跟走、足尖走：用足尖走 30 秒，用足跟走 30 秒，交替进行，逐渐提高到每次 1 分钟的交替走，各 5 ~ 10 分钟。

4. 踝关节平衡能力或本体感受练习

（1）单腿平衡：单足站立 10 ~ 30 秒，闭眼会增加难度。

（2）单腿下蹲。

（3）平衡垫、气垫上传球：站在平衡垫、气垫这类不稳定辅助练习器材上进行传接球练习。

（4）气垫上蹲起：进行 10 次慢速蹲起。

（5）上平衡垫或气垫练习：将平衡垫或者气垫放在高于站立位置 15 ~ 20 厘米的台阶上，上 10 次。

（6）下平衡垫或气垫练习：将平衡垫或者气垫放在低于站立位置 15 ~ 20 厘米的位置，下 10 次。

（7）单腿半蹲转体：在伤肢外侧前方 60 ~ 90 厘米处放置一个篮球，伤腿缓慢半蹲，用健侧手触摸篮球，然后还原站立位，5 ~ 10 次 1 组，练习 2 组。

5. 踝关节灵活性或者跳深练习

（1）侧向上下阶梯：侧向上台阶，然后侧向下台阶。

（2）跳深练习：

单腿跳注意落地稳定性。

单腿跳点：在地上所标记的两个点之间来回跳跃。

单腿多点跳：在地上用胶布标记数个点，并编号，同伴喊出编号数，跳向相应的点。

六、预防

（1）注意踝关节稳定性力量训练，如提踵、在平衡垫上站立练习。

（2）注意进行充分的准备活动。

（3）进行运动时合理使用护具，伤后训练时合理使用粘膏支持带、护踝等护具。

（4）运动员在进行有身体接触项目运动时严禁动作粗野。

（5）掌握落地不稳时的自我保护。

第十五节　脑震荡

脑震荡是颅脑损伤中最轻的一种，是一种暂时性功能障碍，无器质性损伤发生。

一、损伤原因及机理

（一）损伤原因

（1）跌倒时头部着地或者头部受到撞击。如拳击训练中的击打，篮球、足球运动中的撞击等。

（2）高处落下臀部着地。

（二）机理

脑神经受到震荡而发生暂时性功能障碍。

二、征象

（1）头昏眼花、耳鸣。

（2）头痛、恶心、呕吐。

（3）意识模糊、头晕。

（4）丧失平衡能力。

（5）语言不清。

（6）出现逆行性健忘（“逆忘”）或暂时性记忆障碍。如忘记自己的名字、电话号码、今天的日期、刚才在干什么。

三、损伤分级

（一）轻微脑震荡

轻度头晕，短暂记忆丧失，耳鸣，平衡能力正常。

（二）中度脑震荡

情绪紊乱，“逆忘”，中度头疼、耳鸣、头晕；恶心、呕吐；意识丧失小于 5 分钟。

（三）重度脑震荡

情绪紊乱超过 5 分钟；意识丧失超过 5 分钟；严重头晕、耳鸣、头疼；出现明显“逆忘”现象。

四、现场处理

（1）让人联系急救人员。

（2）平卧，保持安静，勿随意搬动。

（3）检查伤员的呼吸和脉搏，必要时进行人工呼吸或心肺复苏。

（4）出现下列情况之一者，提示有严重颅内损伤的可能，需要尽快送医院：

① 昏迷时间超过 5 分钟；

② 出现剧烈头痛、喷射状呕吐；

③ 出现二次昏迷或者颈项强直；

④ 耳、口、鼻有血或液体流出；

⑤ 两侧瞳孔不对称和（或）变形。

五、伤后训练

（1）必须经过医生的诊断才能确定是否可以恢复训练和比赛。

（2）对于轻微脑震荡，没有意识丧失，并且各种症状在损伤后 15 分钟内消失者，可以恢复训练或者比赛；但是症状一旦再次出现，要立即停止训练。

（3）比较严重的脑震荡，运动员在头晕、头痛症状消失后，恢复训练前需要进行单腿站立试验和指鼻试验测试，能够完成者可以开始恢复训练。

六、预防

（1）掌握跌倒时的自我保护技巧。

（2）严禁运动中的动作粗野、犯规。

（3）不要用头部作为进攻的武器。

（4）在橄榄球、曲棍球、棒球、垒球运动中使用合格的护具。

思考题

1. 简述开放性软组织损伤的种类、特点、处理方法。

2. 肌肉拉伤和挫伤的损伤原因和机理、征象、现场处理及伤后训练有何不同？

3. 损伤性腱鞘炎的多发部位是哪里？其有何征象？如何预防？

4. 肩袖损伤的多发项目有哪些？如何检查？如何预防？

5. 网球肘的主要征象有哪些？其检查法叫什么？如何预防？

6. 腕纤维软骨盘损伤为何不容易愈合？

7. 急性腰扭伤的损伤原因和机理是什么？如何预防？

8. 下腰痛的损伤原因和机理是什么？如何进行伤后训练？

9. 骶髂关节损伤的征象是什么？如何预防？

10. 膝关节急性损伤包括哪几种？其发生机理有何不同？如何安排伤后训练？

11. 髌骨劳损包括哪两种损伤？主要征象是什么？如何预防？

12. 跟腱损伤的损伤原因及机理是什么？跟腱断裂的征象是什么？如何进行伤后训练？

13. 为什么踝关节副韧带损伤外侧比内侧多发？如何检查韧带损伤程度？如何预防？

14. 脑震荡的损伤原因及机理是什么？现场如何处理？出现哪些情况提示有严重颅内损伤的可能？

第八章　女性、青少年训练卫生

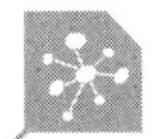

本章教学提示

1. 重点掌握的概念：初潮、女运动员三联征、人工月经周期、早衰。
2. 掌握女运动员在月经期的 4 种反应类型。
3. 掌握月经期的训练卫生的要求。
4. 掌握青少年训练卫生的要求。
5. 难点：人工月经周期的方法及其机制。

第一节　女性训练卫生

随着社会进步和女性社会地位的提高，越来越多的女性开始参加体育运动，并从中获益。在女性运动参与人群增加的同时，运动相关问题的发生率也会增加，如月经失调、女运动员三联征等特殊的医学问题。

女性与男性的性别差异导致男女在生长发育、生理解剖特点及其运动能力上的区别，了解这些区别对合理安排运动训练有重要意义。

一、女性生长发育特点

（一）女性生长发育的概述

女性的主要生长发育期在 7 ～ 15 岁，11 ～ 12 岁时女性先于男性开始发育，多数形态指标超过男性；13 岁之后，又被男性超过，即生长发育水平先后出现两次交叉，称为交叉生长。

（二）女性的生理解剖特点

1. 体型及运动系统

女性的体型与男性相比呈现肢体与躯干长度的比值较小；肩窄，骨盆宽，身体重心低；皮下脂肪较厚，肌肉力量较弱；平衡能力与整体柔韧性较强的特点。

女性的骨骼比男性短且细，骨密质较薄，坚固度低。女性肌肉中的慢肌纤维比快肌纤维比例高，有利于长距离耐力项目，如马拉松和长距离游泳等。

2. 心血管系统

女性的心脏重量及体积较男性的小，心脏泵血功能较弱；血中红细胞及血红蛋白较低，影响了女性的耐力水平。女性的胸廓及呼吸差较男性的小，其肺通气量和换气能力较低。换气能力和氧运输能力的限制，影响女性的心肺功能水平。

（三）女性的运动能力

1. 优势

女性的柔韧性、平衡能力、耐力水平与男性相比相对小些。因此，女性适合参加体操、舞蹈、艺术体操、花样滑冰等需要较高柔韧性、协调性和平衡性的项目及长距离耐力项目。

2. 劣势

女性的肌力较弱，有氧和无氧代谢能力低于男性，加上心肺机能的限制，因此在力量、速度方面的能力弱于男性。

二、与月经周期相关的医学问题

月经周期是下丘脑—垂体—卵巢功能轴主要调控下女性特有的周期性反应，主要受到相关性激素水平的影响。正常的月经周期为 28 天左右，提前或延后 7 天仍属正常范围。月经是周期性子宫内膜脱落出血的表现，是月经周期的起始阶段，一般持续 5 ~ 7 天。

下丘脑—垂体—卵巢功能轴通过反馈调节控制卵巢分泌性激素的水平，影响子宫内膜发育。整个功能轴中的任何一个环节发生障碍都会引起月经失调，所以运动训练导致的激素水平变化会显示女运动员的月经周期。

（一）女运动员的初潮

第一次月经来潮称为初潮。我国健康少女的初潮年龄多在 13 ~ 14 岁，但可能早至 11 岁，迟至 16 岁。目前，初潮年龄有提前的趋势。而女运动员的初潮年龄会有推迟的迹象，这与运动训练有一定的关系，其特点如下：

（1）女运动员月经初潮年龄迟于非运动员 2 ~ 3 年，专门化训练早者的初潮年龄较迟。

（2）体脂较少者，初潮年龄较迟。体操运动员的体脂率较低，初潮年龄较迟；游泳运动员的体脂率较高，初潮年龄较早。初潮年龄还受健康、营养状况、运动、环境、种族、遗传等多种因素影响。

（3）女运动员初潮改变的影响。女运动员初潮推迟是由于运动会增加催乳素的分泌，延缓卵泡成熟，造成月经的延迟或一过性闭经。

① 对于某些项目而言有利于延长比赛寿命，如艺术体操、体操项目。

② 月经失调罹患率较高。

③ 脊柱侧弯的罹患率较高。

初潮后第一年，经期往往不规则是正常表现，不应认为是月经失调，更没有必要放弃训练。

（二）女运动员的经血量

我国一般妇女的经血量为 20 ~ 60 毫升 / 日，低于 20 毫升为少，多于 80 毫升为多，而女运动员的经血量多处于正常范围。经血量与运动项目有一定的关系：体脂率较低的体操、长跑女运动员的经血量较少；重竞技项目（如举重、柔道、投掷等）和速度型女运动员的经血量也较少。一般在月经期的第 1 ~ 3 天，出血量较多。因此，在经期训练时，第 1 ~ 3 天的训练量和运动强度应适当减小。训练年限短、训练水平低者应循序渐进地适应经期训练。

（三）运动性月经失调

月经周期的长短，因人而异，但每个妇女都有自己的规律。若月经周期、月经持续时间或经血量超过或低于正常范围的变化，即为月经失调。

运动性月经失调是女运动员参加运动训练后常见的医学问题。其主要表现为：月经初潮推迟，月经周期过长或过短，经血量过少，闭经功能失调性子宫出血及经前期紧张综合征等，影响全身机能和运动能力。有报道，非运动员的罹患率为 4% ~ 5%，而运动员的罹患率一般达 30% ~ 35%。

长期训练强度过大、持续时间过长、强烈的精神应激、过度降体重、体脂率过低等都容易导致运动性月经失调，甚至闭经。

有关运动性月经失调的发生机制，目前尚不十分清楚，存在中枢神经系统功能紊乱、下丘脑—垂体轴功能紊乱、卵巢功能紊乱、肾上腺轴活化、能量消耗等 5 种学说。可能涉及下丘脑—垂体—性腺轴、下丘脑—垂体—肾上腺轴以及下丘脑—垂体—甲状腺轴等多轴的复杂调控。

运动导致的继发性月经失调甚至闭经，不会影响女性的生育能力。出现运动性月经失调或闭经的女运动员，在减少运动量或停训后，一般都能逐渐恢复正常的月经周期；但长期闭经可导致骨质丢失，易发生骨质疏松甚至骨折，运动损伤发生率也较高。

（四）女运动员三联征

女运动员三联征是指可利用能量、月经和骨密度三个方面出现问题，典型的有三个临床征象：进食障碍、闭经和骨质疏松。

1. 好发运动项目

（1）强调苗条体型的运动项目，需要裁判员主观打分的项目（如舞蹈、体操、花样滑冰）。

（2）容易导致低体重的耐力项目（长跑、自行车）。

（3）分体重级别进行比赛的项目（举重、跆拳道、赛艇）。

2. 典型征象

（1）进食障碍

可利用能量减少是女运动员三联征的核心。膳食摄入热量与活动能量消耗的差值是人体活动后剩余的、用以维持其他生理机能的能量。过度限制能量摄入，造成可利用能量过低，会导致女运动员三联征发生，严重的进食障碍包括神经性厌食、神经性贪食和非特异性进食障碍。

进食障碍对运动能力和健康的影响很大，可造成脱水、肌糖原的储备减少、肌无力、易疲劳、贫血等。

（2）闭经

闭经会使女运动员出现多种激素异常，导致疲劳、抑郁与运动能力降低、损伤修复能力下降等。

（3）骨质疏松

骨密度是反映骨骼健康状态，预测骨折风险的重要指标。进食障碍、闭经都能引起骨密度下降。骨密度降低是骨质疏松的主要症状。

骨质疏松是由于各种因素引起的骨量下降和骨微细结构改变，使人患骨折的风险增加。成年期的骨量丢失和青少年时期骨量积累不足都可引发骨质疏松，使患骨折的风险增加。

因为女运动员三联征严重危害女性的健康和运动能力，要使运动员和教练员充分认识到其严重性，对女运动员三联征尽量做到“三早”——早发现、早预防和早干预。

（五）人工月经周期

1. 概念

人工月经周期是指对于经期不习惯参赛或有明显症状影响运动成绩的女运动员，应用内分泌制剂（性激素）人为形成卵巢—子宫内膜周期性变化，提前或错后月经期，使女运动员避免在月经期参加重大比赛的一种手段。

2. 方法

从方法上来讲，有提前行经法（可适用于月经规律和不规则者）和推迟行经法（用于月经规律者）。提前行经法的优点是：月经前期运动能力最差，此方法通过缩短周期，使女运动员在赛前有 1 周的时间进行适应性训练，月经后处于良好竞技状态时参赛，效果往往比推迟行经法好。

3. 注意事项

（1）人工月经周期是人为地打乱正常的月经规律，不宜经常采用，更不可盲目滥用。

（2）严格在医生的指导下进行，初潮刚建立不久者慎用。

（3）要根据女运动员平时月经周期的身体反应和运动能力，选择使月经提前或延后的方法，要有充分准备，避免仓促进行。

（4）每年最多不超过 2 次。

（5）少数人有类早孕反应（恶心、呕吐、色素沉着等），可在医生的指导下对症处理。

三、月经周期与运动能力

适宜的运动能减少与月经周期各时相有关的身体不适，如腰腹痛、头疼、焦虑不安、压抑等。但是，剧烈运动也可能导致各种月经失调，这些改变又有可能影响运动能力，尤其是优秀运动员的运动能力。

月经期，因为盆腔充血、子宫血流量增多，女运动员可能会感觉下腹、腰骶部坠胀感，个别人感觉尿频、乳房及手足发胀，出现轻度神经系统不稳（如头痛、失眠、抑郁、易激动），胃肠功能紊乱（如恶心、呕吐、便秘或腹泻），还可出现鼻黏膜充血、皮肤出疹、痤疮等征象，一般不严重，不会影响女运动员的生活和训练。

下面首先讨论女运动员在月经期的表现以及参加训练或比赛的状况。

（一）女运动员的月经期表现

不同的女运动员在月经期有不同的表现和反应，根据月经期的自我感觉、运动能力、运动机能试验，女运动员的月经期分为以下四种类型：

1. 正常型

经期自我感觉良好，运动能力不变或略有降低，心血管机能试验表现正常。此型约占64%。

2. 抑制型

经期自感疲乏无力、嗜睡，体力及一般工作能力下降，厌烦训练，心血管机能试验表现为恢复时间延长、心率慢、血压降低。此型约占23%。

3. 兴奋型

经期情绪异常激动，各生理指标有增高趋势，肌肉发紧，动作僵硬，下腹有痉挛性疼痛，头晕、睡眠差、心率增快、呼吸频率增加、血压升高，往往在比赛时出现好成绩。此型约占10%。

4. 病理型

此型类似中毒时的病理反应。经期自感腰背疼痛、头晕、头痛，睡眠不佳，恶心、口渴、全身不适，不愿训练，运动成绩下降。此型约占3% ~ 5%。

从事系统训练的女运动员在月经期应加强自我监督，填写月经登记卡片。月经登记卡片应记录行经日期、经期的身体反应、参加训练的情况和运动后的反应，详见表8-1。教练员要根据女运动员月经期不同的反应类型，及时发现问题，以便科学地安排训练和比赛。

（二）女运动员月经期的训练安排

一般情况下，经期不要停训，但应注意训练年限、训练水平、个人特点及习惯。

（1）训练年限长、训练水平高和经期反应少者，可参加训练和比赛，注意随访即可。

（2）训练年限短、训练水平低、尚未初潮或刚经历初潮者，经期要限制大运动量训练或比赛，以免引起或加重痛经或月经失调。适应经期训练和比赛的习惯，应在初潮后尽早建立。

（3）注意定期观察女运动员运动前后的机能变化。

（4）经期能否参加训练和比赛，还应根据女运动员月经期反应类型来定。正常型者可以参加，抑制型和兴奋型者做好准备活动后也可参加；有的兴奋型者在经期的运动成绩比平时还好；病理型者则应禁止参加。

表8-1　月经登记卡

姓名：______ 单位：______

行经日期	年　月　日至　年　月　日，共　天									
经期身体反应										
月经日程	第1天	第2天	第3天	第4天	第5天	第6天	第7天	第8天	第9天	第10天
经血量										
月经期参加体育活动情况										
月经期体育活动后反应										
备注										

注：1. 经期活动情况分为：全休、见习、轻微活动、减量活动、照常训练。
2. 经期活动情况后反应分为：差、一般、良好。

（三）女运动员月经周期的运动能力

月经周期不同时相中，人体运动能力的变化具有明显的个体差异。这种差异与女运动员的自我预期、对月经的认识、文化差异，以及月经期症状等多因素的影响有关。但是，据统计，创造世界纪录和（或）好成绩可以是在月经期的各个周期时相。

四、女运动员的低骨量和骨折风险

（一）易引起低骨量和骨折风险的运动形式

尽管参加竞技运动的益处甚多，仍然有些运动形式与低骨量和骨折高风险发生率有关。这些危险的运动形式包括耐力运动和要求体型、体重级别的运动，如长跑、越野滑雪、舞蹈、体操、滑冰、摔跤等。

（二）原因

引起骨量变化的原因有多种，概括起来有以下两个方面：

1. 遗传因素

据报道，基因在骨量变化中占 50% ~ 85% 的权重，可影响运动员的体形、激素代谢特点、钙吸收与利用等。

2. 环境因素

环境因素包括生活习惯、训练和营养，大概占 15% ~ 50% 的权重。虽然，外因没有内因的作用大，但是，外因能增强或减弱个体的遗传潜能。

引起女运动员低骨量和骨折风险也是多因素的。在环境因素中，女运动员摄入能量不足是主因。因为能量不足可影响特定的关键性激素，如瘦素、雌二醇、胰岛素样生长因子，对骨生成产生消极影响。

（三）低骨量和骨折风险评估

国际上主要采用双能X线吸收法（dual energy X-ray absorptiometry，DXA）来测定骨密度，用骨矿物质含量来评价骨骼强度、抗骨折风险。DXA法是目前世界卫生组织推荐的骨密度测定的金标准，具有准确、全面、辐射低、有参考标准等优点。DXA法也用于成年人和儿童骨质疏松的疗效评估。

（四）危害

低骨量或低骨密度可降低女运动员可承受的运动强度，增加了患疲劳性骨折的风险。女运动员低骨量与运动中的骨折风险应从以下方面加以预防。

1. 生活习惯

吸烟、酗酒、嗜好喝含咖啡因的饮料（如浓咖啡、浓茶）会增加骨折风险，应尽量避免。

2. 营养支持

（1）除了钙和维生素D最重要，还要保证骨质生长的其他维生素（如维生素K）和矿物质（磷、镁、氟、铁、锌等）的摄入。

（2）要保证充足的能量、优质蛋白质的摄入。

五、女性训练卫生

（一）月经期训练卫生的要求

月经是女性正常的生理现象。一般无须对女性经期进行运动限制，但也不能忽视月经期的特殊性，需要注意以下问题：

（1）经期应避免过冷、过热的刺激，特别是下腹部不宜受凉，以免引起痛经或月经失调。

（2）经期的第一、第二天应减小运动量及训练强度，运动时间也不宜长，特别是月经初潮不久，周期尚不甚稳定的女运动员更应注意，否则易造成月经失调。

（3）经期不宜从事剧烈运动，尤其是震动强烈、增加腹压的动作，如后蹬跑、撑竿跳高、三级跳远、负荷过大的力量性训练等，以免造成经血量过多或影响子宫的正常位置。

（4）原则上，经期不宜下水游泳，以免在生殖器官自洁作用降低时病菌侵入造成阴道、子宫、输卵管和腹腔炎症；经期免疫力较低，游泳池水温又低于人体皮温，易引起感冒。如需下水训练时，必须在严格消毒下应用阴道栓（体内卫生巾），游完用弱酸性洗液洗净。最好不要在月经的第一天和第二天下水。是否经期下水，要因人而异。

（5）有痛经、月经过多或月经失调者，经期应适当降低运动量、训练强度及训练时间。

（二）运动性月经失调的应对方法

1. 初潮推迟

注意合理营养，保持与年龄、身高相适应的体重和体脂水平；尽量避免使用外源性内分泌制剂来推迟初潮年龄；尽早建立经期对运动的适应性。

2. 月经量增多

当月经量超过 60 毫升 / 日，月经持续时间超过 5 天时，一般会出现缺铁状态。铁的缺乏可能是贫血的先兆。月经量增多，容易被女运动员忽视。因此，须系统监控（如定期监测血清铁蛋白、血红蛋白含量等指标）女运动员是否出现了缺铁性贫血。一旦出现贫血先兆，应加强富含蛋白质、铁、叶酸的食物摄入，必要时要补充铁、叶酸和蛋白质的强化剂。

3. 月经过少或闭经

可通过增加体重、减少训练量和降低训练强度以及确保正常的膳食模式来纠正运动性月经过少或闭经，如仍不奏效，可采用激素替代疗法，如口服避孕药（OCP）。

（三）女运动员三联征的应对方法

若已出现女运动员三联征症状就必须进行干预。改善女运动员的可利用能量，恢复正常的月经和骨密度是首要目标和主要手段。激素替代疗法和口服避孕药是常用的治疗方法。美国运动医学学会建议：对于 16 岁以上患功能性下丘脑性闭经的女运动员，如果出现了骨密度的下降，即使女运动员有充足的能量摄入和正常的体重，也要进行口服避孕药治疗，以防止骨质的进一步丢失。

（四）妊娠期与分娩后的训练卫生

随着科学训练水平的提高，运动员运动寿命的延长，女运动员的妊娠与分娩情况也越来越多见，了解相关知识对正确地处理这类运动员的训练问题会有所帮助。

1. 妊娠期的训练卫生

妊娠期母体变化较大，体型、体重的改变以及腹压增加产生淤血等均增加了心血管及呼吸系统的负担。因此，重视妊娠期训练卫生，对确保孕妇的健康和胎儿的正常发育，保持妊娠运动员的身体机能和运动能力有重要意义。

在妊娠初期，有些女运动员照常训练，运动成绩可不下降，但在妊娠的前 3 个月勿过多运动，以免造成流产或影响胎儿的发育和日后的分娩。一般妊娠后应停止参加任何比赛，只进行散步、健身操等一般锻炼为宜。不宜大运动量训练，以免造成胎盘与子宫内膜分离，甚至危及孕妇和胎儿的生命。另外，因为盆底肌肉收缩力过强（如体操和技巧运动员），可能造成难产。所以，妊娠期应从事放松盆底肌肉的运动，并要增加腹肌、会阴、背肌及呼吸肌的力量。一般在妊娠 5 ~ 6 个月时，应注意背肌及正确的呼吸练习。妊娠 8 ~ 9 个月时，应加强下肢活动以促进下肢及盆腔的血液和淋巴循环。运动量的大小因人而异，要避免过劳。运动中要注意保护，对妊娠期出现病理现象者，应禁止一切体育运动并进行相应治疗。

2. 分娩后的训练卫生

产后大约 6 ~ 8 周是身体恢复期的重要阶段。产后 6 周内，因盆底肌肉尚未完全恢复，应避免重体力劳动或下蹲动作时间过长，以免发生子宫脱垂。应早期进行呼吸操、腹肌、骨盆肌力量练习，促进血液循环，消除盆腔淤血，防止血栓性静脉炎的发生，有利于子宫的恢复和恶露（产后阴道分泌物）的排出。

女运动员在产后 3 ~ 4 个月可逐步恢复一般训练，哺乳期和产后 6 ~ 7 个月内不宜进行大运动量训练和比赛。一般要在停止哺乳后再进行训练。因过早训练会影响乳汁分泌的质和量，且分娩后如过早训练也易受凉，易造成坐骨神经痛、乳腺疾病或其他疾病。

一般妊娠、分娩对运动成绩的影响不大。奥运会女选手在产后达到产前成绩者为 85.2%，高于产前成绩者为 77.8%。

第二节　青少年训练卫生

青少年正处于生长发育的关键期。虽然与成年人相比，青少年身体的各方面都不成熟，但是其各系统的解剖结构、生理机能已各具特点。如果根据青少年生长发育特点，给予运动训练方面的运动医学指导，不仅可以提高青少年的运动训练效果，而且还有助于预防“早衰”、运动性伤病和运动意外事故发生。

本节从青少年生长发育特点和运动训练卫生、青少年早期专项训练的医学问题、青少年运动训练卫生的要求三方面展开讨论。

一、青少年生长发育特点和运动训练卫生

青少年处于快速生长发育时期，其发育过程会受到遗传、环境、营养、运动等多方面因素的影响，各种运动能力的发展在不同年龄有较大差异。根据身体生长发育特点，合理安排训练，将对提高运动成绩，减少伤病发生产生积极作用。下面就青少年生长发育的特点谈谈应注意的运动训练卫生。

（一）体型

1. 特点

10 岁之前，男孩、女孩的体型基本接近，特点都是头大、躯干长、四肢短、重心低且不稳定，

四肢皮下脂肪分布多；10岁之后，特别是进入青春期，骨骼和肌肉迅速发育，第二性征的出现，体型趋于成年人。此时，男女之间的差异开始显现。

2. 卫生

从青春期开始，训练课应男女分开，采取分组训练的原则。青少年运动训练的要求是在促进全面身体素质发展的基础上，着重身体姿势、基本技术动作的锻炼；还要注意身体素质和培养熟练的运动技巧。

（二）神经系统

1. 特点

（1）兴奋与抑制过程发展不平衡，神经活动不稳定。

6 ~ 12岁时，兴奋过程占明显优势，兴奋易扩散，表现为活泼好动、注意力不集中。做动作不协调、不准确，易出现多余动作。年龄越小，抑制过程越弱，精确分化能力越差，错误动作越多。

13 ~ 14岁时，抑制机制发展到一定强度，分析综合能力明显增强，能较快地建立条件反射，但分化能力尚不完善，又受到小肌群发育较迟的影响，因而掌握复杂、精细的动作较困难。

14 ~ 16岁时，反应快，分化能力明显提高。而且，女孩比男孩的分化抑制发展早，能掌握复杂、高难动作，在体操、花样滑冰和技巧中表现突出。

（2）青少年的神经细胞耐力差，易疲劳，但神经过程的可塑性大，疲劳消除快，恢复也快。

2. 卫生

在训练中，多采用直观、形象的教法（如多做示范动作），内容有趣、多样化，尽量避免单调及静力性运动。持续运动时间不宜过长，注意安排训练间歇，使青少年运动员情绪饱满、精力旺盛。

（三）运动系统

1. 骨骼与关节

（1）特点

青少年的骨骼弹性好而硬度差，不易完全骨折而易发生弯曲和变形。随着年龄的增长，骨的无机盐增多、水分减少，坚固性增强而韧性减低。直到20 ~ 25岁骨化完成后，骨不再生长，身高也不再增长，但骨的内部构造仍在变化。

青少年的关节面软骨相对较厚，关节囊及韧带的伸展性大，关节周围的肌肉细长，关节囊松弛，关节活动范围大于成年人，稳定性较差，在外力作用下易脱位。

（2）卫生

①养成正确的姿势：注意坐、立、走、跑和跳的正确姿势；注意加强躯干力量平衡和稳定性力量练习，对单侧活动较多的肢体还要加强对侧肢体的训练，以预防脊柱弯曲变形或肢

体发育不均衡。

②力量训练要严格控制负荷强度：青少年骨化未完成，骺软骨承受压力能力比成年人差。如果负重过大容易导致损伤发生和生长发育迟缓，甚至造成脊柱弯曲和下肢骨畸形（如扁平足、"O"形腿）。15岁之后进行较大重量的力量练习时，应以动力性练习为主，配合提高脊柱、关节稳定性的静力性练习，但是要控制比例。

③预防关节损伤：青少年训练中在提高身体柔韧性的同时要注意关节稳定性的提高，提高的手段是加强关节周围小肌肉群的力量。在运动中，如发现青少年有腰、膝、肘部疼痛时，应引起重视，并及早诊断与治疗。

2. 肌肉

（1）特点

青少年的肌肉组织中，水分多，蛋白质、脂肪和无机盐少，力量弱，耐力差。随着年龄的增长，肌力也相应增强。其肌肉生长发育不均衡，在身高快速生长期，肌肉主要向纵向发展，长度增加较快，肌肉爆发力和耐力都较差。快速生长期过后，肌肉体积增加较快，此时肌纤维明显增粗，肌力显著增大。女孩在15 ~ 17岁、男孩在18 ~ 19岁时，肌力增长最明显。男性在25岁、女性在20岁左右全身整体肌肉力量达到峰值。肌力可保持到30 ~ 35岁才开始减退。

（2）卫生

根据年龄特点安排运动负荷：

10岁之前，肌肉增长速度较慢，不宜进行负重训练，可采用抗体重练习，如徒手跑、跳等。

12 ~ 13岁时，肌肉增长速度加快，可增加一些抗阻力（如拉橡皮筋）或小重量（如哑铃等）的力量训练。

15 ~ 18岁时，肌肉增长速度最快，训练中可增加阻力或负重，以有效地发展肌肉力量。进行力量训练时，应以动力性力量训练为主，辅以适当的静力性训练。训练负荷不宜过大，组数不宜过多。训练结束后，注意要做好放松和牵拉，以预防肌肉疲劳或损伤。

根据肌力发展规律，在训练中应注意进行全面身体训练，注意小肌群力量的发展，以预防肌肉拉伤。

（四）循环系统

1. 特点

（1）心脏

青少年心脏的容积和重量均小于成年人，心肌收缩力弱、每搏输出量和每分输出量比成年人少，承受训练负荷的能力较弱。

青少年的心脏发育和神经调节还不完善，交感神经兴奋占优势，心率较快。运动时，主要靠加快心率来增加心输出量，以适应需要。耐力训练对提高青少年心脏功能有良好作用。

（2）血压

青少年心脏收缩力较成年人弱，血管壁弹性好，外周阻力较小，其血压较成年人低。但是有部分人在青春期，心脏发育速度与血管发育不匹配，加上青春期内分泌系统、自主神经系统的不完善，导致血压增高。这种青春期暂时性血压增高的现象，称为“青春期高血压”。青春期高血压，多发生在身体条件好、身高增长迅速的青少年（发生年龄一般不超过 18 ～ 22 岁），表现为收缩压较高（一般不超过 150 毫米汞柱）并有起伏，而舒张压在正常范围内。

2. 卫生

（1）合理安排运动负荷，合理控制力量训练。根据青少年循环系统力量差、耐力差的特点，训练中要避免长时间、大强度训练，增加训练中的休息次数。尽量减少“憋气”动作，以免引起心肌负荷过大、高血压类问题。

注意预防生长、营养因素导致的贫血发生。

（2）正确处理“青春期高血压”。

①如患者经常参加运动训练，且训练后血压升高不明显或血压下降，且无头晕等不适征象，可照常训练，不必停训，但需定期检查，加强医务监督。

②如患者不经常参加运动训练，训练后血压明显升高，且伴有头晕等明显不适，应立即停训并做进一步医学检查。

③加强体检，便于早期发现青春期高血压。

（五）呼吸系统

1. 特点

（1）青少年比成年人的胸廓小、呼吸肌力弱、呼吸表浅、频率快，肺换气功能较差。

（2）运动时，主要靠加快呼吸频率来增加肺通气量。

（3）青少年剧烈运动时，有氧和无氧氧化能力都比成年人差。因此，他们对强度大、持续时间长的训练的适应能力较差，容易疲劳。

2. 卫生

（1）注意呼吸道卫生。青少年的呼吸道比成年人狭小，呼吸道上皮较薄而血管丰富，容易引起呼吸道感染。因此，平时尽量用鼻呼吸。运动时，用鼻呼吸不能满足需要时才用口鼻同时呼吸。

（2）注意呼吸与运动动作的配合。尽可能加大运动中的呼吸深度，控制好呼吸与运动节奏的配合，从而达到加深呼吸的目的。

二、青少年早期专项训练的医学问题

随着科学训练水平和人类身体素质水平的提高，运动员出成绩的年龄有提前的趋势。加上一些教练员由于各种原因希望青少年运动员早出成绩，导致青少年运动员训练专项化的情况普遍存在。

过早让青少年运动员进行专项训练或者出成绩会导致他们的身体能力发展不平衡，发生所谓“早衰”的问题。从长远角度看，青少年运动员早期训练的目的不是出成绩，而是进行身体全面训练和提高身体素质，这一般需要 2 ～ 3 年，为专项训练打下扎实的基础，为今后的发展搭建扎实平台。

（一）早衰

早衰是青少年在早期专项训练中，由于片面追求单项训练，强调早出运动成绩，忽略身体发育特点，训练强度过大，比赛过多，致使身体不能适应而产生多种伤病，使运动寿命缩短，过早终止运动训练。

早衰的主要原因是：没有根据青少年的解剖生理特点进行全面训练。如只注重力量和速度训练，而忽视身体的一般耐力训练和内脏器官的功能训练，导致某些方面存在明显缺陷，虽然在某个年龄段成绩出色，但是昙花一现，很快由于能力和伤病等问题不能进一步提高成绩。

（二）伤病问题

由于青少年时期骨骼尚未完全骨化，因此青少年运动员在早期专项训练中最容易发生的是骨骺损伤导致生长受限，还可发生骨软骨炎、运动性贫血、青春期高血压、心脏早搏等。

（三）开始早期专项训练的年龄问题

早期专项训练的开始年龄与最好运动成绩出现的年龄和为达到最好运动成绩所需要的训练年限有关。一般推算的方法是：早期专项训练开始的年龄 = 达到最好运动成绩的年龄 – 为达到最好运动成绩所需要的训练年限。

开始专项训练的年龄一般按运动项目的性质分为三类：① 以速度和灵敏素质为主的项目（如体操、游泳、花样滑冰、技巧运动等）为 10 ～ 11 岁；② 主要的球类项目（如篮球、足球、排球等）为 12 ～ 13 岁；③ 以体力和力量素质为主的项目（如长跑、举重等）为 14 ～ 16 岁。目前有些国家将某些运动项目专项训练的时间提得更早，如游泳、体操、举重等，但是许多具体问题尚未得出最后的结论，有待运动医学工作者努力探讨。

（四）青少年运动员的运动量安排

教练员在安排运动量时，必须充分考虑青少年的生长发育、解剖生理特点以及训练特点，要充分利用青少年容易养成运动性条件反射的优势，学好各项运动的基本技术。青少年运动员运动量安排的原则和要求包括：时间较短、强度稍大、密度较小。运动训练后，要有充分的休息时间，并要安排好娱乐、饮食等生活制度。

三、青少年训练卫生的要求

为了不影响青少年正常的生长发育，并且尽可能地避免或减少伤害，对参加锻炼或训练的青少年要加强医务监督，尤其要注意以下三点：

（1）定期进行体格检查。对青少年体育运动参加者或者青少年运动员，应定期进行全面的身体检查，间隔时间要比成年人短，一般 3 个月做一次全面体检。若间隔时间过长，就不能很好掌握锻炼或训练后身体的动态变化，也不利于发现因锻炼或训练不当造成的不良现象。

身体发育和体格检查结果有助于对训练安排是否恰当做出客观评断，也可以及时发现下肢、足底、脊柱等的可能畸形，以便及时矫正。

（2）加强运动现场的观察和检查。青少年运动员年龄小、性格好动、精力旺盛，一旦自觉疲劳，可能疲劳已达到相当严重的程度。因此不能仅听他们自己在训练或锻炼后的自述，更要重视对其进行运动现场的观察和检查。

（3）注意训练后各系统的检查，如心血管、呼吸系统等的机能检查，以免做出错误的判断。

思考题

1. 什么是交叉生长？
2. 怎样辩证地分析女性的运动能力？
3. 什么是初潮？
4. 为什么女运动员的初潮年龄会出现推迟？
5. 女运动员初潮推迟有哪些影响？
6. 什么是女运动员三联征？
7. 什么是人工月经周期？
8. 女运动员月经期的表现类型有哪些？
9. 月经期训练卫生的要求是什么？
10. 青少年运动员过早进行专项训练容易出现哪些医学问题？
11. 什么是早衰？
12. 青少年训练卫生的要求有哪些？

第九章　常见运动项目的运动损伤

本章教学提示

本章为自学内容，是对第六、第七章的补充，目的在于从项目多发损伤的角度让学生了解运动训练中常见运动项目的损伤特点。由于一些内容前面已 有介绍，在此尽量减少重复，仅从项目相关角度进行讲解。学生需要了解：

1. 各项目损伤发生特点；
2. 各项目损伤多发部位与项目的关系；
3. 如何根据项目特点进行损伤预防。

第一节　篮球的常见运动损伤

篮球属于身体对抗性项目。篮球运动员的运动损伤类型因运动水平的高低而存在不同，水平低者由于身体碰撞所导致损伤的发生率较高，水平高者则以膝关节、腰部的过度使用性损伤多发。

篮球运动相关的急性运动损伤有裂伤、股四头肌挫伤，严重的可以有内脏挫伤甚至破裂、女运动员的前交叉韧带撕裂；慢性损伤包括髌骨劳损、疲劳性骨膜炎等。

一、裂伤

（一）多发部位

眉弓部、嘴唇。

（二）原因

运动员肘部动作粗野或者犯规导致的眉弓部、嘴唇受到撞击。

（三）预防

（1）教育运动员要遵守比赛规则，避免动作粗野。

（2）提高技术水平和自我保护能力。

（3）合理地使用保护面罩和护目镜。

二、踝关节扭伤

（一）原因

踝关节扭伤最常见的原因是为争抢篮板球落地时踩在别人的脚上。

（二）现场处理

检查韧带撕裂情况，如果怀疑部分或者全断，应找医生进行进一步处理。如果仅为轻微撕裂，进行 15 分钟冷敷，然后加压包扎 24 小时；外敷新伤药。

（三）预防

（1）增强踝关节力量训练，如提踵、负重提踵练习，平衡垫上站立练习（膝关节必须保持伸直）。

（2）对踝关节有伤或者松弛者，可以通过在训练、比赛前贴扎保护支持带进行保护，防止损伤加重。

（3）掌握自我保护技巧，在落地不稳时不要尝试站住，要顺势倒地以减轻损伤程度。

三、前十字韧带撕裂

前十字韧带撕裂在女性篮球运动员中多发，是男性篮球运动员的 4 ~ 6 倍。其发生机理还有许多不清楚的地方，此损伤在篮球项目中多发生在无身体接触情况下。

（一）原因

（1）女性的骨盆宽使落地时膝关节、踝关节的角度与男性不同，导致落地时膝关节受到的剪切力增大。

（2）髋关节和下肢力量的不足、膝关节屈肌与伸肌力量不均衡。

（3）女性月经期激素水平的改变导致韧带松弛。

（4）直腿落地。落地动作没有缓冲会加大受伤机会。

（5）一步急停。采用一步而不是三步急停所产生的减速动作会对前十字韧带带来很大负荷，容易导致撕裂发生。

（二）现场处理

（1）停止运动。

（2）检查损伤情况：进行膝关节抽屉试验。

（3）如果怀疑前十字韧带部分或者全断，应找医生进行进一步处理。如果仅为轻微撕裂，进行 15 分钟冷敷，然后加压包扎 24 小时；外敷新伤药。

（三）预防

（1）女运动员要特别注意膝关节静力性力量练习。

（2）增加训练后的靠墙静蹲练习，提高膝关节稳定性。

（3）重视加强大腿拮抗肌群的力量平衡训练。

四、手指挫伤

（一）原因

篮球运动员手指挫伤多发生在接球时，是由于手形过小，手指向着来球方向所致。

（二）征象

（1）手指关节部位疼痛、肿胀。

（2）指间关节两侧压痛。

（3）手指活动受限。

（4）手指侧扳试验可以检查韧带损伤情况。侧扳时关节活动度没有改变、没有“开口感”时为指间关节侧副韧带挫伤；如果有“开口感”，则为韧带断裂的表现。

（5）手指不能伸直，严重时可以发生关节脱位，甚至骨折。

（三）现场处理

（1）冷敷受伤部位 15 ～ 20 分钟。

（2）用粘膏在非关节部位将伤指与相邻正常的手指固定在一起，限制手指的侧向活动范围，尽量保持屈伸活动能力。

（3）出现手指畸形、不能活动、剧烈疼痛要找医务人员处理，确认是否有侧副韧带断裂、关节脱位或者骨折。

（四）预防

（1）运动前需要进行充分的准备活动。

（2）注意接球的正确手形是解决问题的关键。

五、骨化性肌炎

骨化性肌炎是指在肌肉挫伤后的深层出血不能被有效吸收，发生机化、骨生成。

（一）原因

篮球运动中的防守或者进攻队员之间的移动发生股四头肌受到膝盖的顶撞而造成严重挫伤后，有可能造成股四头肌下血肿，处理不当就有可能导致骨化性肌炎的发生。

（二）征象

（1）有过局部受到撞击伤的病史。

（2）局部持续疼痛时间长，可达数月。

（3）X线检查可以确诊，但是要注意与骨肿瘤进行鉴别。

（三）现场处理

（1）为减少发生骨化性肌炎的概率，当肌肉发生挫伤，特别是股四头肌中部受到猛烈撞击后，要进行20分钟冷敷。

（2）注意观察局部是否有明显凹陷，如有可能是肌肉断裂，需要尽快送医院处理。

（3）冷敷后必须进行加压包扎24小时。

（4）给予充分的休息时间，不要急于恢复训练。

（5）如果要进行手术切除，需要等到骨化“成熟”，这一般需要6～12个月的时间。

（四）预防

（1）运动前注意进行充分的准备活动。

（2）注意技术动作的合理性，避免犯规动作。

（3）发生肌肉挫伤后要进行充分的冷敷和加压包扎。

（4）肌肉挫伤发生后的48小时内局部不能进行按摩。

六、脾脏破裂

脾脏位于左侧肋骨下部，在胃的下方，此部位的前、后受到撞击都可能导致脾脏损伤。脾脏组织受到撞击后可导致严重的内出血，因为脾脏是人体重要的造血器官。

（一）原因

运动员的左上腹受到直接撞击。

（二）征象

（1）开始时感到左上腹疼痛，而后疼痛会向左肩部和颈部放射，感到头晕无力。

（2）左上腹有明显压痛。

（3）在损伤部位有擦伤或挫伤。

（4）出现皮肤苍白、脉搏快，并可能出现呕吐、腹肌紧张、低血压和呼吸短促。

（三）现场处理

（1）如果出现的症状持续超过数分钟，并且症状有加重的趋势时，应立即召唤急救人员。

（2）注意观察运动员的呼吸和心跳，必要时进行人工呼吸和心肺复苏。

（3）保持伤员安静，如有外伤（如肋骨骨折），可以进行临时固定和包扎。

（四）预防

（1）对于橄榄球、冰球这类可能发生剧烈碰撞的项目，运动时要合理地使用护具。
（2）提高技术水平和自我保护能力。
（3）遵守比赛规则，避免动作粗野。
（4）患有单核粒细胞增多症（脾脏肿大）的运动员，未经医生检查同意，不能参加剧烈运动。即使是单纯性脾脏肥大，这样的运动员也容易发生脾脏挫伤。

第二节　足球的常见运动损伤

足球运动主要是以脚和头部控球的身体对抗性项目，对球的控制能力较弱时容易发生意外的动作失误。训练水平越低，发生下肢挫伤、裂伤、关节扭伤的概率就越高。损伤以下肢为多见，包括股四头肌挫伤、踝关节扭伤、膝关节侧副韧带和十字韧带扭伤、骨折、足球踝等。偶尔可见掷界外球导致的肌肉拉伤或者尺骨鹰嘴撕脱性骨折。

一、足球踝

足球踝为足球运动员所特有的一种慢性损伤，是长期踝关节超生理范围活动所致，以局部骨质增生为特点。

（一）原因

（1）长期踝关节超生理范围活动，导致关节面碰撞。
（2）踢球导致骨受到的长期应力作用。
（3）技术动作不合理，外脚背踢球触球部位不对导致反复损伤。

（二）征象

（1）局部疼痛。
（2）踝关节活动度受限。
（3）踝关节骨质增生。

（三）预防

（1）注意要循序渐进地提高训练强度。
（2）重视运动前的相应部位准备活动。

（3）通过踝关节力量训练提高关节稳定性。

（4）注意场地情况，在过于松软或者坚硬的场地上运动要多加小心。

（5）通过贴扎进行关节保护。

二、膝关节扭伤

膝关节的结构复杂，在运动中负荷大，发生扭伤的概率也大。足球运动中膝关节扭伤常导致内侧副韧带拉伤、十字韧带撕裂和半月板撕裂。

（一）原因

1. 内侧副韧带拉伤

（1）变向时身体失去平衡导致小腿外展。

（2）膝关节外侧受到猛烈撞击。

（3）踢球时的对脚。

2. 十字韧带撕裂

（1）跌倒时膝部着地，对脚导致后十字韧带损伤。

（2）膝关节后部受到撞击，如铲球，导致前十字韧带损伤。

3. 半月板撕裂

（1）急停或者变向起动。

（2）踢球踢空，导致半月板前角损伤。

（二）现场处理

上述三种损伤中，如果是韧带完全断裂需要尽早进行手术治疗；半月板撕裂在急性期不用进行特殊处理，不用进行手术切除。如果没有发生韧带全断的情况，三种损伤的现场处理基本相同。

（1）冷敷 15 ~ 20 分钟。

（2）简单判断损伤程度，如果韧带全断或者部分撕裂，找医生进行处理。

（3）只是一般拉伤，进行加压包扎。

（4）减少活动，休息时要抬高伤肢。

（三）预防

（1）提高膝关节稳定性，通过有针对性的静力性力量训练，如靠墙静蹲、气垫上平衡站立，提高膝关节稳定性。

（2）运动前进行充分的准备活动，训练进行中遵循循序渐进的原则。

（3）提高跌倒时的自我保护能力。

（4）防止犯规和动作粗野。

（5）注意训练后的关节反应，如果出现肿胀、疼痛，第二天训练需要减少运动量。

三、肌肉拉伤

足球运动中最常见的肌肉拉伤部位有大腿内收肌群、腘绳肌、股四头肌、小腿三头肌等。

（一）原因

（1）被动牵拉过度或者超出生理范围的被动拉长，如运动中身体或者下肢内侧的相互撞击导致大腿内收肌群拉伤。

（2）用力过猛，如踢球踢空导致股四头肌拉伤、突然起动导致腘绳肌拉伤。

（3）在准备不充分、天气寒冷时的突然起动。

（二）现场处理

（1）冷敷 15 ~ 20 分钟。

（2）判断是否有肌肉断裂，如怀疑有肌肉断裂需要尽快送医院处理。

（3）加压包扎、减少活动。

（4） 24 小时内不要进行按摩、热敷，可能加重出血、渗出。

（三）预防

（1）肌肉拉伤一般不需要进行手术治疗，但是一旦发生会导致数天甚至数周不能正常活动。

（2）注意保持拮抗肌力量的平衡。

（3）注意提高技术水平，提高运动时身体的控制能力和应用技术的合理性。

四、骨折

（一）原因

足球运动相关的骨折主要发生在小腿，多由于撞击，如对脚、铲球而发生。

（二）现场处理

（1）局部冷敷 15 ~ 20 分钟。

（2）观察是否有畸形，如果没有畸形，可在足跟部向小腿方向用力进行叩击；如果在被撞部位出现明显疼痛，说明可能有骨折，可采用临时夹板进行固定后送医院进行进一步处理。

（3）没有骨折者按照软组织挫伤处理。

（三）预防

（1）合理地使用护具，如护腿板。

（2）避免动作粗野和有意犯规。

（3）提高技术水平。

五、挫伤

足球运动中的挫伤多发生在下肢肌肉、头部，严重时可以导致肌肉断裂、脑震荡，甚至内脏器官破裂。

（一）原因

（1）直接撞击导致肌肉挫伤，如小腿、大腿、肩部。

（2）身体对抗、合理冲撞。躯干受到撞击除了可导致局部软组织挫伤，还需要注意内脏器官是否有破裂，身体前面受到撞击可能导致肝脏、脾脏破裂；后背部受到撞击容易导致肾脏挫伤。

（3）头部受到撞击可能导致局部挫伤、裂伤和脑震荡发生。

（二）预防

（1）合理地使用护具，如护腿板。

（2）提高技术水平，提高技术合理性。

（3）提高自我保护能力。

（4）对于腹部、腰部受到猛烈撞击者，即使当时没有明显症状出现也不能掉以轻心，要让运动员携带提示卡回家交给家长。

注意：没有经过医生检查就让看似受伤不重的运动员回家是很危险的，因为有些内脏器官损伤要在受伤后几个小时才出现症状。所以教练员要对可能有内脏损伤的运动员进行严密监视，观察他们有没有出现严重损伤的症状。对业余运动员应将当时的情况详细记录在提示卡上，并注明当出现下述症状时，须立即将其送往医院。

① 恶心。

② 呕吐。

③ 腹部紧张或腹肌痉挛。

④ 皮肤苍白、脉搏无力、头晕。

⑤ 尿液颜色改变（红色）。

六、肾挫伤

（一）原因

肾脏位于第 11 胸椎到第 4 腰椎之间，右肾位置略低于左肾。肾挫伤多发生在有身体接触项目或者击打类项目，发生时有腰部或腹部受到直接撞击的损伤过程。

（二）征象

（1）开始时，运动员感到被撞部位出现疼痛，然后疼痛可以转移到下腰部、大腿外侧或骨盆的前方。

（2）出现头晕或无力。

（3）在损伤部位出现淤血或擦伤。

（4）损伤部位出现压痛，损伤部位肌肉紧张，尿频、尿痛、蛋白尿、血尿。

（5）皮肤苍白。

（三）现场处理

（1）如果出现的症状持续超过数分钟，并且症状有加重的趋势，应立即召唤急救人员。

（2）注意观察运动员有无休克、呼吸心跳停止，如出现，需进行相应处理。

（3）处理其他损伤，如肋骨骨折。

（四）预防

（1）要求运动员在训练中要穿戴合适的护具。

（2）严禁动作粗野。

（3）提高身体对抗中的自我保护能力。

七、睾丸损伤

（一）原因

体育运动中各种原因导致的运动员裆部受到直接撞击。

（二）征象

（1）剧烈疼痛、头晕、恶心。

（2）肿胀、淤血和畸形。

（3）痉挛。

（三）现场处理

（1）让伤员取仰卧位，保持屈膝屈髋体位直到疼痛减轻。

（2）在损伤区域进行15分钟冷敷。如果进行上述处理20分钟后疼痛无法缓解、睾丸缩入腹腔，或出现血尿或蛋白尿，应送医院处理。

（四）预防

（1）要求参加有身体接触项目的男运动员要注意自我保护。

（2）需要时穿戴适当的护具，如手球守门员等。

第三节　排球的常见运动损伤

排球运动以起跳和蹲低位防守移动为特点，其中扣球、发球对肩关节造成很大负担；起跳和防守使膝关节负担较重。扣球、发球导致肩关节慢性损伤多发，膝关节、腰背部劳损多发。常见运动损伤包括肩袖损伤、肩撞击综合征、半月板撕裂、疲劳性骨膜炎、髌骨劳损、膝关节滑膜炎等。

一、肩部损伤

（一）原因

（1）扣球、发球时用力过猛导致撕裂伤。

（2）反复扣球练习导致微细损伤（肌腱或者滑囊受到挤压和摩擦）的积累。

（3）肩关节柔韧性差导致超生理范围活动引起拉伤。

（4）肩关节韧带松弛、稳定性差导致撞击综合征。

（5）肩关节稳定性力量不足或者不均衡。

（6）核心稳定性能力差，导致身体控制能力不足，使扣球时肩部负担增大或者落地不稳。

（二）征象

（1）局部疼痛和压痛，根据位置可以大致判断损伤情况。肩关节前方多见肱二头肌长头腱鞘炎、三角肌前束损伤；外侧肩峰部多为肩袖损伤，三角肌外束；后部疼痛多见于三角肌后束损伤。

（2）活动受限。

（3）肩疼痛弧试验呈阳性。

（三）预防

（1）通过瑞士球、悬吊训练提高肩关节稳定性。
（2）提高肩关节柔韧性。
（3）强化整理活动，消除局部疲劳。
（4）控制训练中扣球、发球，特别是勾手扣球和发球的数量。

二、跳跃膝

排球训练中的跳跃动作很多，膝关节容易发生与跳高项目运动员类似的髌腱止点损伤。跳高运动员往往发生在起跳腿，排球运动员可以发生在两条腿，特别是有单腿落地习惯的运动员。

（一）原因

（1）反复起跳、落地过程中髌腱在胫骨结节止点处受到反复牵拉。
（2）排球鱼跃救球、移动及滚翻救球时，髌腱所受到的牵拉和撞击。
（3）膝关节稳定性力量不足、肌肉之间不均衡使关节运动模式改变。

（二）征象

（1）髌骨髌尖或者其周围疼痛、压痛。
（2）局部肿胀，长期存在时可能发生骨质增生。
（3）伸膝抗阻试验呈阳性或者起跳疼。

（三）预防

（1）合理控制跳跃次数。
（2）注意提高落地时的缓冲能力，减少单脚落地，避免直腿落地。
（3）通过靠墙静蹲、瑞士球靠墙等练习手段提高膝关节稳定性和力量。

三、髌骨软化症

在排球项目中，运动员常处于膝关节半蹲位移动、起跳和转向，这对髌骨的软骨面会产生摩擦，当其损伤超过了机体的修复能力时，关节软骨会变薄，缓冲能力下降，露出骨组织或者发生炎症、神经长入等，导致关节疼痛、肿胀、活动受限。

（一）原因

起跳、落地、半蹲位移动使膝关节软骨受到挤压和摩擦。

（二）征象

（1）膝关节活动到某个角度出现酸软、疼痛现象。

（2）膝关节肿胀，浮髌试验呈阳性。

（3）髌骨摩擦试验呈阳性。膝关节伸直，用手按住髌骨并向四处转动，在某个位置出现明显疼痛即为阳性。

（4）伸膝抗阻在髌骨处出现疼痛。

（三）预防

（1）训练前，通过准备活动提高肌肉、肌腱的温度，降低黏滞性。

（2）通过整理活动中的牵拉降低肌肉张力，减少训练后肌肉紧张导致的关节软骨所承受的压力。

（3）出现运动后膝关节肿胀时，应减少第二天的运动量。

（4）进行准备活动时如出现膝关节发软、不适等现象，可通过站桩、靠墙静蹲练习进行损伤预防。

（5）减少单足落地、直膝落地。

（6）选择专业排球鞋，减轻落地膝关节承受的负荷。

四、踝关节扭伤

排球运动中的踝关节扭伤多发于拦网落地时踩到其他队员的脚，多数为外侧副韧带损伤。

（一）原因

落地不稳或者踩到其他队员的脚上，导致踝关节内翻伤。

（二）征象

（1）踝关节外侧（外踝前方）明显疼痛、肿胀。外踝前压痛为距腓前韧带损伤，外踝下压痛为跟腓韧带损伤，外踝后压痛为距腓后韧带损伤。

（2）功能障碍或者活动受限。

（3）通过踝关节抽屉试验、踝关节强迫内翻试验可判断损伤程度，如果关节活动度明显增大，为韧带部分或者完全撕裂。

（三）预防

（1）掌握自我保护技能，提高落地遇到意外时的应变能力。

（2）控制起跳方向，减少扣球落地过线，从而减少导致对方受伤的机会。

（3）注意踝关节稳定性力量训练。

（4）合理使用护具、运动贴布支持带保护踝关节。特别要注意有过踝关节扭伤的脚。

五、手指挫伤

排球运动中的手指挫伤比较多见，往往导致指间关节侧副韧带损伤。

（一）原因

（1）传球手形不对，手指前伸、手形过小。

（2）拦网手形不正确。

（二）现场处理

（1）冷敷 15 分钟。

（2）检查是否有畸形、活动障碍，如果出现则可能有关节脱位。

（3）如果没有畸形，但是非关节部位疼痛明显，可握住手指末端，沿手指纵轴方向挤压，如果指骨部位出现明显疼痛，要考虑骨折的可能。

（4）如果怀疑有脱位或骨折，应立即送医院进行处理。

（5）如果没有骨折或脱位，应停止训练，用运动贴布将伤指与健指固定在一起。

（三）预防

（1）提高技术水平，注意传球、拦网时的手形。

（2）挫伤发生后要给予充分的休息时间，过早恢复运动容易导致指间关节变形。

（3）训练时合理地使用运动贴布，保护指间关节。

第四节　游泳的常见运动损伤

游泳项目包括蛙泳、蝶泳、仰泳和自由泳四种泳姿，为非对抗性项目，过度使用性损伤多发。由于游泳项目的技术动作多要求肩关节进行大范围的用力划水，工作距离越长，能够获得的推力就越大，这容易导致肩关节超生理范围的活动发生，发生肩袖损伤和肩撞击综合征。仰泳、蝶泳的肩关节、腰部活动幅度大，常见运动损伤有肩袖损伤、肱二头肌长头腱鞘炎、腰肌过度使用性损伤等；蛙泳腿常见于蛙泳初学者。

一、游泳肩

游泳肩也称肩撞击综合征，为过度使用性损伤，是由于肩部大范围活动，肩袖经过肩峰下狭窄区域时反复受到挤压和撞击，导致局部发生微细损伤和炎症的长期积累。损伤可以累及肩袖、肩峰下滑囊，也可以有局部软组织增生和粘连。

（一）原因

（1）技术错误。如自由泳时拇指先入水、划水时超过中线。

（2）运动负荷过大。运动量过大或者训练中采用划水板等辅助手段训练导致肩部的运动负荷增大。

（3）人体的生理解剖特点决定了在蝶泳、仰泳和自由泳的手臂入水及划水时，肩关节需要内旋、向下划水，导致肩袖受到摩擦及挤压。

（4）稳定肩关节及肩胛骨的肌肉力量不足、柔韧性差或者过度松弛。

（二）征象

（1）长期的训练经历是这类损伤的基本诱因。

（2）肩部疼痛、力量减弱。

（3）活动受限。

（4）Hawkins-Kennedy 撞击试验呈阳性（上臂外展 90°，前臂屈曲 90°，检查者握稳上臂和手腕，被检查者肩部放松，突然前臂被动内旋时出现疼痛）。

（5）Neer 氏试验呈阳性（上臂直臂向前上举，出现疼痛）。

（6）肩疼痛弧试验呈阳性（肩外展 60° ~ 120° 时出现疼痛）。

（三）预防

（1）纠正错误动作。

（2）合理安排训练计划，肩部控制训练负荷。

（3）避免运动量或者运动强度的突然增加。

（4）增强肩关节肌肉力量练习，特别是肩袖和稳定肩胛骨的肌群。

（5）合理进行肩关节柔韧性练习，柔韧性太好或太差都容易导致损伤发生。

（6）增强核心区域稳定性力量训练。

二、蛙泳腿

蛙泳是四种泳姿中唯一采用蹬水作为下肢动作的泳姿，通过下肢的外翻、收腿、后蹬、夹腿动作获得推进力。这时的膝关节内侧副韧带和软组织会受到明显的牵拉，导致损伤发生和疼痛出现。

（一）原因

（1）蛙泳腿的蹬夹动作使膝关节内侧副韧带受到反复牵拉。
（2）技术错误，如膝盖外翻过大，用力方式不正确会加大膝关节内侧副韧带受到的牵拉。
（3）训练负荷过大、突然增大运动强度。

（二）预防

（1）进行充分的准备活动和整理活动。
（2）保持膝关节合理的柔韧性。
（3）纠正蛙泳腿的错误动作，用力要合理。

三、下腰痛

下腰痛是指发生在腰椎至骶骨位置的疼痛或者软组织损伤，也可以是脊柱的小关节紊乱、腰椎间盘突出所致。在游泳项目中，容易发生在蝶泳和转身等采用“蝶泳腿”动作的情况，此动作要求下腰部过伸和大范围活动。

（一）原因

（1）运动量过大或者疲劳的长期积累。
（2）完成动作时幅度过大，或者柔韧性差。
（3）训练内容过于单调。
（4）腰椎间盘及周围组织损伤。

（二）预防

（1）合理控制训练量和局部负担，通过合理安排训练内容来减轻下腰部负荷量。
（2）进行充分的准备活动和整理活动，避免局部疲劳积累和形成慢性损伤。
（3）加强核心稳定性力量训练。

第五节　田径的常见运动损伤

田径项目种类繁多，涉及人体各种运动形式。可以分为田赛和径赛两大类。田赛又可分为投掷类和跳跃类，投掷类以肩关节、肘关节、膝关节和腰部过度使用性损伤多见；跳跃类以膝关节过度使用和踝关节扭伤多见。径赛项目在跑道上进行，有各种跑和竞走，其损伤基本集中在下肢，以过度使用为主要原因，年轻运动员容易出现疲劳性骨膜炎、拉伤类问题，跟腱腱病、滑囊炎、腱鞘炎在老运动员多发。

一、投掷类项目

投掷运动员的损伤发生率很高。有研究发现，专业运动员的损伤率几乎达到90%以上。错误的技术动作、运动负荷过大造成机体疲劳、准备活动不当、缺乏医务监督是主要原因。

（一）肩袖损伤

铁饼、铅球、标枪的技术动作各有特点，它们对肩关节的要求都很高。

1. 原因

（1）技术动作错误，如出手方向和位置不合理。

（2）肩关节稳定性力量不足，柔韧性过大，导致肩关节稳定性下降。机体需要付出更多的努力控制关节稳定性，导致肩关节负担加重。

（3）肩关节柔韧性不足导致运动中经常出现超生理范围活动，导致损伤出现。

（4）训练负荷量过大，超出人体修复能力，导致过度使用性损伤发生。

2. 征象

（1）抬上臂外展60° ~ 120°时出现疼痛（主要症状）。

（2）运动中或运动后有疼痛。

（3）肩部锁骨肩峰端下有压痛。

3. 现场处理

（1）让运动员休息。

（2）损伤处进行冷敷、加压包扎。

4. 预防

（1）提高肩关节力量和柔韧性，可以通过核心力量训练中的腹桥动作练习，在提高躯干控制力的同时，提高肩关节稳定性。还可以通过在支撑面上采用气垫等造成不稳定支撑面来提高难度。

（2）控制肩关节在外展60° ~ 120°活动的负荷量，这一范围是肩袖受到挤压最为明显的区域。

（3）注意准备活动和整理活动。

（4）掌握正确的技术动作，技术动作错误是导致投掷项目运动损伤的主要因素之一。如用力的顺序、用力的协调程度、器械出手的角度和位置的错误都容易导致肩袖损伤发生。

（二）投掷肘

投掷肘发生在标枪、棒球这类采用肩上投掷动作的项目，由挥臂速度快和器械重量的作用，导致肘关节过伸而造成的损伤。

1. 原因

反复肩上投掷动作导致肘关节过伸，使尺骨鹰嘴部位受到反复撞击，局部发生骨质增生。

2. 征象

（1）尺骨鹰嘴部位疼痛、增生。

（2）严重时肘关节不能伸直。

（3）肘关节内侧副韧带往往同时受累。

（4）投掷的加速阶段和随挥阶段疼痛加重。

3. 处理

训练中合理使用护具，如采用护肘、粘膏支持带来作为预防损伤的辅助手段。

4. 预防

（1）掌握正确的技术动作。

（2）合理安排运动量。

（3）这类损伤的处理关键在于控制训练量，减少投掷或者导致疼痛的动作的练习。

（4）重视准备活动和整理活动，加强训练后肱二头肌的放松。

（三）投掷骨折

投掷骨折是由扭曲力和拉张力共同作用所致的肱骨下 1 /3 处的螺旋形骨折。多发生于投标枪、手榴弹等重物时。

1. 原因

技术动作错误是主要原因。典型错误动作是投掷标枪时肘关节位置过低，出现“撇枪”动作，导致肱骨受到扭转暴力作用而发生骨折。

2. 征象

（1）完成投掷动作时，肱骨下段发生剧烈疼痛。

（2）局部出现肿胀和畸形。

（3）有时会听到骨折声。

（4）功能障碍。

（5）患者为减轻疼痛往往将前臂托起抱于胸前。

3. 现场处理

（1）如果伤者是在完成投掷动作时突然出现肱骨下段剧烈疼痛要想到发生投掷骨折的可能性。

（2）如果医院比较远，进行临时夹板固定，然后送医院进行进一步处理。

4. 预防

（1）做好准备活动。

（2）合理安排训练强度的增加。

（3）纠正错误动作是关键。

（4）在身体训练中注意上肢力量训练，注意肌群力量之间的平衡。

（四）髌骨劳损

铅球、铁饼是髌骨劳损多发项目，这与技术动作特点及这些运动员体重较大有关。

1. 原因

（1）项目技术要求所致。这些项目往往要求膝关节在半蹲位进行旋转、滑步和制动，这时需要很大的力量来保持膝关节的稳定性，导致髌骨软骨磨损和髌腱受到牵拉。

（2）训练水平低，膝关节稳定性力量不能满足承受运动负荷的需要。

（3）技术动作错误，如发力角度不合理。

2. 预防

（1）重视训练课的准备活动和整理活动，充分放松训练后的股四头肌。

（2）提高膝关节稳定性力量，改善关节控制能力。常用的训练手段包括靠墙静蹲、平衡垫上屈膝站立和单 / 双脚蹲起。

（3）合理使用护具。

（4）注意训练后膝关节的反应，如果出现肿胀、酸软、疼痛，在第二天训练时要减少训练量。

二、跳跃类项目

跳跃项目包括跳高、跳远和撑竿跳高，项目特点是爆发性用力，容易导致肌肉相关损伤发生。

（一）跳跃膝

跳跃者膝，又称髌腱末端病、髌腱炎。多发于跳高、排球这类需要充分向上起跳的项目。起跳、落地时股四头肌的收缩，在髌骨—髌腱接合部产生巨大的向心或者离心收缩，反复牵拉的载荷超过组织承受能力时将发生损伤。

1. 原因

（1）运动量过大。

（2）落地缓冲动作不好。

（3）运动鞋或者地面过硬。

2. 征象

（1）髌尖部疼痛。损伤较轻时，准备活动时疼痛明显，活动开以后不疼或者减轻；严重时疼痛持续存在。

（2）髌尖部明显压痛。

（3）伸膝抗阻试验出现疼痛。

3. 预防

（1）做好准备活动，主要是提高股四头肌温度，减少受伤机会。

（2）整理活动中注意进行股四头肌持续性牵拉，降低股四头肌张力。

（3）提高膝关节稳定性力量。

（4）控制好训练中运动负荷强度和运动量。

（5）如果训练后出现膝关节肿胀、疼痛，应减少第二天的运动量。

（二）疲劳性骨膜炎

疲劳性骨膜炎多发生在肌腱止点（牵拉性骨膜炎）或者骨膜（应力性骨膜炎），如胫骨结节处的髌腱止点，胫骨、腓骨的中部。跳跃项目中以牵拉性骨膜炎多发，应力性骨膜炎在径赛项目中多见。

1. 原因

运动量过大，肌肉收缩对肌腱止点处的反复牵拉导致骨膜损伤，多见于胫骨结节处。

2. 征象

（1）胫骨结节处明显疼痛、压痛，起跳时加重。

（2）局部骨质增生。

3. 预防

（1）合理安排准备活动和整理活动。

（2）合理安排运动量。

（3）增强膝关节稳定性力量，可采用靠墙静蹲、气垫上蹲起等练习。

（4）在开始出现局部发软、疼痛时使用弹力绷带缠裹、贴扎或者使用髌骨带、护膝等保护设施。

三、跨栏

跨栏技术由起跑、过栏、栏间跑和冲刺4部分组成，过栏是跨栏项目的技术关键，它由起跨、腾空过栏和下栏着地等动作组成。过栏中发生的损伤是这一项目所特有的损伤。

（一）肌肉拉伤

跨栏的肌肉拉伤以腹股沟部、腘绳肌多发。

1. 原因

（1）技术动作不正确。如摆动腿前摆过晚、过度向外，起跨腿过度向上用力导致的腹股沟肌群拉伤；起跨腿用力过猛、摆动腿前摆幅度过大导致腘绳肌拉伤。

（2）下肢柔韧性差，动作幅度超过正常生理范围。如坐骨结节处拉伤。

2. 预防

（1）进行充分的准备活动和整理活动。

（2）从开始就建立正确的技术动作，并通过训练不断地使其精确。

（3）重视柔韧性练习，特别是大腿后群肌肉的柔韧性。

（二）跟腱腱围炎

跨栏运动中，起跨腿承受着比摆动腿更大的运动负荷，起跨腿的跟腱是损伤多发部位。

1. 原因

（1）训练负荷过大。当训练负荷超出了机体的承受能力，跟腱组织受到过度牵拉而发生损伤。

（2）训练安排不当，导致局部负担过重是主要原因，其中包括运动量增加过快和训练内容单调。

（3）扁平足或者高足弓。

（4）股后肌群、小腿三头肌柔韧性差。

（5）下坡跑这类离心运动过多。

（6）技术动作错误，落地缓冲不好。

2. 征象

（1）早期跟腱部位酸胀、不适；进而开始活动时疼痛，活动开以后消失；严重时走路也会出现疼痛。

（2）局部明显压痛。

（3）跟腱腱围增生、肥大。

3. 预防

（1）充分的准备活动和整理活动，其中要重视对相关肌肉的充分牵拉。

（2）合理控制训练负荷。

（3）改进技术，提高落地缓冲和起跨时的动作连贯性。

（4）当训练后出现跟腱部酸软不适、疼痛时要及时进行治疗

（5）增强踝关节力量和控制能力。

四、径赛项目常见损伤

径赛项目是指各种距离的赛跑，容易发生损伤的部位在足部、下肢和躯干。其发生除了与训练安排、技术有关外，还常常与肌肉力量平衡、足弓等解剖结构有关。

（一）跖肌腱炎

跖肌是位于足底部的肌肉，与小腿三头肌伸膝时有协同作用；还具有一定的维持足弓和缓冲落地冲击力作用。

1. 原因

（1）足弓过高或者过低，即高足弓和扁平足者都容易发生跖肌腱受到牵拉而损伤。

（2）长时间在硬地上跑步。

（3）体重过大。

（4）鞋底过硬。

（5）跟腱短或者小腿三头肌紧张。

2. 征象

（1）足底疼痛，特别是久站、久坐后开始走动时，活动开以后减轻。注意如果疼痛发生在夜间这可能是其他问题，需要找医生诊治。

（2）跟骨或者足底部明显压痛。

3. 预防

（1）选择合适的运动鞋，要求鞋跟部具有良好的缓冲力。

（2）控制运动量和运动强度，出现疼痛后可以采用降低训练强度但是不停训的方式安排训练。

（3）整理活动中充分牵拉跟腱和小腿三头肌。

（4）通过足尖走、脚趾夹蚕豆这类练习增强趾肌力量。

（5）足跟痛者可以采用将疼痛部位鞋底挖空或者柔软的特制鞋垫来减轻疼痛部位负担。

（二）疲劳性骨膜炎

竞赛项目运动员的疲劳性骨膜炎与跳跃项目不同，多发生在胫腓骨的中部、第五跖骨，是应力作用所致。

1. 原因

（1）运动量或者强度增加过快、运动量过大。

（2）技术不合理，落地缓冲不好。

（3）肌肉紧张，导致吸收冲击能力下降。

（4）地面过硬。

（5）体重过大。

（6）两侧下肢长度不一。

2. 征象

（1）局部疼痛、压痛。

（2）局部烧灼感。

（3）后蹬疼。

（4）X 线检查，长期不愈的会有骨质增生，甚至发生疲劳性骨折。

3. 预防

（1）合理安排运动量，注意训练后的身体反应，及时调整训练计划。

（2）进行充分的整理活动，通过牵拉等手段放松肌肉。

（3）选择合适的运动鞋，特别是中长跑和马拉松运动员。

（4）开始出现症状时，训练中用弹力绷带包扎小腿。

（三）髋关节弹响综合征

髋关节弹响综合征主要是髂胫束或者髂腰肌肌腱经过大转子和髋关节股骨头的骨性凸起时产生摩擦所致；与受到长期、反复震动和撞击有关。

1. 原因

（1）肌肉疲劳导致肌肉紧张。

（2）运动量过大或者训练后的休息时间不足。

（3）准备活动方式不合理和整理活动不充分。

（4）髋关节超范围活动。

2. 征象

局部弹响，可能伴有疼痛。髂胫束弹响位于髋关节外侧，髂腰肌弹响往往表现为腹股沟不适或者疼痛。

3. 预防

（1）控制局部运动负荷量。

（2）提高髋关节柔韧性和力量。

（3）进行充分的准备活动和整理活动。

（四）下腰痛

径赛运动员的下腰痛相对球类运动员少见，他们的发生原因也有所不同。

1. 原因

（1）下肢长度存在差异。正常的下肢长度差异不会超过 2 厘米，如果超出这一范围，机体将无法通过骨盆调整来完成代偿。

（2）扁平足会导致腰部受力改变。

（3）核心区力量不足或者不平衡。

（4）髂腰肌、腘绳肌紧张。

（5）腰椎间盘突出。

（6）脊柱侧弯。

2. 预防

（1）减少训练量、减少上坡跑。

（2）加强核心区力量训练，恢复肌力间平衡。

（3）重视整理活动中的牵拉紧张的肌肉。

（4）校正脊柱侧弯、扁平足、下肢长度差异过大等问题。

（5）选择合适的跑鞋。

（五）跑步膝

跑步膝常常表现为髌骨下端或者髌骨后疼痛，这往往是髌骨软骨损伤的结果。

1. 原因

（1）股四头肌与腘绳肌力量失衡，导致髌骨运动轨迹发生改变、髌骨表面软骨受到摩擦而损伤。

（2）股四头肌力线改变。Q 角正常情况下应小于 12°，大于 15° 就会引起股四头肌牵拉方向改变，使髌骨运动轨迹改变。

（3）重度扁平足。

（4）骨盆过宽。

（5）股内侧肌无力。

2. 征象

（1）髌骨下缘、髌骨后疼痛。

（2）局部肿胀。

3. 预防

（1）训练后如出现疼痛应进行冰敷、休息、减少活动量。

（2）增强股四头肌、腘绳肌力量和力量间平衡。可以通过“倒行”方式锻炼上述肌群。

（3）建立正确的跑步和运动模式，避免跑步时落地过重、膝关节伸直。

4. 选择合适的跑步鞋

（1）跑步鞋在大踇指部分会略宽一些，为蹬地提供更大的接触面积来提高蹬地力；会有一些鞋跟，以减轻对下肢肌肉的牵拉和增加踝关节稳定性。良好的减震效果和对足弓内侧部分的支撑也是跑步鞋的特点。

（2）比赛用鞋往往比较轻，但是缓冲会差一些，所以平时要少穿比赛鞋，这样可以减少下肢受伤的机会。

5. 如何购买跑步鞋

（1）最好去专业的体育用品商店购买，有可能从那里能够获得更多的专业性意见。

（2）买鞋时要穿训练时一样的袜子。

（3）最好在下午或者晚上去购买，这时人的脚会膨胀几毫米或者比较宽，甚至有些人的长度可增加 2 厘米。

（4）跑步鞋使用超过 550 ~ 650 千米就应更换，这时鞋的足弓垫和鞋跟弹性会下降而影响性能。

（5）确认你的跑步鞋长度留有一个食指的宽度，以保证跑步时你的脚趾不受到挤压。不要买过松或者过紧的鞋。

（6）系鞋带的松紧度要适中。

（7）不要穿新鞋参加比赛，参加比赛所穿的鞋应是已经跑过 150 千米以上的。

第六节　羽毛球的常见运动损伤

羽毛球为隔网项目，球速快、回合多，训练和比赛强度都很大。由于羽毛球运动中有大量的移动、起跳、杀球动作，对肩关节、腰背部及下肢有很高的要求。常见损伤有肩袖损伤、网球肘、髌骨劳损、半月板损伤及踝关节扭伤等。

一、踝关节扭伤

羽毛球运动中踝关节扭伤很常见，有报道称其占到羽毛球急性损伤的一半。

（一）原因

（1）突然变向蹬地时踝关节内翻。

（2）鞋底过涩，导致移动时鞋底被地板“吸住”。

（二）预防

（1）选择合适的球鞋，不可过滑或者过涩。

（2）使用保护支持带。

二、跟腱腱病

此类损伤以跟腱部经常疼痛为特征，多为逐渐发生。

（一）原因

羽毛球的蹬地、跨步、急停、起跳等动作会对跟腱产生巨大冲击力或者牵拉力。

（二）预防

（1）运动前要进行充分的准备活动。

（2）注意控制运动量和运动后的局部反应，如果第二天出现明显疼痛加重现象，要减少运动量。

（3）不要突然加大运动负荷。

（4）有扁平足的羽毛球爱好者更加容易发生损伤，要特别注意运动量的控制。

（5）加强踝关节力量练习。该损伤为退行性改变，完全休息并不利于损伤愈合。

三、肩袖损伤

羽毛球运动导致的肩袖损伤由肩关节的大范围活动和大强度的头顶扣杀所引起。

（一）原因

头顶多变的杀球动作使肩袖受到反复摩擦。

（二）预防

（1）注意肩关节柔韧性、力量和耐力的训练。

（2）提高肩关节稳定性和控制能力。

（3）遵循循序渐进的训练原则，不要突然提高扣杀训练量，给机体充分的适应时间。

（4）训练后通过冷敷等手段消除局部疲劳。

（5）通过运动贴布等保护支持带提高肩部稳定性。

四、髌腱炎

髌腱炎是发生在髌尖下的髌腱止点处的退行性改变。此损伤也被称为“跳跃膝”，与跳高运动员类似，羽毛球运动中需要反复地移动和起跳，这是导致髌腱炎的主要原因。

（一）原因

羽毛球的快速变向、移动、起跳导致髌腱受到反复牵拉，当负荷量超出了肌腱的承受能力，局部将会发生炎症或者退行性改变。

（二）征象

（1）髌尖下方肌腱止点处明显疼痛，严重者可以出现关节积液。

（2）损伤早期只是在开始活动时明显，活动开以后减轻。

（3）损伤中期表现为即使活动开了，仍然会感到不适；训练后疼痛加重，上下楼梯出现疼痛。

（4）严重时在平时走路也会出现疼痛，往往夜间疼痛加重。

（三）预防

（1）控制运动量的增长速度。

（2）跳起扣杀的训练数量增加要循序渐进，以便于机体适应这种增加。

（3）使用髌腱支持带改变髌腱受力，达到预防和改善症状的目的。

（4）在训练课的整理活动中加入膝关节稳定性力量训练，通过站桩、靠墙静蹲、平衡垫上蹲起等手段进行练习。

（5）早期诊断和治疗有利于此损伤的愈合。

第七节　网球的常见运动损伤

网球运动为灵巧性个人项目，需要良好的耐力和正确的技术来保证快速移动、快速判断和准确击球。职业选手基本以赛代练，全年比赛期长达10个月以上。与网球损伤关系密切的技术包括：发球导致的肩袖损伤、高尔夫肘；反复变向起动导致的髌骨劳损、网球腿、踝关节扭伤；击球技术错误导致的三角软骨盘损伤、网球肘等。

一、网球肘

网球肘为伸指伸腕肌在肱骨外侧髁的止点处发生急性炎症或者退行性改变。这一损伤在网球和投掷类项目（如棒球），很常见。

（一）原因

（1）反拍击球负荷量过大或者力量不足。

（2）发球时前臂过度内旋。

（3）球拍击球时的减震不佳。

（二）预防

（1）重视准备活动，可以通过牵拉肌肉、小力量伸腕练习。

（2）直肘时伸腕是导致网球肘的典型动作，要合理控制训练中此类反拍击球练习的数量。

（3）加强手腕屈肌和伸肌力量练习。

（4）击球时不要将球拍握得太紧，选择粗细合适的拍把。

（5）重视训练后伸指伸腕肌群的放松，减轻局部受到的牵拉。可采用冷敷、按摩，屈腕牵拉等手段来达到上述目的。

（6）训练中合理使用护肘、网球肘保护带、粘膏支持带等护具。

二、肩关节肌肉撕裂

肩部肌肉对稳定肩关节起重要作用，网球发球时的高速度、大力量动作容易导致其拉伤或者撕裂，疼痛多见于肩关节的后部。

（一）原因

（1）柔韧性差或者肩关节松弛。

（2）肩部力量不足。

（3）训练负担过重。

（4）技术动作不正确，用力过猛。

（二）征象

（1）局部疼痛和压痛，位置在肩关节后部（三角肌后束）或者前方（肱二头肌长头），症状在夜间会加重。

（2）活动受限。

（3）肩关节上举或者外展时力弱。

（三）预防

（1）注意准备活动时的专项性，充分进行肩关节的活动，提高局部温度。

（2）通过负重挥臂练习发球的专项力量。

（3）柔韧性和肩部力量训练同步进行，保持合理柔韧性，增强肩部力量。

（4）训练后局部出现紧张、疼痛点时，及时进行肌肉松解。

（5）合理安排发球和高压球训练量及两项训练内容间的间隔。

三、网球腿

由于网球运动中有许多的变向转身动作，容易导致腓肠肌内侧头部分或者完全断裂。

（一）原因

起动蹬地或者运动中起跳，容易导致此损伤发生。特别是体重大者要注意。

（二）征象

（1）局部在起动或者起跳时感到明显疼痛，有被物体撞击或者打击的感觉。
（2）局部有明显压痛点。
（3）活动受限，力量减弱。
（4）捏小腿三头肌试验呈阴性。

（三）预防

（1）训练前准备活动时的小腿牵拉要充分。
（2）训练后出现小腿肌肉紧张要及时放松和处理。
（3）训练疲劳时要控制动作，不做超出能力范围的动作。

四、跟腱腱病

（一）原因

网球运动中的反复移动、急停、变向。

（二）征象

逐渐出现跟腱止点处疼痛。早期是在早晨、开始训练时明显，活动开以后减轻或者消失。严重时会在训练中出现持续疼痛，不训练时仍然存在。

（三）预防

（1）重视准备活动和整理活动。
（2）训练中疼痛剧烈时，尽量避免带伤训练，这有可能导致跟腱断裂的严重后果。
（3）疼痛严重时，在训练中加入慢跑这类练习。
（4）使用弹性鞋垫，改变跟腱受力。
（5）训练后进行局部冷敷，小腿三头肌放松按摩。

五、髌骨软化症

（一）原因

膝关节处于半蹲位的反复起动、转向对膝关节提出很高的稳定性和灵活性要求，这时机体需要通过髌骨来获得额外的稳定性，导致髌骨软骨受到明显摩擦。

（二）征象

（1）上下楼膝关节发软、疼痛。
（2）膝关节肿胀，浮髌试验呈阳性。
（3）髌骨压迫痛呈阳性。
（4）磨髌试验呈阳性。

（三）预防

（1）增强膝关节稳定性力量。可通过靠墙静蹲、平衡垫上站立或者蹲起进行练习。
（2）注意训练后股四头肌的放松。可采用按摩、冰敷、放松柱按压等手段进行。
（3）出现膝关节不适、发软时，可采用护膝、髌腱支持带进行保护。

六、踝关节扭伤

由于网球运动中有许多的转身、滑步动作，容易发生踝关节扭伤。

（一）原因

（1）滑步中地面原因不平或者意外。
（2）转身移动时脚下打滑。
（3）跑动中落地不稳，或者脚外侧落地。
（4）选用合适的运动鞋。在草地、红土和硬地比赛时选用相应的网球鞋，可以减少滑倒、扭伤的机会。

（二）预防

（1）提高技术水平和身体控制能力。
（2）合理使用滑步技术。
（3）使用踝关节贴扎，限制踝关节内翻活动幅度。

思考题

1. 篮球运动中最常见的慢性损伤是什么？为什么？
2. 运动员运动中腹部受到撞击后要注意什么？
3. 手指挫伤后应该如何处理？
4. 什么项目运动员容易发生髌骨软化症？原因有何不同？
5. 增强膝关节稳定性的练习方法有什么？
6. 什么是游泳肩？
7. 什么是骨化性肌炎？如何预防？
8. 什么是跳跃膝？如何预防？
9. 什么是蛙泳腿？
10. 什么是投掷肘？
11. 什么是网球腿？
12. 什么项目容易发生肩袖撕裂？

参考文献

［1］冯连世，冯美云，冯炜权. 优秀运动员身体机能评定方法 [M]. 北京：人民体育出版社，2003.

［2］高维纬. 体育保健学 [M]. 北京：北京体育大学出版社，2011.

［3］陆一帆. 游泳运动员身体形态特征及个性化训练探索 [M]. 北京：北京体育大学出版社，2011.

［4］罗阿尔·贝尔，斯韦内·迈赫伦. 运动损伤临床指南 [M]. 高宗玄，译. 北京：人民体育出版社，2007.

［5］曲绵域，于长隆. 实用运动医学 [M]. 北京：北京大学医学出版社，2003.

［6］田野. 运动生理学高级教程 [M]. 北京：高等教育出版社，2003.

［7］童培建. 创伤急救学 [M]. 北京：人民卫生出版社，2012.

［8］王琳. 体育保健学理论与实践 [M]. 北京：高等教育出版社，2013.

［9］王琳，王安利. 实用运动医务监督 [M]. 北京：北京体育大学出版社，2005.

［10］PFEIFFER R P，THYGERSON A L，PALMIERI N F. Sports first aid and injury prevention[M]. Sudbury, Canada: Jones and Bartlett Publishers，2009.

参考文献